Fach-Taschenbücher für Lehre und Praxis

Gross/Schretzenmayr (Hrsg.)
THERAPIE MIT SEXUALHORMONEN

THERAPIE MIT SEXUALHORMONEN

Neue Grundlagen, Indikationen und Möglichkeiten
Herausgegeben von Franz Gross, Heidelberg,
und Albert Schretzenmayr, Augsburg

Deutscher Ärzte-Verlag 1981

Herausgeber:
*Professor Dr. med. Franz Gross, Direktor des Pharmakologischen Instituts der Universität Heidelberg
Im Neuenheimer Feld 366, 6900 Heidelberg*

*Professor Dr. med. Albert Schretzenmayr, Ehrenvorsitzender des deutschen Senats für ärztliche Fortbildung
Frohsinnstraße 2, 8900 Augsburg*

ISBN 3-7691-2308-5

Medikamentennamen und -bezeichnungen, die als Warenzeichen eingetragen und geschützt sind, sind durch ein hinzugefügtes ® gekennzeichnet, soweit der Verfasser von dem bestehenden Warenzeichenschutz Kenntnis hat. Fehlt bei einem Medikamentennamen oder einer -bezeichnung das Kennzeichen ®, so kann daraus nicht entnommen werden, diese Bezeichnung sei ein freier Warenname.

Jeglicher Nachdruck, jegliche Wiedergabe, Vervielfältigung und Verbreitung (gleich welcher Art), auch von Teilen des Werkes oder von Abbildungen, jegliche Abschrift, Übersetzung, auch auf fotomechanischem oder ähnlichem Wege oder im Magnettonverfahren, in Vortrag, Funk, Fernsehsendung, Telefonübertragung sowie Speicherung in Datenverarbeitungsanlagen bedarf der ausdrücklichen Genehmigung des Verlages.

Copyright © by Deutscher Ärzte-Verlag GmbH, Köln-Lövenich, 1981

Gesamtherstellung: Deutscher Ärzte-Verlag GmbH, Köln-Lövenich

Inhaltsverzeichnis

Vorwort 7
F. Gross

Neue Erkenntnisse der Pathophysiologie der Releasing-
Hormone 13
J. Sandow und M. von der Ohe

Prolaktin: Physiologie und Pathophysiologie 33
K. von Werder und H. K. Rjosk

Hypothalamische Kontrolle der Prolaktinsekretion:
Wirkung von Hormonen und Pharmaka 45
W. Wuttke

Behandlung von Störungen der Prolaktin-Bildung und
-Sekretion:
Klinische Erfahrungen 53
S. Raptis und I. E. Raptis

Diagnostik der Zyklusstörungen 75
R. Buchholz

Therapie der Zyklusstörungen 101
M. Breckwoldt

Hormonale Ursachen der weiblichen Sterilität – Diagnostik
und Therapie 111
B. Runnebaum und T. Rabe

Diagnostik und Therapie der weiblichen Sterilität –
nicht hormonal bedingte Ursachen 133
K. J. Beck

Diagnostik und Therapie der weiblichen Sterilität –
psychosomatische Ursachen 143
M. Stauber

Diagnostik und Therapie des Abortus imminens 153
P. Berle

Hormonale Kontrazeption 163
J. Hammerstein

Nicht-hormonale Methoden der Kontrazeption 185
G. K. Döring

Unerwünschte Wirkungen der Kontrazeption 195
H. P. G. Schneider

Hormonale und nicht-hormonale Therapie klimakterischer
Beschwerden 227
H. Husslein

Carcinomrisiken der Hormontherapie 241
H. P. G. Schneider

Östrogene und Erkrankungen des Skelettsystems 265
A. Labhart

Endrokrine Therapie des metastasierten Mammacarcinoms... 281
H. Maas und W. Jonat

Klinik des männlichen Hypogonadismus 287
G. Brabant und E. Nieschlag

Arzneimittelinduzierte Störungen von Potenz und Fertilität
des Mannes 299
W.-B. Schill und B. Przybilla

Hormonale Therapie der Prostataleiden 313
J. E. Altwein

Die Behandlung der Prostatahyperplasie 331
B. Kopper und M. Ziegler

Sexualhormone in der Dermatologie 341
G. Stüttgen

Von Soran bis Butenandt 361
E. Lesky

Autorenliste 373

Sachwortregister 375

Vorwort

F. Gross

Extrakte aus männlichen oder weiblichen Keimdrüsen verschiedener Tierarten sind schon seit langem zur Substitutionsbehandlung bei vermeintlicher oder tatsächlicher Verminderung der Hormonproduktion versucht worden. Aber erst nach der vor mehr als 40 Jahren erfolgten Isolierung und Aufklärung der chemischen Konstitution der Sexualhormone war es möglich, diese Stoffe und eine Reihe von Derivaten in industriellem Maßstab herzustellen und damit die Voraussetzungen für eine wirksame Therapie zu schaffen. Begünstigt wurde diese Entwicklung noch dadurch, daß es gelang, synthetische Verbindungen, die Stilbene, zu finden, die ähnliche Wirkungen besitzen wie die natürlichen Oestrogene, aber leichter zugänglich und billiger herzustellen waren; heute finden sie aus verschiedenen Gründen kaum noch Anwendung.

Eine weitere Voraussetzung für die erfolgreiche Therapie mit Sexualhormonen waren die etwa zur gleichen Zeit gewonnenen Kenntnisse und Einblicke in die hormonalen Regulationen, die dem weiblichen Zyklus zugrunde liegen: die unter der Einwirkung von Oestradiol stehende Proliferationsphase der Uterusschleimhaut und die durch Progesteron erfolgende Umwandlung in die Sekretionsphase. Daraus ergab sich die für eine erfolgreiche Substitution notwendige zyklische Anwendung der weiblichen Hormone bei der primären und sekundären Amenorrhoe. Es war das Verdienst von Carl Kaufmann, diese Zusammenhänge nicht nur klar erkannt, sondern auch in dem nach ihm benannten Vorgehen bei der Behandlung verschiedener Formen der Amenorrhoe festgelegt zu haben. Dieses Prinzip der Therapie hat seine Gültigkeit bis heute behalten. Später hat Kaufmann, zusammen mit seinen Mitarbeitern K. G. Ober und J. Zander, auch für die hormonale Therapie der Follikelpersistenz das zweckmäßige Behandlungsschema in der kombinierten Anwendung von Oestradiolbenzoat und Progesteron bzw. entsprechenden Gestagenen angegeben.

Von Beginn an stand auch die Substitution von weiblichen Hormonen im Klimakterium und in der Postmenopause im Vordergrund des Interesses, wobei schon bald Diskussionen über die Zweckmäßigkeit und eventuelle Schädlichkeit dieser Anwendung von Oestrogenen aufkamen. Diese Zweifel haben in den vergangenen Jahren erneut Auftrieb erhalten durch die Resultate systematischer Untersuchungen, aus denen hervorgeht, daß die langdauernde Gabe von Oestrogenen in der Menopause ein erhöhtes Risiko von Corpuscarcinomen zur Folge hat (Hammond et al., 1979; Jick et al., 1979). In prospektiven Studien hat sich ergeben, daß das Auftreten einer Hyperplasie des Endometriums in direkter Beziehung steht zur Dosis des Oestrogens und der Dauer seiner Anwendung (Whitehead et al., 1978). Während somit die Oestrogenanwendung, ohne gleichzeitige Gabe eines Gestagens, zur symptomatischen Therapie von Ausfallserscheinungen mit einem relativ hohen Risiko belastet ist, stellt sich die Frage der Anwendung bei der Osteoporose, wo der mögliche Nutzen die bestehende Gefahr überwiegt (Editorial, 1979).

Die Substitution stellt die einfachste Form der Behandlung bei ungenügender Hormonproduktion dar. In den vergangenen 10 bis 15 Jahren haben unsere Kenntnisse über die Sexualhormone in zweifacher Hinsicht eine Erweiterung erfahren: erstens in bezug auf die übergeordnete Regulation der Produktion und Sekretion und zweitens in bezug auf den Wirkungsmechanismus auf zellulärer bzw. molekularer Ebene. Seit langem wußte man von den gonadotropen Hormonen des Hypophysenvorderlappens, dem follikelstimulierenden Hormon und dem luteinisierenden Hormon, aber erst viel später wurde durch die Untersuchungen von Guillemin und Schally bekannt, daß im Hypothalamus Faktoren produziert werden, die ihrerseits auf die gonadotropen Hormone einwirken. Bei diesen die Abgabe von gonadotropen Hormonen fördernden (releasing) Faktoren oder Hormonen handelt es sich um kurzkettige Peptide, die der Synthese zugänglich sind und zunehmende praktische Bedeutung besitzen. Hinzu kommt ein weiteres Proteohormon aus dem Hypophysenvorderlappen, das seit einigen Jahren stark in den Vordergrund des Interesses getreten ist, das Prolaktin, chemisch dem Wachstumshormon verwandt, früher auch als luteotropes Hormon bezeichnet. Prolaktin wirkt nicht nur auf die Mamma und die Milchsekretion ein, sondern auch auf den Zyklus und steht unter der Steuerung zentralregulatorischer Faktoren, insbesondere von Dopamin, das einen hemmenden Einfluß auf die Prolaktinabgabe ausübt.

Die Verbindungen zu verschiedenen zentralen Regulationssystemen, die Einwirkungen von Pharmaka auf die Prolaktinabgabe (z. B. Bromocriptin als Hemmstoff, Neuroleptika vom Typus des Chlorpromazin, Reserpin oder Haloperidol als sekretionsfördernde Substanzen) sind Gegenstand intensiver Untersuchungen, aus denen sich schon eine Reihe therapeutisch wichtiger Konsequenzen ergeben haben und von denen weitere zu erwarten sind.

Auf molekularer Ebene bewirken die Sexualhormone innerhalb der Zelle die Synthese spezifischer Eiweiße, die für die am Erfolgsorgan ausgelösten Effekte verantwortlich sind. Daraus ergibt sich eine Latenzzeit bis zum Eintritt der Wirkung, die auch für andere Steroidhormone charakteristisch ist. Im Zytoplasma der Zellen, auf die Oestrogene, Progesteron oder andere Steroide einwirken, finden sich Rezeptorproteine oder Rezeptoren, deren Anzahl die Menge von Oestrogenmolekülen bestimmt, die in die Zellkerne eindringen. Die Zahl der Oestrogenrezeptoren in einer Zelle, ihre Affinität zum betreffenden Oestrogen und die Stabilität des Oestrogen-Rezeptor-Komplexes bestimmen die Wirkung. Dabei ist Oestradiol-17β das wirksamste natürliche weibliche Hormon, während Oestron nur ein schwaches Oestrogen ist und Oestriol eine noch geringere Wirkung besitzt. Die praktische Bedeutung dieser neuen Erkenntnisse liegt auf diagnostisch-therapeutischem Gebiet, z. B. bei der Behandlung des Mammacarcinoms, wo die Zahl der Oestrogenrezeptoren Aussagen über die voraussichtliche Wirksamkeit von Tamoxifen erlaubt, das zur Behandlung des Mammacarcinoms eingesetzt wird.

Wie auf vielen anderen Gebieten der Medizin ist auch auf demjenigen der Therapie mit Sexualhormonen die Entwicklung in verschiedenen Phasen verlaufen, die weitgehend bestimmt waren von unserem Verständnis der einzelnen Hormone, der Regulation ihrer Sekretion und der den Regulationsstörungen zugrundeliegenden pathophysiologischen Vorgänge. Der Kenntnis der eigentlichen Sexualhormone, der Sekretionsprodukte der Keimdrüsen, folgte die Klärung ihrer Regulation durch die gonadotropen Hormone der Adenohypophyse und später diejenige der übergeordneten Steuerung durch hypothalamische Faktoren, auf die wiederum psychische Einflüsse einwirken. Die engen Beziehungen zwischen Psyche und Sexualität finden in diesen Verbindungen zumindest eine teilweise Erklärung.

Die Forschungen der vergangenen Jahre haben somit die Voraussetzungen geschaffen für Fortschritte in der Therapie, die auch für die tägliche Praxis von Bedeutung sind. Die einfache Substitution mit Sexualhormonen genügt nicht mehr, sondern es sind zusätzliche Kenntnisse erforderlich, um die Möglichkeiten voll auszuschöpfen, die heute für die Behandlung von endokrinologischen Regulationsstörungen gegeben sind, welche die weibliche und männliche Sexualsphäre betreffen.

Das vorliegende Buch enthält Vorträge, die anläßlich des 27. Fortbildungskurses der Bundesärztekammer und der Österreichischen Ärztekammer in Meran vom 27. August bis zum 8. September 1979 gehalten wurden. Übergeordnetes Thema dieser Veranstaltung war die therapeutische Anwendung der Sexualhormone und ihrer Regulatoren, wobei es die Komplexität des Gegenstandes erforderte, sowohl die physiologischen Voraussetzungen als auch die sich daraus ergebenden therapeutischen Konsequenzen darzustellen. Dabei waren gewisse Überschneidungen zwischen den einzelnen Beiträgen unvermeidbar, und mitunter ergaben sich Wiederholungen, was jedoch eher von Vorteil sein dürfte, da auf diese Weise wichtige neue Entwicklungen hervorgehoben werden.

Die Autoren der verschiedenen Übersichten haben besonderen Wert darauf gelegt, die neuen Erkenntnisse der endokrinologischen Forschung so zu vermitteln, daß sie nicht nur für den Spezialisten, sondern auch für den Allgemeinarzt von Nutzen sind und sich auf sein therapeutisches Handeln auswirken. Die Herausgeber hoffen, daß die vorliegende Sammlung von Referaten nicht nur Einblicke in ein wichtiges Gebiet vermittelt, sondern es auch in einer Form darzustellen vermag, die den praktischen Bedingungen entspricht. Die Zusammenhänge sind nicht einfach, und die Schwierigkeiten, sie zu verstehen, sind beträchtlich. Bei richtigem Einsatz der verfügbaren Mittel lassen sich jedoch Erfolge erzielen, die für Patient und Arzt gleichermaßen befriedigend sind.

Literatur

Editorial (H. S. Jacobs) Hormone replacement therapy. J. Roy. Soc. Med. **72,** 797 (1979)

Hammond, C. B., F. R. Jelovsek, K. L. Lee, W. T. Creasman, and *R. T. Parker:* Effects of long-term estrogen replacement therapy. II. Neoplasia. Am J. Obstetrics and Gynecol. **133,** 537 (1979)

Jick, H., R. N. Watkins, J. R. Hunter, B. J. Dinan, S. Madsen, K. J. Rothman, and A. M. Walker:
Replacement estrogens and endometrial cancer. New Engl. J. Med. **300,** 218 (1979)

Whitehead, M. I., J. Minardi, Y. Kitchin, and *M. J. Sharples:*
Systemic absorption of estrogen from Premarin vaginal cream.
In: The Role of Estrogen/Progestogen in the Management of the Menopause.
Ed.: I. D. Cooke; MTP Press, Lancaster, 1978, p. 63–71

Neue Erkenntnisse der Pathophysiologie der Releasing-Hormone

Beziehungen zwischen Gehirn und Endokrinium

J. Sandow und M. von der Ohe

Einleitung

Die funktionellen Zusammenhänge zwischen dem Gehirn und dem endokrinen System sind dem Kliniker vertraut. Bei starken psychischen Belastungen kann es zu Störungen des Menstruationszyklus und zur Amenorrhoe kommen. Auch bei der Anorexia nervosa wird neben dem Gewichtsverlust ein Sistieren der Menstruation beobachtet. Eine Reihe von zentral angreifenden Arzneimitteln verursacht gleichzeitig Störungen der reproduktiven Vorgänge. So blokkieren beispielsweise Barbiturate die Ovulation und Neuroleptika können über eine Steigerung der Prolaktinsekretion zur anovulatorischen Sterilität führen. Das biochemische Substrat für diese Zusammenhänge sind Neurotransmitter wie Dopamin und Noradrenalin, die im Zentralnervensystem gebildet werden und dort hormonale Sekretionsvorgänge steuern.

Die Sekretion der Sexualhormone bei Mann und Frau steht unter Kontrolle von Hypothalamus und Hypophyse. Die Fertilität wird von der Hypophyse durch Freisetzung der gonadotropen Hormone FSH (follikelstimulierendes Hormon) und LH (luteinisierendes Hormon) beeinflußt. LH ist identisch mit dem früher beim Mann als ICSH (Interstitial cell stimulating hormone) bezeichneten Hormon. Die Hypophyse funktioniert nicht autonom, sondern steht unter stimulatorischer Kontrolle durch den Hypothalamus. Das hypothalamische hypophysiotrope Hormon wird als LH-RH (Luteinisierungshormon – Releasinghormon) bezeichnet nach seiner zuerst gefundenen biologischen Wirkung. Da LH–RH beide Gonadotropine (LH und FSH) freisetzt, wird es auch als LH/FSH–RH oder Gn-RH(Gonadotropin-Releasinghormon) bezeichnet. Nachdem die Struktur von LH–RH 1971 durch Schally aufgeklärt wurde (1) und das synthetische Peptid zur Diagnostik und Therapie zur Verfügung stand, wurde eine direkte Diagnose zahlreicher Hypophysenfunktionsstörungen möglich. Darüber hinaus zeigte sich, daß LH–RH an der Pathogenese von Fertilitätsstörungen kausal beteiligt ist.

Der Hypothalamus – ein neuroendokrines Organ

Der Hypothalamus ist ein Integrationsorgan für die Steuerung vegetativer und hormonaler Funktionen. Hier sind im zentralen Höhlengrau die Kernareale lokalisiert, die maßgebend sind für die Steuerung vegetativer Funktionen wie Nahrungs- und Wasseraufnahme, Schlaf- und Temperaturregulation, Sexualverhalten und auch affektiver Tonus. Andererseits werden hormonale Funktionen über die hypophysiotropen Hormone des Hypothalamus stimuliert oder inhibiert. Es handelt sich bei diesen Peptidhormonen um Sekretionsprodukte neurosekretorischer Zellen. Ein spezieller Typ dieser Zellen bildet Oxytocin und Vasapressin. Die klassischen neurosekretorischen Zellen (2) haben ihren Kern im Hypothalamus und senden ihre Nervenfortsätze in den Hypophysenhinterlappen (Neurohypophyse). Dort wird das Hormon gespeichert und bei Bedarf freigesetzt. Der zweite Zelltyp bildet hypophysiotrope Hormone. Die Nervenfortsätze dieser Zellen enden an einem speziellen Gefäßsystem, dem Kapillargebiet der medianen Eminenz des Hypothalamus. Die

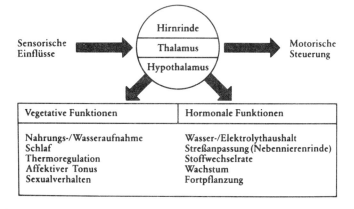

Abb. 1: Der Hypothalamus als neuroendokrines Integrationsorgan: Die zentrale Steuerung der reproduktiven Vorgänge wird auf hypothalamischer Ebene integriert. Letzte gemeinsame Wegstrecke sind die Releasinghormone. Die Fortpflanzung wird über Stimulierung der Gonadotropine (LH + FSH) durch das Hypothalamushormon LH–RH geregelt (4).

hier an das Blut abgegebenen Peptidhormone werden über den Hypophysenstiel durch das Portalgefäßsystem zu den Zellen des Hypophysenvorderlappens transportiert und beeinflussen dort die Freisetzung und Neusynthese von Hypophysenhormonen. Die hypophysiotropen Hormone des Hypothalamus – nicht alle sind bisher in ihrer Struktur aufgeklärt – regulieren die Funktion der Nebennierenrinde über ACTH (Corticotropin), Wachstum und Stoffwechsel über Wachstumshormon (Somatotropin) und Prolaktin, die Schilddrüsenfunktion über das thyreotrope Hormon (Thyrotropin) und die Keimdrüsenfunktion über die Gonadotropine (LH und FSH).

Die Funktionskette zur Regelung der Hypophysenfunktion enthält folgende Glieder (Abb. 2):

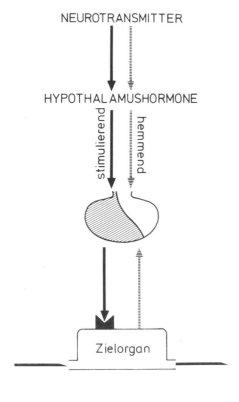

Abb. 2: Hypothalamisch-hypophysäres System der Gonadotropinregulation: Es handelt sich um eine Funktionskette von Neurotransmittern (Noradrenalin, Dopamin), hypothalamischen Hormonen (LH–RH, Hypophysenhormonen (LH und FSH) und Steroidsekretion des Zielorgans (Östrogene, Gestagene, Androgene).

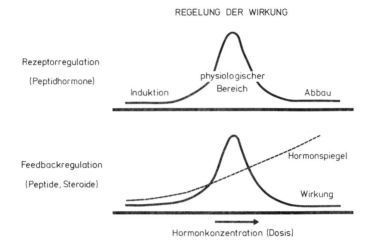

Abb. 3: Regulierung des physiologischen Dosisoptimums:

Oben: – Durch Peptidhormone wird über die Rezeptorregulation ein physiologischer Bereich der Wirkung eingestellt durch Induktion oder Abbau von Rezeptoren.

Unten: – Peptide und Steroide können bei ansteigendem Hormonspiegel im Serum durch Rückwirkung auf Hypophyse und Hypothalamus ein Wirkungsoptimum einstellen. Bei erhöhtem Hormonspiegel kommt es durch Rückwirkung (Feedbackregulation) zu einer Wirkungshemmung.

Neurotransmitter können die Sekretion von Peptidhormonen des Hypothalamus fördern oder hemmen. Die hypothalamischen Hormone wirken ihrerseits stimulierend oder hemmend auf den Funktionszustand der Hypophyse. Die freigesetzten Hypophysenhormone gelangen auf dem Blutweg zum Zielorgan, wo sie über die Einschaltung spezifischer Hormonrezeptoren die Funktion des Zielorgans beeinflussen. Durch die Sekretion von Steroidhormonen aus dem endokrinen Zielorgan wird dann der Regelkreis zu Hypophyse und Hypothalamus geschlossen. Für die Funktion des Zielorgans sind zwei Komponenten wichtig, einmal der Gonadotropinrezeptor und zum anderen die durch Rückkopplung gegebene Regulation von Hypothalamus und Hypophyse. Niedrige Gonadotropinkonzentrationen im Serum induzieren die Bildung der Rezeptoren, z. B. während der Pubertät. Sobald der physiologische Bereich der Gonadotropinkonzentration im Serum erreicht ist, stehen Gonadotropinrezeptoren in ausreichender Zahl zur Verfügung. Bei Überschreiten des physiologischen Optimums kommt es zum Abbau von Rezeptoren, ein Vorgang, der als Down-Regulation (3,32) bezeichnet wird. Im gleichen Sinne wirkt das Steroid-Feedback von seiten des Zielorgans. Steigende Steroidkonzentration im Serum z. B. der Östrogene hat zunächst eine positive Rückwirkung auf die Hypophyse, deren Empfindlichkeit hinsichtlich der LH-Ausschüttung gesteigert wird. Steigt die Steroidkonzentration aber über das physiologische Optimum an, so kommt es zu einer Hemmung. Diese regulatorischen Mechanismen halten den Funktionszustand von Hypothalamus, Hypophyse und Keimdrüsen entsprechend dem Lebensalter innerhalb enger Grenzen konstant.

Das Prinzip der Kontrolle der Hypophyse durch hypothalamische Peptide weist eine Ausnahme auf: Die Prolaktinsekretion wird direkt durch den Neurotransmitter Dopamin gehemmt, ohne Zwischenschaltung eines hypothalamischen Peptids. Dopamin hat also gleichzeitig eine Neurotransmitterfunktion bei der Erregungsübertragung im Zentralnervensystem und besitzt für die Hypophyse auch die Rolle eines Inhibitors der Prolaktinsekretion.

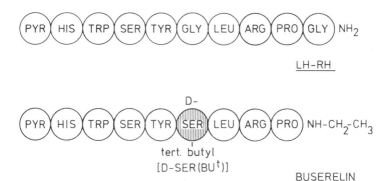

Abb. 4: Chemische Struktur von LH–RH und Analogen:

Es handelt sich bei LH–RH um ein Dekapeptid aus 10 Aminosäuren, bei Buserelin um ein Analogon mit verstärkter Wirkung infolge verringertem enzymatischem Abbau. Buserelin ist ein Nonapeptid aus 9 Aminosäuren mit 2 Modifikationen zur Erhöhung der Enzymstabilität. Chemische Bezeichnung: [D-Ser(But)^6]LH–RH(1–9)Nonapeptid-Äthylamid.

Releasing-Hormone sind im Hypothalamusgewebe nur in sehr geringer Konzentration enthalten (4) und eine Extraktion des natürlichen Hormons für therapeutische Zwecke ist nicht möglich. Aus diesem Grunde wird LH–RH für diagnostische und therapeutische Zwecke synthetisch hergestellt. Es handelt sich um ein Dekapeptid (Abb. 4), von dem durch chemische Abwandlung der 10 Aminosäuren Analoge mit verstärkter biologischer Aktivität und verlängerter Wirkungsdauer hergestellt werden können (Abb. 5). Im Gegensatz

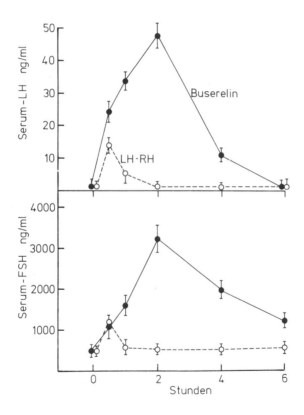

Abb. 5: Wirkungsverstärkung bei dem LH–RH-Analogon Buserelin

Dargestellt sind die LH und FSH-Freisetzung bei gleicher Dosis (100 ng s. c.) bei männlichen Ratten. Nach Buserelin hält die Freisetzung beider Gonadotropine wesentlich länger an.

zu den Gonadotropinen, die erhebliche Unterschiede in der Aminosäuresequenz bei verschiedenen Tierarten zeigen, besitzt LH–RH bei den bisher untersuchten Tierarten (Fischen, Amphibien und Wirbeltieren) die gleiche Struktur und hat bei diesen Tierarten auch die gleichen biologischen Wirkungen, also Gonadotropinfreisetzung, Ovulation und Anregung der Spermatogenese: In der Klinik wurde synthetisches LH–RH zunächst erfolgreich für die Ovulationsauslösung und Behandlung bestimmter Formen der hypothalamisch bedingten Amenorrhoe angewendet. Dadurch konnte gesichert werden, daß es sich um ein physiologisch wirksames Hormon handelt, das die Wirkung des körpereigenen LH–RH besitzt und bei dessen Ausfall zur Substitution verwendet werden kann.

Die Biosynthese von LH–RH findet in bestimmten Kerngebieten des Hypothalamus statt, durch Immunhistochemie läßt sich der Nachweis von LH–RH-positiven Axonen führen, die im Bereich der medianen Eminenz des Hypothalamus am Portalgefäßsystem enden. Nach Abgabe ins Portalsystem gelangt LH–RH zu den Zellen der Adenohypophyse und wird dort von spezifischen Rezeptoren gebunden. Die LH–RH-Rezeptoren sind membranständig und in enger räumlicher Nachbarschaft zu ihnen findet sich ein Enzymsystem, das gebundenes LH–RH inaktiviert. Der nicht an Rezeptoren gebundene Teil vom LH–RH gelangt in den Körperkreislauf. Die zirkulierenden Hormonspiegel sind sehr niedrig und können nur zum Zeitpunkt der Ovulation mit Hilfe eines Radioimmunoassay nachgewiesen werden. LH–RH wird in Leber und Niere rasch enzymatisch abgebaut und in Form von Peptidbruchstücken im Urin ausgeschieden. Mißt man die im Urin auftretenden LH–RH-Bruchstücke mittels Radioimmunoassay, so zeigt sich in Abhängigkeit vom Lebensalter ein Anstieg des ausgeschiedenen LH–RH im zeitlichen Zusammenhang mit dem Anstieg der Gonadotropinverbindung im Urin (8).

Die Enzymsysteme zum Abbau von LH–RH im Hypothalamus und in der Hypophyse wurden genau charakterisiert (6, 7, 8). Besonders das hypophysäre Arylamidasesystem wurde eingehend untersucht. Dieses Enzymsystem verändert seine Aktivität je nach der Konzentration von Steroiden, Gonadotropinen und Prostaglandinen im Serum (9). Sexualhormone greifen also an 3 Stellen regulierend in den Prozeß der Gonadotropinsekretion ein: An den Rezeptoren im Zentralnervensystem (wo sie die Funktion von Neurotransmittern regulieren), an der Hypophyse (Regulierung der Gonadotropinfreisetzung) und an den Enzymen zum Abbau von LH–RH (Regulierung der rezeptorgebundenen LH–RH-Konzentration).

Releasing-Hormone als Diagnostika:

Ihre erste Anwendung fanden Releasing-Hormone als Diagnostika. Das Thyrotropin-Releasing-Hormon (TRH) nimmt in der Schilddrüsendiagnostik seinen gesicherten Platz ein zur Unterscheidung von Hypo- und Hyperthyreose (10). Es setzt gleichzeitig beim Menschen Prolaktin frei. Auch mit LH–RH kann man über den Funktionszustand der Hypophyse Auskunft erhalten. Die diagnostische Anwendung beim Menschen beruht auf einer dosisabhängigen Freisetzung von LH und FSH, wobei der Basalwert vor der Gabe von LH–RH und der Anstieg nach 30 Minuten miteinander verglichen werden. Bei Stimulierung durch eine Infusion von LH–RH wird die Fläche unter der gemessenen Kurve berechnet.

Während der Pubertät äußert sich das Verhältnis der Freisetzung von LH und FSH. Während zunächst vorwiegend FSH freigesetzt wird, verschiebt sich das Verhältnis mit zunehmender Reifung des Hypothalamus-Hypophysensystems zur vorwiegenden LH-Freisetzung (11). Durch das Verhältnis der Freisetzung von LH zu FSH kann der Reifungszustand bestimmt werden. Beim Mann und bei der Frau werden extrem hohe FSH- und LH-Anstiege bei erhöhten Basalkonzentrationen beobachtet, wenn eine Störung der Gonadenfunktion vorliegt, z. B. beim Turner-Syndrom, bei Differenzierungsstörungen des Hodenepithels oder Nachlassen der Steroidsekretion in der Menopause. Hier kommt es infolge der fehlenden negativen Rückwirkung von Sexualhormonen zu einer überschießenden Gonadotropinsynthese und erhöhter Freisetzung nach Gabe von LH–RH. Fehlende oder sehr niedrige LH–RH-Sekretion führt zu einer Involution der gonadotropen Zellen der Hypophyse. Durch mehrtägige LH–RH-Behandlung kann die ruhende Hypophyse reaktiviert werden, der LH–RH-Test wird dann positiv. Diese Aktivierung wurde zunächst bei Frauen mit Amenorrhoe beobachtet, die 10 Tage lang mit LH–RH behandelt worden waren (12). Die Beobachtung der Reaktivierung führte zur Diagnose der „hypothalamischen Amenorrhoe" als einer Funktionsstörung, die durch LH–RH-Substitution behandelt werden kann. Entsprechend einer Reaktivierung der Hypophyse wird auch der Clomifen-Test* positiv. Solche Beobachtungen

---

* Zur Funktionsprüfung des Hypothalamus-Hypophysensystems wird das synthetische Oestrogenpräparat Clomifen (Dyneric®) bei bestehender Amenorrhoe oder vom 5. Zyklustag an oral in einer Dosis von 50–100 mg täglich während 5 Tagen gegeben. Die Wirkung auf die Hypophyse wird durch Bestimmung eines Anstieges der Gonadotropine im Serum, durch Messung der Basaltemperatur oder durch Steroidbestimmungen nachgewiesen. Bei positivem Ausfall des Tests kommt es im allgemeinen am 8. Tag nach Clomifengabe zur Ovulation.

wurden bei Männern mit Hypogonadismus gemacht (13). Auch hier wurde nach wiederholter Infusion von LH–RH innerhalb einer Woche die LH-Freisetzung der Hypophyse wiederhergestellt. Neue diagnostische Aspekte ergaben sich auch bei dem Syndrom der polycystischen Ovarien (Stein-Leventhal). Hier lassen sich zwei Gruppen unterscheiden, eine mit überschießender Gonadotropinsekretion entsprechend einer fehlenden Feedback-Wirkung durch ovarielle Steroide, die andere mit sehr geringem Anstieg der Gonadotropine (14).

Pathophysiologie der LH–RH-Sekretion

Die Befunde bei diagnostischer und therapeutischer Anwendung von LH–RH lassen eine Beteiligung bei bestimmten Störungen der Sexualentwicklung und Gonadenfunktion erkennen. Der Kryptorchismus wird häufig zunächst mit Hormonpräparaten behandelt aufgrund der Erkenntnis, daß der Descensus testis androgenabhängig ist. Die bei unvollständigem Descensus mangelhafte Androgenproduktion wird durch Gonadotropinbehandlung stimuliert (Human-Chorion-Gonadotropin HCG). Beim Kryptorchismus ist aber auch die Behandlung mit einem LH–RH-Nasenspray erfolgreich. Durch Applikation von 6 × 2 Sprühdosen (je 100 µg) pro Tag über 4 Wochen ließ sich ein Descensus bei einer großen Zahl der behandelten Kinder erreichen (15). Die nasale Resorption von LH–RH beträgt, gemessen mit dem Radioimmunoassay, allerdings nur 1–2 % (16, 17). Es ist wichtig, die Behandlung vor dem 2. Lebensjahr zu beginnen, weil sich die Retentio testis ab dem 2. Lebensjahr ungünstig auf die Spermatogonienbefunde auswirkt.

Eine zweite Gruppe von Erkrankungen, bei denen LH–RH-Behandlung erfolgreich war, sind verschiedene Formen des Hypogonadismus beim Mann. Hier wird als Ursache eine Sekretionsschwäche des Hypothalamus vermutet, da sich die ruhende Hypophyse durch mehrfache Behandlung mit LH–RH reaktivieren läßt. Beim Ausfall der hypothalamischen Sekretion infolge von Tumoren war eine Substitution möglich mit einer Dosis von 3 × 500 µg LH–RH im Abstand von 8 Stunden (18). Eine Reaktivierung der Spermiogenese wurde beobachtet.

Drittens sprechen verschiedene Formen der Amenorrhoe auf Behandlung mit LH–RH oder langwirksamen LH–RH-Analogen an. Bei der durch Anorexia nervosa verursachten Amenorrhoe war durch langdauernde LH–RH-Behandlung der Zyklus wieder in Gang zu bringen und Ovulationen wurden beobachtet (19). Die übrige Symptomatik der Erkrankung wurde allerdings nicht beeinflußt und eine Gewichtszunahme nur selten beobachtet. Während Follikelreifung und Ovulation unter LH–RH-Substitution normal abliefen, war die Lutealphase durch eine unzureichende Progesteronsekretion gekennzeichnet und die Therapie mußte mit HCG-Injektionen vervollständigt werden (20). Bei zunächst Clomifen-negativen Amenorrhoen setzte durch LH–RH-Behandlung der Zyklus wieder ein. Der fehlende Gonadotropinanstieg nach Clomifen wurde als Beweis dafür angeführt, daß ein endogener LH–RH-Mangel vorliegt, da Clomifen wahrscheinlich nur über eine Ausschüttung von endogenem LH–RH wirksam wird.

Therapeutischer Einsatz von Releasing-Hormonen:

Die therapeutische Anwendung von LH–RH beruht auf verschiedenen Wirkungsprinzipien. Bei unzureichender LH–RH-Sekretion handelt es sich um eine Substitution des hypothalamischen Mangelzustands. Dies gilt für den Hypogonadismus und die hypothalamisch bedingte Amenorrhoe, möglicherweise auch für den Kryptorchismus. Ist der Mangelzustand weniger ausgeprägt, so genügt die rhythmische Gabe von LH–RH oder LH–RH-Analogen in regelmäßigen Abständen, um eine Synchronisation des zyklischen Geschehens herbeizuführen. Für die Begründung einer solchen Therapieform sind experimentelle Befunde wichtig, die auf eine pulsatile Sekretion von LH–RH und Gonadotropinen bei Primaten hinweisen. Bei der Messung von LH–RH im Portalgefäßblut von Affen fand sich ein Sekretionsmaximum in etwa stündlichem Abstand. Diese pulsatile Sekretion drückt sich auch in der Serumkonzentration von LH aus. Der vermutete Zusammenhang zwischen LH–RH-Pulsen und Aktivierung der Keimdrüsen wurde bei Affen nachgewiesen, deren endogene LH–RH-Sekretion durch operative Ausschaltung des Hypothalamus eliminiert war. Erhielten diese Tiere stündlich Infusion von LH–RH (von jeweils 6 Minuten Dauer), so ließ sich die Gonadenfunktion reaktivieren (21, 22). Bei weiblichen Tieren wurde der Zyklus wieder in Gang gesetzt, bei männlichen Tieren lief die Pubertätsentwicklung normal ab. In ähnlicher Weise zeigten Studien beim Menschen eine günstige Beeinflussung der Amenorrhoe durch stündliche Gaben von LH–RH (23).

Für praktische Zwecke war es wünschenswert, die biologische Wirkung von LH–RH zu steigern. Zunächst geschah dies in der Absicht, die Wirkungsdauer zu verlängern, so daß statt einer LH–RH-Infusion die Einzelgabe eines Analogons als Tagesdosis ausreichte. Es zeigte sich jedoch bald, daß durch die verstärkte Wirkung von Analogen physiologische Veränderungen ausgelöst werden, die mit LH–RH nicht beobachtet werden. Dies dürfte mit der erhöhten Enzymstabilität von Analogen zusammenhängen, die wesentlich leichter eine

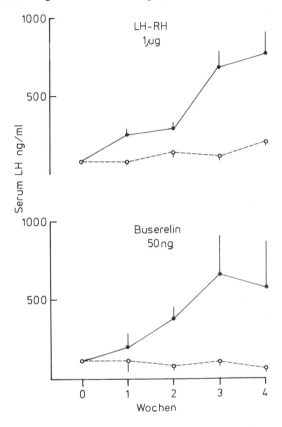

Abb. 6: Desensibilisierung der Hypophyse durch supraphysiologische Dosis von Hypothalamushormonen:
Bei Behandlung kastrierter männlicher Ratten mit LH–RH oder Buserelin in einer 10fach physiologischen Dosis wird eine direkte Hypophysenhemmung beobachtet. Der kastrationsbedingte LH-Anstieg (schwarze Linie) wird durch die Behandlung unterbunden (gestrichelte Linie). Diese Hemmung der Gonadotropinsekretion tritt bei LH–RH ebenso wie bei Analogen auf, falls die Dosis über das physiologische Optimum erhöht wird.

Blockierung der Hypophyse bei erhöhter Dosis hervorrufen können. LH–RH selbst wird durch eine Reihe von spezifischen und unspezifischen Enzymsystemen rasch abgebaut, bei Lebererkrankungen und Nierenversagen sieht man eine Wirkungsverlängerung durch verringerten Abbau und eine verzögerte Ausscheidung (24). Die enzymstabileren Analogen werden dagegen langsamer abgebaut und reichern sich in der Hypophyse an. Dies läßt sich mit markierten Analogen nachweisen (25). Durch die Anreicherung von Analogen oder ihrer Abbauprodukte kommt es zu einer Desensibilisierung der Hypophyse, wenn das physiologische Dosisoptimum überschritten wird (Abb. 6). Die physiologische Dosis kann man definieren als eine Dosis, die bei mehrfacher Gabe die Gonadotropinsekretion jedesmal erneut stimuliert und bei der mit fortschreitender Therapiedauer keine Einschränkung der Gonadotropinfreisetzung auftritt. Bei der Substitutionsbehandlung spezieller Krankheitsbilder zeigte sich eine Verminderung der Gonadotropinfreisetzung bei langdauernder Therapie (26). Solche Beobachtungen wurden auch bei der Behandlung von Männern mit psychogener Impotenz gemacht, bei denen eine Dosis von 3 × 500 µg LH–RH zunächst die Gonadotropinfreisetzung erhöhte, die Wirkung aber mit zunehmender Behandlungsdauer nachließ (27).

Vergleichbare Beobachtungen sind besonders deutlich bei der Prüfung von Analogen im Tierexperiment. Bei männlichen Ratten bleibt bei wiederholter Gabe einer „physiologischen Dosis" die Gonadotropinfreisetzung über längere Zeiträume intakt und die Funktion des Hodens ist normal. Bei Erhöhung der Dosis ist jedoch die Sekretionskapazität eingeschränkt, wenn man die Testosteronsekretion mit HCG in vitro stimuliert. Für diese Wirkung sind zwei verschiedene Mechanismen verantwortlich. Der klassische Mechanismus der Rückwirkung von Sexualhormonen auf die Hypophyse ist das negative Steroid-Feedback durch Testosteron. Eine gesteigerte LH-Freisetzung führt zu vermehrter Testosteronsekretion. Die Hypophyse wird aber durch erhöhte Testosteronspiegel in ihrer Empfindlichkeit gegen LH–RH gehemmt, so daß sich ein Gleichgewicht einstellt. Gibt man nun eine supraphysiologische Dosis von LH–RH oder eines hochwirksamen Analogon, so wird die LH-Sekretion allmählich reduziert. Hierfür gibt es drei Angriffspunkte. Durch die therapeutische Zufuhr des Releasing-Hormons setzt über einen ultrakurzen Feedback-Mechanismus eine Hemmung des Hypothalamus ein (Abb. 7). Nach 4wöchiger Behandlung mit LH–RH oder dem Nonapeptid D-Ser(But^6)LH–RH 1–9 Nonapeptid-Ethylamid (Buserelin) wurde der LH–RH-Gehalt des Hypothalamus bei Ratten bestimmt. Es fand sich eine Hemmung durch LH–RH, während das Nonapeptid Buserelin den LH–RH-Gehalt nicht reduzierte. Diese Beobachtung mag wichtig sein für die Erklärung von therapeutischen Erfolgen (ovulatorischer Zyklus) nach Absetzen einer Suppressionsbehandlung mit Analogen. Wird über mehrere Tage die Hypophysenfunktion gehemmt und anschließend die Behandlung unterbrochen, so kann es nach Absetzen zu einer Regularisierung der Sekretion von körpereigenem LH–RH und damit zu einer Normalisierung der Gonadotropinsekretion und Gonadenfunktion kommen. Dies war besonders auffällig bei der Behandlung der sekundären Amenorrhoe mit LH–RH. Häufig kam es erst nach Absetzen der Behandlung zu einem normalen Zyklus, während unter der Behandlung selbst keine Veränderung zu verzeichnen war. Der zweite Angriffspunkt auf hypophysärer Ebene konnte durch folgende Untersuchung ge-

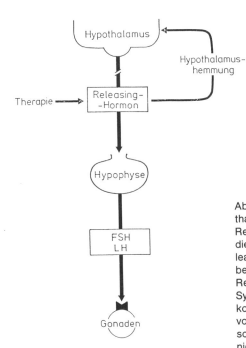

Hemmung der Fertilität

Abb. 7: Hemmung des Hypothalamus bei Therapie mit Releasinghormonen: Durch die exogene Zufuhr von Releasinghormonen kann es bei erhöhter Dosis zu einer Reduzierung der LH–RH-Synthese im Hypothalamus kommen. Bei Verwendung von Analogen wurde eine solche Hemmung bisher nicht beobachtet, wohl aber bei natürlichem LH–RH.

Abb. 8: Direkte Hypophysenhemmung durch Behandlung mit Releasinghormonen: Nach Therapie mit LH–RH kommt es unter fortgesetzter Behandlung mit supraphysiologischen Dosen zu einer Einschränkung der Gonadotropinfreisetzung. Der Mechanismus ist eine direkte Hypophysenhemmung und wird auch trotz fehlender Steroidsekretion in der Menopause beobachtet.

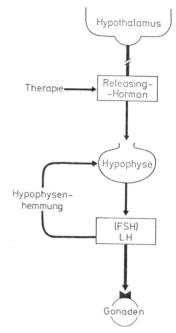

Hemmung der Fertilität

sichert werden: Schaltet man die Steroidregulation aus durch Entfernung von Hoden und Nebennieren, so bleibt das System Hypothalamus-Hypophyse trotzdem regulierbar. Die Kastration (Abb. 8) führt zu einem Gonadotropinanstieg, dieser Anstieg wird durch eine supraphysiologische Dosis von LH–RH oder Buserelin unterbunden, ohne daß dazu die Hemmwirkung der Androgene erforderlich ist (28).

Als Wirkungsmechanismus der Hypophysenhemmung wird eine Desensibilisierung der Gonadotropinfreisetzung oder eine Verringerung der verfügbaren LH–RH-Rezeptoren in der Hypophyse diskutiert. Führt man die Versuche an intakten Tieren durch, so ergibt sich eine ähnliche Situation, in die noch ein weiterer Regelmechanismus eingeschaltet ist. Für die Wirkung von Gonadotropinen am Zielorgan sind Gonadotropinrezeptoren erforderlich. In der Pubertät werden durch den Anstieg von FSH und LH die entsprechenden Go-

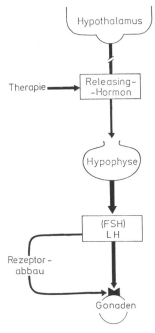

Abb. 9: Regulation der Empfindlichkeit des Zielorgans durch Rezeptorabbau (Down-Regulation): Bei einer Steigerung der Gonadotropinsekretion über das physiologische Maß hinaus kommt es zu einem Verlust von Gonadotropinrezeptoren am Zielorgan. Dieser Rezeptorabbau wird auch als Downregulation bezeichnet (3). Nach Absetzen der Therapie wird wieder die physiologische Rezeptorkonzentration hergestellt.

Hemmung der Fertilität

nadotropinrezeptoren im Ovar und Hoden induziert. Diese Rezeptoren lassen sich im Gewebe durch die Bindung von markierten Hormonen nachweisen. Bei der männlichen Ratte steigt in der Pubertät zunächst der FSH-Rezeptor an, entsprechend der Differenzierung des Samenepithels und der Sertoli-Zellen. Anschließend wird der LH-Rezeptor der Leydig-Zellen induziert. Nachdem sich ein normaler Funktionszustand eingestellt hat, bleibt die Rezeptorkonzentration im Zielorgan auf konstanter Höhe. Wird nun eine übersteigerte Gonadotropinfreisetzung durch Releasing-Hormone hervorgerufen (Abb. 9), so kommt es zu einem regulatorischen Verlust von Rezeptoren. Dieser Rezeptorabbau (auch als „Down-Regulation" bezeichnet) ist an der Antifertilitätswirkung von LH–RH-Analogen ursächlich beteiligt. Bei männlichen Ratten kam es unter einer supraphysiologischen Dosis zu einem dauerhaften Rezeptorabbau während der gesamten Behandlungszeit.

Der Verlust von Gonadotropinrezeptoren wird auch nach einer einmaligen hohen Dosis von HCG beobachtet (29), wobei sich gleichartige Regulationsmechanismen sowohl im Hoden als auch im Ovar finden. Hinsichtlich der Ovarialfunktion wird besonders die Funktion des Gelbkörpers durch eine überhöhte Gonadotropinsekretion gestört. Der Lutealrezeptor für LH wird für eine ausreichende Progesteronsekretion des Gelbkörpers benötigt. Nach hochdosierter Behandlung mit LH–RH-Analogen wird dieser Rezeptor durch überhöhte Gonadotropinspiegel abgebaut und es kommt zu einer verkürzten Lutealphase (30, 31). Die Verkürzung der Lutealphase kann auch auf einer direkten Beeinflussung der Rezeptorkonzentration ohne erhöhte Gonadotropinspiegel beruhen. Ein derartiger Mechanismus wurde für die Einwirkung von Prostaglandinen beschrieben. Der experimentelle Befund des Rezeptorverlusts im Corpus luteum erklärt, warum in klinischen Studien mit LH-RH trotz erhöhter LH-Sekretion im allgemeinen eine insuffiziente Lutealphase gefunden wurde.

Durch zusätzliche Injektion von Human-Chorion-Gonadotropin (HCG) ließ sich die Lutealfunktion aufgrund der starken Progesteronstimulation durch dieses langwirksame Gonadotropinpräparat aufrechterhalten. Auch hier kommt es jedoch zu einem Rezeptorabbau.

Kontrazeptive Anwendung von Releasinghormonen:

LH–RH-Analoge führen bei erhöhter Dosis zu einer Desensibilisierung der Hypophyse. Bei Behandlung von Frauen während der Follikelphase konnte durch 3×5 µg Buserelin eine Hemmung der LH- und FSH-Sekretion innerhalb von 3 Tagen beobachtet werden (33). Dieser Effekt war auch durch nasale Behandlung mit 400–600 µg zu erreichen (34). Der Wirkungsmechanismus beruht auf einer Überstimulierung der Hypophyse mit anschließender Hypophysenhemmung und ist nach Absetzen der Behandlung innerhalb weniger Tage reversibel. Im Tierexperiment war bei männlichen Ratten die Pubertätsentwicklung gehemmt, bei erwachsenen Tieren fand sich eine reduzierte Testosteronproduktion. Eine Anwendung von LH–RH-Analogen zur Behandlung von hormonabhängigen Tumoren durch Hemmung der Östrogenproduktion wurde im Tierexperiment beschrieben (35).

Zusammenfassung:

Der Hypothalamus hat eine regulatorische Funktion für die Sekretion von Gonadotropinen und Sexualhormonen. Das hypophysiotrope Hormon LH–RH (Luteinisierungshormon-Releasing-Hormon) wurde 1971 chemisch identifiziert und synthetisiert. Die diagnostische und therapeutische Anwendung zeigte, daß LH–RH an der Pathogenese einiger endokriner Erkrankungen kausal beteiligt ist. So ließ sich beim Kryptorchismus in vielen Fällen durch nasale LH–RH-Behandlung ein Descensus testis herbeiführen. Bei hypogonadalen Männern wurde durch Substitution mit LH–RH eine Anregung der Spermiogenese beobachtet. Bei Frauen ließ sich durch LH–RH-Behandlung eine Ovulation auslösen und bei Amenorrhoe in manchen Fällen der Zyklus wieder in Gang bringen. Dies führte zum Begriff der hypothalamischen Amenorrhoe als einer zentralen Regulationsstörung, bei der die endogene LH–RH-Sekretion unzureichend ist. Als neue Entwicklung zeichnet sich die Verwendung von hochwirksamen LH–RH-Analogen ab. Diese Peptide führen in physiologischen Dosen zu einer Aktivierung des Hypophysen-Gonadensystems. Bei Erhöhung der Dosis über das physiologische Optimum erzeugen sie eine reversible Hypophysenhemmung, die sich möglicherweise als neues kontrazeptives Prinzip für den Menschen verwenden läßt.

Literatur

Schally, A. V., Kastin, A. J. and *Arimura, A.:* Hypothalamic hormones: the link between the brain and body. American Scientist **65,** 712 (1977)

Bargmann, W.: Neurohypophysis. Structure and function. In: Handbuch der experimentellen Pharmakologie, vol. XXIII, ed. B. Berde. Springer, Berlin – Heidelberg – New York (1968), p. 297

Rao, M. C.: Hormone receptor regulation by Luteinizing Hormone: An Active, Inducible Process. In: Ovarian Follicular Development and Function, ed. A. R. Midgley and W. A. Sadler, Raven Press, New York, 1979, pp. 325–331

Sandow J.: Hormone des Hypothalamus – eine neue Gruppe von Peptidhormonen. Medizin in unserer Zeit **3,** 2 (1979)

Clayton, R. N., Shakespear, R. A., Duncan, J. A. and *Marshall, J. C.* Luteinizing Hormone-Releasing Hormone inactivation by purified pituitary plasma membranes: Effects on receptor-binding studies. Endocrinology **104,** 1484 (1979)

Griffiths, E. C.: Peptidase inactivation of hypothalamic releasing hormones. Hormone Res. **7,** 179 (1976)

Marks, N.: Conversion and inactivation of neuropeptides. In: Peptides in Neurobiology, ed. H. Gainer, Plenum Press, New York (1977), pp. 221–238.

Bourguignon, J.-P., Hoyoux, C., Reuter, A., Franchimont, P., Leinartz-Dourcy, C. and *Vrindts-Gevaert, Y.:* Urinary excretion of immunoreactive Luteinizing Hormone-Releasing Hormone-like material and gonadotropins at different stages of life. J. Clin. Endocrinol. Metab. **48,** 78 (1979).

Kuhl, H., Rosniatowski, C. and *Taubert, H.-D.:* The regulatory function of a pituitary LH–RH-degrading enzyme system in the feedback control of gonadotropins. Acta endocr., Copenh. **86,** 60 (1977)

Burger, H. G. and Patel, Y. C.: Thyrotropin Releasing Hormone-TSH. In: Clinics in Endorinology and Metabolism, Vol. 6, No. 1, G. M. Besser, W. B. Saunders Company Ltd., London – Philadelphia – Toronto (1977), pp. 83–100

Dickermann, Z., Prager, L. R. and *Laron, Z.:* Response of Plasma LH and FSH to Synthetic LH–RH in Children at various pubertal stages. Am. J. Dis. Child. **130,** 634 (1976)

Schneider, H. P. G., Keller, E., Bohnet, H. G., Friedrich, E., Schindler, A. E. and *Wyss, H. I.:* Diagnostic uses of LH-Releasing hormone. In: Endocrinology, Vol. I, ed. V. H. T. James, Amsterdam, Excerpta Medica (1977), pp. 228–231

Snyder, P. J., Rudenstein, R. S., Gardner, D. F. and *Rothman, J. G.:* Repetitive infusion of Gonadotropin-Releasing Hormone distinguishes hypothalamic from pituitary hypogonadism. J. Clin. Endocrinol. Metab. **48,** 864 (1979)

Thompson, I. E.: Luteinizing Hormone-Releasing Hormone (LH–RH) in gynecologic endocrinology. In: Progress in Gynecology, Vol. VI, ed. M. L. Taymor and T. H. Green, Jr., Grune & Stratton, New York – San Francisco – London (1975), pp. 247–268

Illig, R.: Treatment of cryptorchidism by intranasal synthetic Luteinizing Hormone-Releasing Hormone. Results of a collaborative-double-blind study. Lancet II, 518 (1977)

Bourguignon, J. P., Burger, H. G. and *Franchimont, P.:* Radioimmunoassay of serum luteinizing hormone-releasing hormone (LH–RH) after intra-nasal administration and evaluation of the gonadotrophic response. Clin. Endocrinol **3,** 437 (1974)

Mortimer, C. H., Besser, G. M., Hock, J. and *McNeilly, A. S.:* Intravenous, intramuscular, subcutaneous and intranasal administration of LH/FSH-RH: the duration of effect and occurence of asynchronous pulsatile release of LH and FSH. Clin. Endocrinol. **3,** 19 (1974)

Mortimer, C. H., Besser, G. M. and *McNeilly, A. S.:* Gonadotropin Releasing Hormone therapy in the induction of puberty, potency, spermatogenesis and ovulation in patients with hypothalamic-pituitary-gonadal dysfunction. In: Hypothalamic Hormones: Chemistry, Physiology, Pharmacology and Clinical

Uses, eds. M. Motta, P. G. Crosignani and L. Martini, Academic Press, London, (1975), pp. 325–335.

Nillius, S. J., Fries, H. and *Wide, L.:* Successful induction of follicular maturation and ovulation by prolonged treatment with LH–releasing hormone in women with anorexia nervosa. Am. J. Obstet. Gynecol. **122,** 921 (1975)

Nillius, S. J.: Therapeutic use of luteinizing hormone-releasing hormone in the human female. In: The Hypothalamus and Endocrine Functions, Vol. 3, Topics in Molecular Endocrinology, eds. F. Labrie, J. Meites and G. Pelletier, Penum Press, New York (1975), pp. 93–112

Nakai, Y., Plant, T. M., Hess, D. L., Keogh, E. J. and *Knobil, E.:* On the sites of the negative and positive feedback actions of estradiol in the control of gonadotropin secretion in the rhesus monkey. Endocrinology **102,** 1008, (1978)

Knobil, E., Plant, T. M., Wildt, L. and *Belchetz, P.:* The Induction of ovulatory menstrual cycles in rhesus monkeys with hypothalamic lesions by an unvarying pulsatile GnRH replacement regimen. The Endocrine Society, 61st Annual Meeting, Endocrinology **104,** A–77 (1979)

Leyendecker, G., Struve, T. and *Plotz, E. J.:* Induction of ovulation with chronic intermittent administration of LH–RH in women with hypothalamic and hyperprolactinemic amenorrhea. The Endocrine Society, 61st Annual Meeting, Endocrinology **104,** A–304 (1979)

Schalch, D. S.: Plasma gonadotropins after administration of LH–Releasing Hormone in patients with renal or hepatic failure. J. Clin. Endorinol. Metab. **41,** 921 (1975)

Reeves, J. J., Tarnavsky, G. K., Becker, S. R., Coy, D. and *Schally, A. V.:* Uptake of iodinated luteinizing hormone releasing hormone analogs in the pituitary. Endocrinology **101,** 540 (1977)

Slager, E.: Longterm LH–RH-treatment in the olfactory-genital syndrome in the male. Dissertation University of Amsterdam, (1978) Drukkerij Bakker Baarn, Netherlands, p. 144

Davies, J. F., Gomez-Pan, a., Watson, M. J., Mountjoy, C. Q., Hanker, J. P., Besser, G. M. and *Hall, R.:* Reduced „gonadotropin response to releasing hormone" after chronic administration to impotent men. Clin. Endocrinol, **6,** 213, (1977)

Sandow, J., Rechenberg, W. v., Jerzabek, G. and *Stoll, W.:* Pituitary gonadotropin inhibition by a highly active analog of Luteinizing Hormone-Releasing Hormone. Fertil. Steril. **30,** 205, (1978)

Auclair, C., Kelly, P. A., Labrie, F., Coy, D. H. and *Schally, A. V.* Inhibition of testicular luteinizing hormone receptor level by treatment with a potent luteinizing hormone-releasing hormone agonist or human chorionic gonadotropin. Biochem. Biophys. Res. Commun. **76,** 855

Raynaud, J. P., Azadian-Boulanger, G., Mary, J., Mouren, M., Lemay, A., Ferland, L., Auclair, C. et *Labrie, F.:* Action luteolytique de la LH–RH chez la rate, la guenon et la femme. In: L'implantation de l'oeuf, ed.: F. Du Mesnil Du Buisson, A. Psychoyos and K. Thomas, pp. 273, Masson, Paris.

Yen, S. S. C. and *Casper, R. F.:* Induction of luteolysis in the human by a superactive LRF-agonist; Implication for fertility control. The Endocrine Society, 61st Annual Meeting, Endocrinology **104,** A–181 (1979)

Desjardins, C., Zeleznik, A. J., Midgley, A. R. Jr. and *Reichert, L. E. Jr.:* In vitro binding and autoradiographic localization of human chorionic gonadotropin and follicle stimulating hormone in rat testes during development. In: Hormone Binding and Target Cell Activation in the Testis-Current Topics in Molecular Endocrinology, Vol. 1, ed. M. L. Dufau and A. R. Means, Plenum Press, New York – London (1974), pp. 221–234

Dericks-Tan, J. S. E., Hammer, E. and *Taubert, H.-D.:* The effect of D-Ser(TBU)^6-LH-RH-EA^{10} upon gonadotropin release in normally cyclic women. J. Clin. Endocrinol. Metab. **45,** 597 (1977)

Bergquist, C., Nillius, S. J. and *Wide, L.:* Intranasal Gonadotropin-Releasing Hormone agonist as a contraceptive agent. Lancet II, 215 (1979)

DeSombre, E. R., Johnson, E. S. and *White, W. F.:* Regression of rat mammary tumours effected by a gonadoliberin analog. Cancer Res. **36,** 3830 (1976)

Prolaktin: Physiologie und Pathophysiologie

K. von Werder und H. K. Rjosk

Ein eigenständiges, die Milchdrüse stimulierendes Hormon war bei den meisten Säugetieren schon lange bekannt, bevor das Prolaktin auch beim Menschen als separates laktotropes Hormon des Hypophysenvorderlappens nachgewiesen werden konnte. Die Präparation des humanen Prolaktin (hPRL) in reiner Form und die Möglichkeit, es beim Menschen seit nunmehr neun Jahren spezifisch messen zu können, hat zu einem raschen Anwachsen unserer Kenntnis über die Physiologie und Pathophysiologie des Prolaktins beim Menschen geführt (1, 2).

Da bei manchen Säugetieren das Prolaktin auch einen luteotropen Effekt hat, wurde der Name Prolaktin und luteotropes Hormon (LTH) synonym gebraucht. Beim Menschen ist dagegen das Luteinisierungshormon (LH) identisch mit dem luteotropen Hormon. Da zudem das humane Wachstumshormon (hGH) eine erhebliche laktotrope Aktivität aufweist und das Prolaktin dem hGH in seiner Struktur sehr ähnlich ist, nahm man lange Zeit an, daß der Mensch im Gegensatz zu den anderen Säugetieren kein eigenständiges Prolaktin besäße.

Klinische Hinweise, zum Beispiel normale hGH-Spiegel bei stillenden Frauen und Patientinnen mit Galaktorrhoe-Amenorrhoe-Syndrom sowie das relativ seltene Auftreten der Galaktorrhoe bei Patienten mit Akromegalie und erhöhten hGH-Spiegeln, sprachen jedoch gegen diese Vermutung.

Struktur des Prolaktins

Es handelt sich beim menschlichen Prolaktin um ein einkettiges Peptidhormon mit 198 Aminosäuren und 3 Disulfidbrücken, das im Hypophysengewebe aller bisher untersuchten Wirbeltiere nachgewiesen werden konnte. Die Struktur des hPRL wurde erst kürzlich aufgeklärt (3). Sie ist der des hGH und des humanen placentaren Laktogen ähnlich, das dafür spricht, daß alle drei Moleküle von einem gemeinsamen Urpeptid abstammen (4). Das phylogenetisch ältere Prolaktin hat seine Struktur bei verschiedenen Spezies kaum verändert, verglichen mit dem jüngeren Wachstumshormon, dessen Struktur bei den verschiedenen Spezies erheblich divergiert.

Die Schwierigkeiten bei der Strukturaufklärung des hPRL ergaben sich aus den niedrigen Konzentrationen im Hypophysenvorderlappen. So finden sich nur 120 bis 300 µg hPRL pro Hypophyse, während vom Wachstumshormon bis zu 10 mg pro Drüse extrahiert werden können.

Biologische Aktivität

Prolaktin stimuliert bei Säugetieren nicht nur die Brustdrüse, sondern sorgt für die Aufrechterhaltung des Corpus luteum. Bei der Taube wird das Kropfsackepithel stimuliert, was früher zur biologischen Bestimmung und jetzt noch zur Eichung von Prolaktin-Präparationen ausgenutzt wird (sogenannter Taubenkropf-Test). Beim Menschen regt Prolaktin die Galaktopoese an, unter der wir die Aufrechterhaltung der Laktation verstehen, und die Laktogenese, d. h. das Einsetzen der Milchproduktion. Für die Entwicklung der Brust, die Mammogenese, ist Prolaktin neben Östrogenen, Gestagenen und anabolen Hormonen erforderlich. Der luteotrope Effekt des Prolaktin ist beim Menschen ebenfalls nachweisbar, aber von geringerer Bedeutung; sicher ist hPRL für eine normale Corpus luteum-Funktion nicht unbedingt erforderlich.

Bestimmung des Prolaktins

Mit dem Taubenkropf-Test läßt sich Prolaktin im Serum nicht bestimmen. Die biologischen Meßmethoden, die eine ausreichende Empfindlichkeit aufweisen, um hPRL im Serum zu bestimmen, sind in vitro-Methoden, die mit Gewebekulturen von Brustdrüsen schwangerer Mäuse bzw. schwangerer Kaninchen durchgeführt werden. Inzwischen hat sich aber, wie bei allen Peptidhormonen, auch bei der Prolaktinbestimmung die radioimmunologische Bestimmung durchgesetzt, die neben ihrer Praktikabilität auch eine hohe Spezifität aufweist. Die Prolaktinkonzentration im Serum wird entweder in Nanogramm eines Referenzpräparates pro Milliliter, oder aber in Mikroeinheiten des Research Standards A–71/222 angegeben. Der Normalbereich liegt zwischen der unteren Nachweisgrenze und 500 µE pro Milliliter, wobei die Prolaktinspiegel bei Frauen im Mittel etwas höher liegen als bei Männern.

Regulation der Prolaktinsekretion

Der Hypophysenvorderlappen sezerniert neben den glandotropen Hormonen Thyreotropin (TSH), adrenocorticotropes Hormon

(ACTH), Follikel-stimulierendes Hormon (FSH) und Luteinisierungshormon (LH) die in der Peripherie direkt wirkenden Hormone Prolaktin, Wachstumshormon (hGH) und das Melanocyten-stimulierende Hormon (MSH). Im Gegensatz zum Hypophysenhinterlappen ist der Hypophysenvorderlappen mit dem Hypothalamus durch einen vasculären Kurzschluß verbunden: – das Portalgefäßsystem. Von den im basalen Hypothalamus endenden Neuronen werden die hypophyseotropen Neurohormone in die kapillären Schlingen dieses Portalsystems abgegeben. Diese hypothalamischen Faktoren, sogenannte Releasing- oder Inhibiting -Hormone, sind Peptide, deren Struktur zum Teil aufgeklärt ist. So kennt man das Thyreotropin-Releasing-Hormon (TRH), das Gonadotropin-Releasing-Hormon (GnRH) und ein Growth Hormone-Release-Inhibiting-Hormon (GRIH), welches auch Somatostatin genannt wird.

Die hypothalamischen, hypophyseotropen Neurohormone, welche die Prolaktinsekretion steuern, sind in ihrer Struktur nicht völlig aufgeklärt. Im Gegensatz zu allen anderen Hypophysenvorderlappen-Hormonen ist der überwiegende hypothalamische Einfluß auf die Prolaktinsekretion inhibitorischer Natur (1, 2, 5). Dabei erfolgt die Hemmung der Prolaktinsekretion durch den hypothalamischen Prolaktin-Inhibiting-Faktor (PIF), bei dem es sich nicht um ein Peptid, sondern um das biogene Amin Dopamin handelt (5). Ob es daneben auch noch einen peptidergen PIF gibt, ist nicht bekannt. Sicher ist, daß Dopamin nicht nur an der laktotrophen Zelle des Hypophysenvorderlappens die Prolaktinsekretion hemmt, sondern auch auf hypothalamischer Ebene, hier wahrscheinlich als Neutrotransmitter, der die PIF-Freisetzung stimuliert. Deshalb führen Dopamin-antagonistische Substanzen (z. B. Phenothiazine, Metoclopramid, Haloperidol) sowohl auf hypophysärer als auch auf hypothalamischer Ebene zu einem Anstieg der Prolaktinspiegel. Neben dem dominierenden PIF gibt es noch einen Prolaktin-Releasing-Faktor (PRF), wobei vieles darauf hinweist, daß sich dieser von dem TRH unterscheidet, das ebenfalls zu einer Stimulation der Prolaktinsekretion führt (2). L-Dopa, der direkte Präkursor des Dopamin, welches die Blut-Hirn-Schranke passiert, und Dopamin selbst führen aus den oben erwähnten Gründen zu einer Hemmung der Prolaktinsekretion. Ergot-Alkaloid-Derivate mit Dopamin-agonistischer Wirkung scheinen vornehmlich auf hypophysärer Ebene die Prolaktinsekretion zu hemmen (6). Von diesen wird das Bromocriptin (Pravidel®, Sandoz AG.) seit einigen Jahren erfolgreich zur Hemmung der Prolaktinsekretion beim Menschen eingesetzt (7, 8).

Tabelle 1: Stimulation und Hemmung der Prolaktinsekretion

STIMULATION	HEMMUNG
Saugreiz beim Stillen	L-Dopa
Taktiler Reiz an der Mamille	Dopamin
Östrogene	Ergot-Alkaloide (Bromocriptin = Pravidel®)
Streß (Hypoglykämie)	Glukokortikoide
TRH	Schilddrüsen-Hormone
Medikamente	

Zur physiologischen Anregung der Prolaktinsekretion (Tab.1) führt der Saugreiz beim Stillen. Allein der taktile Reiz an der Mamille löst einen neuroendokrinen Reflex aus, der die Prolaktinausschüttung hervorruft. Die Prolaktinspiegel sind bei der Frau geringfügig höher als beim Mann, dies ist auf die permissive Wirkung der Östrogene auf die Prolaktinsekretion zurückzuführen. Deshalb kommt es auch im Verlauf der Schwangerschaft mit steigenden zirkulierenden Östrogenspiegeln zu einem kontinuierlichen Anstieg der Prolaktinspiegel (2).

Streß führt ebenfalls zu einer Stimulation der Prolaktinsekretion, deren Bedeutung völlig ungeklärt ist. Mit dem Standard-Streß-Test der Klinik, der Insulin-Hypoglykämie, läßt sich deshalb nicht nur die Wachstumshormon- und ACTH-Sekretion, sondern auch die Prolaktin-Sekretion beurteilen (2).

Die Prolaktinspiegel weisen einen Tagesrhythmus auf. So steigen die Spiegel gegen Morgen, in der 2. Hälfte der Nacht, langsam an, um dann im Verlauf des Tages wieder abzufallen (1, 2).

Eine Reihe von Arzneimitteln (Tab. 2) regen die Prolaktinsekretion an. Hier stehen ganz im Vordergrund die Neuroleptika, das Metoclopramid (Paspertin®) sowie gewisse Antihypertensiva, z. B. Reserpin.

Bei der Beurteilung erhöhter Prolaktinspiegel sind die obengenannten Faktoren zu berücksichtigen. Auch sollte bei Patientinnen, bei denen eine Prolaktinbestimmung erfolgen soll, z. B. nicht kurz vorher durch Kompression der Mamille untersucht werden, ob sich eine Galaktorrhoe provozieren läßt. Letzteres würde einen Anstieg der Prolaktinspiegel hervorrufen und zu falschen Interpretationen führen.

Pathophysiologie der Prolaktinsekretion

Eine verminderte Prolaktinsekretion hat für die Klinik nur eine geringe Bedeutung. Sie kann zur Stillunfähigkeit sowie zur Corpus luteum-Insuffizienz führen. Ursache des Prolaktinmangels können Hypophysentumoren, Nekrosen oder Entzündungen sowie Hypophysenoperationen sein. Die Prolaktinsekretion scheint allerdings gegenüber Schädigungen weit weniger anfällig zu sein, als die Sekretion von Wachstumshormon und Gonadotropinen, deren Ausfall als Frühzeichen eines pathologischen Prozesses im Sella-Bereich angesehen werden kann. Eine weitere Ursache der Hypoprolaktinämie ist die Überdosierung mit dem Prolaktin-Inhibitor Bromocriptin.

Im Gegensatz zur verminderten Prolaktinsekretion ist die gesteigerte, die Hyperprolaktinämie von erheblicher klinischer Bedeutung (8). So führt die vermehrte Prolaktinsekretion bei der Frau in der Regel zu einer Amenorrhoe bzw. zu anovulatorischen Zyklusstörungen. Von 750 Patientinnen mit sekundärer Amenorrhoe hatten 141 bei wiederholten Messungen einen erhöhten Prolaktinspiegel. Dies entspricht einem Prozentsatz von 18,8 %. Die Angaben der Literatur hinsichtlich der Hyperprolaktinämie als Ursache der primären und sekundären Amenorrhoe schwanken zwischen 15 bis 30 % (2, 8). Dies bedeutet, daß jetzt ein zahlenmäßig großes Krankengut einer gezielten kausalen Therapie zugänglich ist. Die vermehrte Prolaktin-

Tabelle 2: Pharmaka mit stimulierender Wirkung auf die Prolaktin-Sekretion

---

Chlorpromazin (Megaphen®)
Perphenazin (Decentan®)
Sulpirid (Dogmatil®)
Metoclopramid (Paspertin®)
Pimozid (Orap®)
Butyroprophenone (Haloperidol, Haldol®)
α-Methyl-Dopa (Aldomet®)
Reserpin (Serpasil®)
Östrogene (hohe Dosierung, z. B. Mammakarzinom)

Tabelle 3: Klinische Symptomatik der Hyperprolaktinämie

Frauen	Männer
Amenorrhoe	Hypogonadismus
Zyklusstörungen	Libidostörungen
Anovulation	Potenzstörungen
Galaktorrhoe	Galaktorrhoe (selten)
Libidostörungen	
Hirsutismus	
Akne	

Zeichen eines Hypophysentumors
Hypophysenvorderlappen-Insuffizienz
Gesichtsfeldeinschränkung
Kopfschmerzen

sekretion kann, muß aber nicht bei der Frau zu einer Galaktorrhoe führen. Letztere ist beim Mann eine Seltenheit. Sowohl beim Mann als auch bei der Frau führt die gesteigerte Prolaktinsekretion zu Libido- und Potenzstörungen, welche nicht allein auf eine Störung der Gonadotropinsekretion, sondern auf einen spezifischen Effekt des Prolaktins zurückzuführen sind (Tab. 3).

Die Ursache der Hyperprolaktinämie (Tab. 4) kann sowohl ein Prolaktin-produzierendes Hypophysenadenom (sogenanntes Prolaktinom) mit radiologisch erfaßbarer Vergrößerung der Sella oder ein röntgenologisch nicht sichtbares Mikroprolaktinom sein. In beiden Fällen wird das Prolaktin in dem Adenom gebildet. Andererseits können auch endokrin-inaktive bzw. nicht Prolaktin-produzierende Tumoren zu einer Hyperprolaktinämie führen. Hier wird von der Resthypophyse, die durch Kompression des Hypophysenstiels der inhibitorischen hypothalamischen Kontrolle entzogen ist, vermehrt Prolaktin ausgeschüttet. Der gleiche Mechanismus führt bei suprasellären Tumoren (z. B. Kraniopharyngeome) sowie bei granulomatösen Erkrankungen der basalen Meningen (z. B. Sarkoidose) zu einer Hyperprolaktinämie. Die medikamentös induzierte Hyperprolaktinämie wurde schon erwähnt. In seltenen Fällen kann auch die Prolaktinstimulation die hypothalamische Inhibition überwiegen. So können bei schweren Hypothyreosen mit erhöhten endogenen TRH- und TSH-Spiegeln erhöhte Prolaktinspiegel gemessen werden, die auch zu einer Galaktorrhoe führen können Die erhöhten PRL-Spiegel bei der Niereninsuffizienz sind durch die verminderte PRL-Clearance bedingt.

Therapie der Hyperprolaktinämie

Die Behandlung der gesteigerten PRL-Sekretion muß sich nach der Ursache richten. Wegen der eindeutigen Symptomatik mit Amenorrhoe und häufig Galaktorrhoe wird die *Hyperprolaktinämie bei Frauen* häufiger diagnostiziert. Dabei handelt es sich in den meisten Fällen um eine PRL-Erhöhung mäßigen Ausmaßes mit normaler Sella turcica (8). Sind medikamentöse Ursachen bzw. hypothalamische Erkrankungen ausgeschlossen, so ist ein Mikroprolaktinom anzunehmen, das noch nicht zu einer Veränderung der knöchernen Struktur der Sella turcica geführt hat. Von einigen Autoren wird auch eine sogenannte funktionelle Hyperprolaktinämie als Folge einer hypothalamischen Dysregulation diskutiert (1, 2). Dies läßt sich bei dem jetzigen Erkenntnisstand durch eine endokrinologische Funktionsdiagnostik nicht klären, hat aber auch für die Therapie keine Konsequenz, da in jedem Fall eine medikamentöse Behandlung mit

Tabelle 4: Ursachen der Hyperprolaktinämie

A) Physiologische Ursachen
1. Gravidität
2. Postpartale Laktation, Saugreiz
3. Streß (Insulinhypoglykämie, Operationen, Manipulation an der Mamille)

B) Pathologische Ursachen
1. Prolaktin-produzierender Hypophysentumor (Prolaktinom)
   a) Sellavergrößerung
   b) Normale Sella bei Mikroadenom
2. Störung des PIF-Transports zur Adenohypophyse
   a) Kompression durch einen endokrin inaktiven bzw. nicht PRL-produzierenden Tumor
   b) Hypophysenstieldurchtrennung
3. Störung der PIF-Produktion bzw. -Freisetzung
   a) Supraselläre Tumoren (z. B. Kraniopharyngeom)
   b) Granulomatöse Erkrankungen der basalen Hirnhäute (z. B. Sarkoidose, M. Hodgkin)
   c) Dopamin-Antagonisten
4. Hypothalamische Stimulation bei schwerer Hypothyreose (endogenes TRH)
5. Ektopische PRL-Produktion
6. Niereninsuffizienz

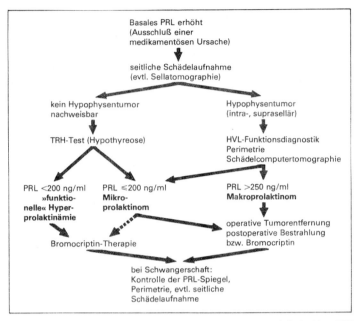

Abb. 1: Diagnostik- und Therapie-Schema bei Hyperprolaktinämie (1 ng PRL entspricht 20 µE PRL, (2))

Bromocriptin (Pravidel®), erfolgen sollte, die zu einer Normalisierung der Prolaktinspiegel und damit zum Auftreten normaler Regelblutungen führt (Abb. 1).

Pravidel® wird in folgender Dosierung verabreicht: Man beginnt mit einer halben Tablette (entsprechend 1,25 mg) am Abend. Dabei ist es wichtig, daß das Medikament zu den Mahlzeiten eingenommen wird. Am nächsten Tag wird dann mit zweimal einer halben Tablette, jeweils zu den Mahlzeiten, weiterbehandelt. Wird diese Dosierung gut vertragen, so wird auf dreimal 1,25, dann zweimal 2,5 mg pro Tag gesteigert. Bei Verträglichkeit kann die Dosierung weiter erhöht werden, wobei sich die Höchstdosis nach der Normalisierung der Prolaktinspiegel zu richten hat.

Nebenwirkungen der Substanz sind neben Übelkeit und allgemeiner gastrointestinaler Unverträglichkeit hypotone Kreislaufreaktionen. Durch Einschleichen der Dosis bzw. durch Einnahme des Medikamentes mit der Nahrung können diese Nebenwirkungen erheblich reduziert werden, so daß nur in seltenen Fällen ein Absetzen notwendig ist. Eine teratogene Wirkung hat sich bisher nicht feststellen lassen.

Bei einer Vergrößerung der Sella turcica ist immer dann mit einem Prolaktinom zu rechnen, wenn die Prolaktinspiegel über 4000 µE/ml oder 200 ng/ml liegen, da diese Spiegel durch fehlende Inhibition der Resthypophyse bei Kompression des Hypophysenstiels nicht erreicht werden können (8).

Im Gegensatz zur Hyperprolaktinämie mit normaler Sella turcica oder nur diskreten Veränderungen (Mikroprolaktinom), die bei Männern sehr selten auftreten, finden sich große Prolaktin-produzierende Adenome (Makroprolaktinome) bei beiden Geschlechtern gleich häufig. Nach Einführung der Prolaktinbestimmung hat sich bald herausgestellt, daß der Prolaktin-produzierende Hypophysentumor das häufigste Hypophysenadenom überhaupt darstellt (2, 8).

Die *Hyperprolaktinämie bei Männern* wird in der Regel erst bei erheblicher Vergrößerung der Sella turcica entdeckt, wobei das zum Teil invasiv wachsende Adenom meist schon zu Hypophysenvorderlappen-Funktionsausfällen bzw. zu Gesichtsfeldstörungen geführt hat. Ganz im Vordergrund stehen auch bei Männern Libido- und Potenzstörungen (Tab. 3). Sie lassen sich durch Senkung der Prolaktinspiegel mit Bromocriptin bei sonst normaler Hypophysenvorderlappenfunktion normalisieren, womit die pathogenetische Bedeutung des Prolaktins verdeutlicht wird. Bei großen Hypophysentumoren, besonders denen mit suprasellärer Extension, Gesichtsfeldausfällen oder Ausfällen von Hypophysenvorderlappen-Partialfunktionen, muß in jedem Fall eine möglichst radikale chirurgische Entfernung des Adenoms erfolgen. Diese ist in der Regel auf transsphenoidalem Wege möglich, in einigen Fällen muß auch transfrontal operiert werden (8). Bei diesen großen Adenomen läßt sich die Prolaktinsekretion durch den chirurgischen Eingriff in der Regel nicht normalisieren, so daß die postoperativ persistierende Hyperprolaktinämie einer weiteren medikamentösen Behandlung mit Bromocriptin bedarf. Diese Therapie ist deshalb wichtig, da nicht nur durch die Normalisierung der Prolaktinspiegel eine Besserung der Sexualfunktion zu beobachten ist, sondern diese Substanz auch einen antiproliferativen Effekt auf den Tumor zu haben scheint (9).

Eine besondere Problematik ergibt sich bei *hyperprolaktinämischen Patientinnen mit Kinderwunsch.* Vor einer Bromocriptin-Therapie sollte in jedem Fall eine seitliche Schädelaufnahme einschließlich

Tabelle 5: Voraussetzung zur Behandlung mit Bromocription.

---
1. Nachweis einer Hyperprolaktinämie
2. Seitliche Schädelaufnahme einschließlich Sella-Tomographie zum Ausschluß eines Hypophysentumors.
3. Bei primärer Amenorrhoe mit Hyperprolaktinämie auch craniales CT zum Ausschluß suprasellärer Tumoren.

Tomographie der Sella turcica durchgeführt werden (Tab. 5). Ergibt sich bei dieser Untersuchung kein Anhalt für eine intraselläre Raumforderung, so ist eine alleinige medikamentöse Therapie gerechtfertigt. Finden sich bei der seitlichen Schädelaufnahme bzw. bei der Sellatomographie Hinweise für ein Prolaktinom, so ist eine weitere anatomische Abklärung mit Hilfe der Schädel-Computertomographie und der Gesichtsfeldprüfung erforderlich, dazu eine endokrinologische Diagnostik der hypophysären Partialfunktionen (Abb. 1). Bei Patientinnen mit primärer Amenorrhoe sollte auch bei normaler Sella in jedem Fall eine Computertomographie zum Ausschluß eines suprasellären Tumors durchgeführt werden. Handelt es sich um ein intraselläres Mikroadenom mit einem Durchmesser unter 10 mm bei normalen hypophysären Partialfunktionen ohne den geringsten Hinweis suprasellärer Extension, und liegen die Prolaktinspiegel unter 4000 µE/ml bzw. 200 ng/ml, so ist ebenfalls eine alleinige Bromocriptin-Therapie gerechtfertigt. Kommt es zu einer Schwangerschaft, so sollte nach deren Diagnose das Bromocriptin abgesetzt werden. Während der Schwangerschaft sind monatliche Kontrollen der Prolaktinspiegel, im 2. und 3. Trimenon Gesichtsfeldkontrollen, eventuell eine röntgenologische Kontrolle des Sella-Befundes, erforderlich. Bei Patientinnen mit Prolaktinspiegeln über 4000 µE/ml bzw. radiologischen Hinweisen auf großen Hypophysentumor muß in jedem Falle vor einer Schwangerschaft eine transsphenoidale Operation durchgeführt werden. Hierbei kann eine Rest-Hyperprolaktinämie in Kauf genommen werden, die wiederum einer Bromocriptin-Behandlung zugänglich ist. Allein unter dieser strengen Indikationsstellung zur Bromocriptintherapie können die beschriebenen Komplikationen mit Auftreten von akutem Chiasma-Syndrom und Visusverfall bzw. Selladestruktion bis zur Hypophysenapoplexie vermieden werden (2, 8). *Eine Behandlung mit Bromocriptin bei Amenorrhoe und Kinderwunsch ohne vorherige Prolaktinbestimmung und Röntgenaufnahme der Sella turcica bzw. genaue endokrinologische Diagnostik ist kontraindiziert.*

Abschließende Betrachtung

Das Prolaktin ist in der Human-Endokrinologie das jüngste Hypophysenvorderlappen-Hormon. Durch die Möglichkei seiner quantitativen Bestimmung im Serum haben sich neue Erkenntnisse über Physiologie und Pathophysiologie der Prolaktinsekretion des Menschen ergeben. Von besonderer Bedeutung sind dabei die Aspekte, die sich durch die medikamentöse Hemmung der Prolaktinsekretion ergeben. In der Tabelle 6 sind deshalb noch einmal die Indikationen für die Prolaktinbestimmung zusammengefaßt.

Tabelle 6: Indikationen für die Prolaktin-Bestimmung.

1. Amenorrhoe
2. Zyklusstörungen
3. Anovulatorische Zyklen
4. Galaktorrhoe
5. Gynäkomastie **mit** Hypogonadismus
6. Libido- und Potenzstörungen (männliche Infertilität)
7. Hypothalamisch-hypophysäre Erkrankungen

Literatur

1 *Frantz, A. G.:* Prolactin. New Engl. J. Med. **298**, 201 (1978)

2 *von Werder, K.* and *H. K. Rjosk:* Menschliches Prolaktin. Klin. Wschr. **57**, 1 (1979)

3 *Shome B., A. F. Parlow:* Human pituitary prolactin (hPRL): The entire linear amino acid sequence. J. Clin. Endocr. **45**, 1112, (1977)

4 *Niall, H. D., M. L. Hogan, R. Sauer, J. Y. Rosenblum, F. C. Greenwood:* Sequences of pituitary and placental lactogenic and growth hormones: Evolution from a primordial peptide by gene reduplication. Proc. nat. Acad. Sci. USA **68**, 866 (1971)

5 *Mac Leod, R. M.:* Regulation of prolactin secretion. In: Frontiers in Neuroendocrinology vol. 4 eds. Martini, L., Ganong, W. F. Raven Press, New York (1976), p. 169

6 *Pasteels, J. L., A. Danguy, M. Frerotte, F. Estors:* Inhibition de la secretion de prolactine par l'ergocornine et la 2-Br-alpha-ergocryptine: action directe sur l'hypophyse en culture. Ann. Endocr. (Paris) **32,** 188, (1971)

7 *Del Pozo, E., R. Brun del Re, L. Varga, H. Friesen:* Inhibition of prolactin secretion in man by CB-154 (2-Br-alpha-ergocryptine). J. Clin. Endocr. **35,** 768, (1972)

8 *von Werder, K., R. Fahlbusch, H. K. Rjosk:* Hyperprolaktinämie. Internist **18** 520, (1977)

9 *von Werder, K., R. Fahlbusch, R. Landgraf, C. R. Pickardt, H. K. Rjosk und P. C. Scriba:* Treatment of patients with prolactionomas. J. Endocrinol. Invest. **1,** 47, (1978)

Hypothalamische Kontrolle der Prolaktinsekretion:
Wirkung von Hormonen und Pharmaka

W. Wuttke

Das hypophysäre Hormon Prolaktin ist ein phylogenetisch sehr altes Hormon. Seine physiologischen Wirkungen haben im Verlauf der Phylogenese vielfache Modifikationen erfahren, sind jedoch immer im Umfeld reproduktiven Verhaltens zu suchen. Die bekannteste Funktion des Prolaktins bei Säugetieren ist die Ingangsetzung und Erhaltung der Milchsynthese. Ferner übt das Hormon jedoch auch an anderen Organen zum Teil noch unverstandene Wirkungen aus.

Die Existenz eines humanen Prolaktins ist erst 1971 zweifelsfrei belegt worden, als die biochemische Trennung von humanem Wachstumshormon gelang. Die Schwierigkeit dieser Trennung impliziert, daß beide Hormone einander strukturell sehr ähnlich sind. Durch die Einführung der radioimmunologischen Prolaktinbestimmung ist es heute möglich, das Hormon im Blut von Probanden und Patienten zu messen. Bald darauf erlebte die Prolaktinforschung eine Renaissance, weil sich herausstellte, daß ein relativ großer Prozentsatz weiblicher Unfruchtbarkeit durch zu hohe hypophysäre Prolaktinsekretion verursacht wird. Für den Tierexperimentator stellt sich nun die Frage, wo und wie Prolaktin in diesem Zusammenhang wirkt. Um diesen beiden Fragen nachzugehen, soll zunächst das hypothalamo-hypophysär-gonadale Wechselspiel im Verlauf des Menstruationszyklus erklärt werden.

In hypothalamischen Nervenzellen wird ein Neuropeptid, das sogenannte luteinizing hormone releasing hormone (LHRH) produziert. Nervenendigungen von diesen Neuronen schütten dieses Dekapeptid in das portale Gefäßsystem aus. Über das Pfortadersystem gelangt das LHRH in die Hypophyse, wo jede hypophysäre Zelle davon umspült wird. Wirken kann das LHRH jedoch nur an den Gonadotropin-produzierenden Zellen (die beiden gonadotropen Hormone der Hypophyse sind das luteinisierende Hormon = LH und das Follikel-stimulierende Hormon = FSH). Es hat sich nun gezeigt, daß das LHRH die Sekretion der beiden gonadotropen Hormone stimuliert. Das Follikel-stimulierende Hormon bewirkt im Ovar das Heranreifen von Follikeln, von denen in der Regel nur einer sich zum Tertiärfollikel entwickelt. Der heranreifende Follikel produziert vermehrt

Östrogene, in erster Linie Östradiol. Das Östradiol ruft die charakteristischen endometrialen Veränderungen in der Follikelreifungsphase hervor. Ferner bewirkt es eine zunehmende Sensibilisierung von hypophysären Gonadotropin-produzierenden Zellen für die Wirkung des LHRH. Aus Untersuchungen an Rhesusaffen ist bekannt, daß die hypothalamischen Zellen, die LHRH produzieren, etwa in stündlichen Intervallen vermehrt aktiviert werden und somit vermehrt LHRH an die Hypophyse gelangt. Diese sogenannte zirkhorale Rhythmik der LHRH-Sekretion scheint auch beim Menschen vorzuliegen. Die ansteigenden Östradiolspiegel sensibilisieren unmittelbar vor der Ovulation die hypophysären Gonadotropin-produzierenden Zellen, so daß die LHRH-„Peaks" vermehrte FSH und LH ausschütten. Die LH-Ausschüttung erfolgt fast explosionsartig als Zeichen dafür, daß die LH produzierenden Zellen sehr rasch um ein Vielfaches sensibler auf die LHRH-Wirkung reagieren. Die dadurch zirkulierenden hohen Serum LH-Spiegel führen zur Ruptur des reifen Follikels und damit zur Ovulation. Aus dem rupturierten Follikel wird der Gelbkörper (Corpus luteum), der, ebenfalls unter dem Einfluß des LH, die vermehrte Progesteronsynthese und Ausschüttung übernimmt. Unter dem Einfluß des Progesterons werden die LH- und FSH-produzierenden Zellen der Hypophyse wieder desensibilisiert, so daß LH- und FSH-Spiegel wieder auf basale Werte absinken. Ob bei diesen Geschehnissen die im Verlauf des Menstruationszyklus sich nicht verändernden Serumprolaktinspiegel ebenfalls eine Rolle auf ovarieller Ebene spielen, ist sur Zeit noch umstritten.

Das hyperprolaktinämische Amenorrhoesyndrom

Wir wollen jetzt der Frage nachgehen, wie zu hohe Prolaktinspiegel, denen häufig hypophysäre Mikro- oder Makroadenome zugrunde liegen, eine Frau amenorrhoisch machen können. Zum Verständnis dieses Vorganges ist es wichtig, die hypothalamischen und extrahypothalamischen Kontrollmechanismen der LH- und Prolaktinsekretion aufzuzeigen. Derartige Mechanismen lassen sich nur tierexperimentell erforschen, und das ausgiebigste Wissen liegt für die weibliche Ratte vor. Bei der Ratte ist die Existenz eines vom Wachstumshormon verschiedenen Prolaktins schon wesentlich länger bekannt als beim Menschen, und es konnte Ende der 60er Jahre gezeigt werden, daß das Catecholamin Dopamin die hypophysäre Prolaktinsekretion nachhaltig zu inhibieren vermag. In folgenden Untersuchungen fand sich, daß das Dopamin direkt an der Hypophyse wirkt; mit anderen Worten: Die Prolaktin-produzierende Zelle der Hypophyse besitzt Dopaminrezeptoren, deren Aktivierung durch Dopamin oder durch dopaminerge Substanzen (wie 1-Dopa, Apomorphin, Bromocryptin und eine Reihe von anderen Mutterkornalkaloiden) bremst die hypophysäre Prolaktinsekretion. Tatsächlich findet man im Hypothalamus Neurone, die Dopamin produzieren und an portalen Gefäßen enden.

Andererseits konnte ebenfalls tierexperimentell gezeigt werden, daß Dopamin auch die hypothalamische LHRH-Sekretion zu inhibieren vermag. Dopamin wirkt in diesem Falle also an den LHRH-produzierenden Nervenzellen im Hypothalamus und nicht etwa an der LH- oder FSH-produzierenden Zelle in der Hypophyse. In weiteren Experimenten konnte belegt werden, daß dem Prolaktin selbst eine rückkoppelnde Wirkung auf das zentrale Nervensystem zukommt, und es ist heute bewiesen, daß hohe Serum-Prolaktinspiegel, wie sie physiologischerweise während der Schwangerschaft und der Laktation auftreten, den hypothalamischen Dopaminumsatz (d. h. die Ausschüttung von Dopamin) sehr stark beschleunigen. Das ist zunächst als ein autoregulatorischer Rückkopplungsmechanismus zu deuten, d. h., hohe Serum-Prolaktinspiegel stimulieren den hypothalamischen Dopaminumsatz, und das dadurch auch zur Hypophyse gelangende Dopamin inhibiert die Prolaktinsekretion: Es konnte aber auch gezeigt werden, daß Dopamin die hypothalamische LHRH-Sekretion inhibieren kann, was sich bei physiologischerweise auftretenden Hyperprolaktinämien auf die Ovulation auswirkt. Darauf dürfte zurückzuführen sein, daß laktierende Frauen häufig nicht ovulieren. Anekdotisch sei an dieser Stelle erwähnt, daß es tibetanische Nomadenstämme gibt, bei denen die Frauen über 4–5 Jahre laktieren und während dieser Zeit vor erneuten Schwangerschaften geschützt sind. Daß dieser Mechanismus in unseren Breitengraden nicht zuverlässig ist, ist allgemein bekannt.

Aus dieser Darlegung wird jedoch leicht ersichtlich, wie eine pathophysiologisch bedingte Hyperprolaktinämie wirkt. Offensichtlich sind die hier ständig erhöhten Serum-Prolaktinspiegel in der Lage, die stündlich auftretenden LHRH-Peaks zu inhibieren, so daß der hypothalamo-hypophysio-gonadale Regelkreis an dieser Stelle unterbrochen ist. Die Folge ist das hyperprolaktinämische Amenorrhoesyndrom. Der Vollständigkeit halber soll noch erwähnt werden, daß dieser zunächst recht einfach klingende Mechanismus durch eine Reihe von Faktoren kompliziert werden kann, über die zunächst noch nichts Genaues bekannt ist. In der Abbildung 1 wird deutlich,

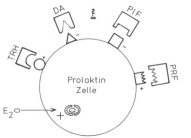

PIF = Prolactin inhibiting factor
PRF = Prolactin releasing factor
TRH = Thyreotropin releasing hormone (Tripeptid)
DA = Dopamin
E_2 = Östradiol

Abb. 1: Prolaktin-produzierende Zelle (Laktotroph) mit den nachgewiesenen (DA, TRH, E_2) und vermuteten (PIF; PRF) stimulierenden und inhibierenden ovariellen und hypothalamischen Regulatoren der Prolaktinsekretion. Jeder Regulator „paßt" nur auf seinen Rezeptor (wie ein Schlüssel in sein Schloß). Dem klassischen Konzept entsprechend sind die Rezeptoren für hypothalamische Regulatoren als membranständig gezeichnet. TRH und DA Rezeptoren sind jedoch auch intrazellulär nachweisbar. (+ = Prolaktin stimulierende, − = inhibierende Wirkung)

daß neben dem die inhibierende Wirkung im Dopamin vermittelnden Rezeptor in der Oberfläche der Prolaktin-bildenden Zelle eine Reihe anderer Rezeptoren gefunden werden. Tier- und humanexperimentell belegt ist die Wirkung des Thyreotropin-Releasingfaktors (TRH) auf die Prolaktin-produzierende Zelle. Dieses, ebenfalls in hypothalamischen Neuronen gebildete Tripeptid stimuliert die hypophysäre TSH-Produktion und man war erstaunt, als gezeigt werden konnte, daß das TRH auch in der Lage ist, die hypophysäre Prolaktinsekretion anzuregen. Ob dem TRH unter physiologischen Bedingungen eine Prolaktin-regulierende Rolle zukommt, ist noch ungewiß. Klinisch hat die Gabe von TRH als Prolaktin-Provokationstest Eingang gefunden. Abbildung 1 zeigt auch, daß es neben dem Dopamin möglicherweise noch einen weiteren hypothalamischen Faktor gibt, der die Prolaktinsekretion inhibiert. Dies wäre der klassische prolactin-inhibiting-factor = PIF. Ebenfalls tierexperimentell ist die Existenz eines weiteren hypothalamischen Hormons wahrscheinlich gemacht worden, das die Prolaktinsekretion stimuliert. Das wäre ein prolactin-releasing-factor = PRF. Hervorzuheben ist jedoch, daß der oben beschriebene Mechanismus, der ausschließlich über Dopamin läuft, zur Erklärung des hyperprolaktinämischen Amenorrhoesyndroms ausreicht.

Was ergibt sich aus diesen Erkenntnissen für die Therapie von Hyperprolaktinämien? Der Pharmakologie sind zahlreiche Substanzen bekannt, die wie Dopamin wirken, also von Dopaminrezeptoren im ZNS und an der Prolaktin-produzierenden Zelle erkannt werden, als wären diese Substanzen selbst Dopamin. Einige dieser Substanzen haben wenige der sonst unliebsamen Nebenwirkungen von dopaminergen Agonisten und werden damit in einschleichender Dosierung auch vom Menschen gut vertragen. Diese dopaminergen Substanzen erreichen auf dem Blutweg die Hypophyse und auch die Prolaktinom-Zellen und inhibieren die Prolaktinsekretion. In entsprechender Dosierung hemmen sie selbst nicht die hypothalamische LHRH-Sekretion. Als Folge ihrer Anwendung sind die Prolaktinspiegel im Serum niedrig. Der hypothalamische endogene Dopaminumsatz wird reduziert und damit die Hemmung der LHRH-Sekretion aufgehoben, so daß der zuvor beschriebene Regelkreis wieder voll funktionsfähig ist. Interessant ist in diesem Zusammenhang, daß die in der Regel per os verabfolgten Dopaninagonisten (dopaminischen Substanzen) offensichtlich an die Prolaktinome in der Hypophyse gelangen können und hier die Prolaktinsekretion inhibieren, während das Dopamin hypothalamischen Ursprungs, das über das portale System zur Hypophyse gelangt, offensichtlich nicht an diese Zellen gelangt. Dieser Befund spricht dafür, daß die Prolaktinome nicht an das Pfortadersystem gekoppelt sind.

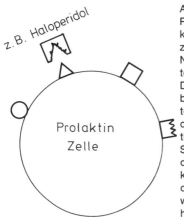

Abb. 2: Modellvorstellung, wie eine DA-Rezeptor-blockierende Substanz wirken kann; sie „paßt" zwar auf den Rezeptor, ohne ihn jedoch anzuregen, die Nachricht in die Zelle weiterzuvermitteln. Dadurch kann der Rezeptor von DA nicht mehr erreicht werden; er ist blockiert. Da DA die Prolaktinsekretion tonisch inhibiert, bedeutet eine Blockade der DA-Rezeptoren, daß die Prolaktinsekretion desinhibiert ist, also hohe Serum-Prolaktinspiegel gefunden werden. Dopamin-Agonisten (wie Bromokryptin und Lisurid) passen auch auf den Rezeptor, stimulieren ihn jedoch wie Dopamin selber und inhibieren daher die Prolaktinsekretion.

Aus diversen Beobachtungen geht hervor, daß eine Reihe der in der Klinik Anwendung findenden Pharmaka mit der hypophysären Prolaktinsekretion interferieren müssen. Ganz offensichtlich sind Substanzen, die in der Lage sind, Dopaminrezeptoren zu blockieren, potente Stimulatoren der hypophysären Prolaktinsekretion, weil das hypothalamische Dopamin die Prolaktinsekretion nicht mehr inhibieren kann (Abb. 2). Zu dieser Substanzklasse gehören alle Neuroleptika (Chlorpromazin, Haloperidol, Spiroperidol, Perphenazin, Sulpirid etc.). Gleiche Wirkungen, wenn auch über andere Mechanismen haben Rauwolfia- und Vinca-Präparate (Reserpin, Vincamin). Sie bewirken eine Entspeicherung von zentralnervösen Catecholaminen, somit auch von Dopamin, welches nun nicht mehr in ausreichender Menge in das portale Gefäßsystem gelangt, so daß die Prolaktinsekretion ebenfalls ansteigt.

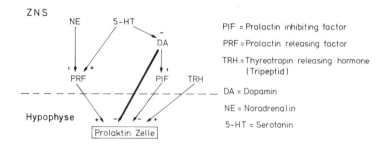

Abb. 3: Schematische Darstellung hypothalamischer Neurotransmitter. Der wichtigste Prolaktin-inhibierende dopaminerge Mechanismus ist dick gezeichnet. Alle anderen Interaktionen zwischen Neurotransmittern und Prolaktin-regulierenden Neurosekreten sind gängige Denkmodelle, ohne jedoch bewiesen zu sein.

Letztlich soll noch erwähnt werden, daß sowohl die natürlichen als auch die synthetischen Östrogene die hypophysäre Prolaktinsekretion stimulieren. Die Wirkung der Östrogene ist wahrscheinlich eine zweifache. Tierexperimentell konnte gezeigt werden, daß Östrogene direkt an der Prolaktin-produzierenden Zelle wirken können und hier die Prolaktinsynthese und -ausschüttung stimulieren (Abb. 1). Ferner gibt es sichere Anhaltspunkte dafür, daß Östrogene die Synthese und den Abbau zahlreicher anderer, in erster Linie wohl monoaminerger Systeme im ZNS beeinflussen. Die Abb. 3 stellt einen

Versuch dar, den sicherlich viel komplizierteren Vorgang der Prolaktinregulation diagrammatisch aufzuzeigen. Tierexperimentell gesichert ist, daß dem serotoninergen System eine Prolaktin-stimulierende Wirkung zukommt. Diese Funktion des Serotonin bewirkt möglicherweise die schlafgekoppelte Prolaktinsekretion. Auch dem noradrenergen System kommt wohl eine fördernde Wirkung auf die Prolaktinsekretion zu. Über dieses System wird die bei der Ratte sehr stark, beim Menschen wenig ausgeprägte Streß-induzierte Prolaktinausschüttung vermittelt. Ob die beiden monoaminergen Systeme – Serotonin, Noradrenalin – die vom Mesencephalon her weite Teile des Gehirns einschließlich des Hypothalamus innervieren, über Erhöhung oder Verminderung des Dopaminumsatzes im Hypothalamus wirken oder über einen der oben diskutierten Faktoren (TRH, PIF, PRF), bleibt abzuklären.

Behandlung von Störungen der Prolaktin-Bildung und -Sekretion: Klinische Erfahrungen

S. Raptis und I. E. Raptis

Prolaktin ist ein Polypeptidhormon, das von der Adenohypophyse sezerniert wird und dem menschlichen Wachstumshormon (STH) und dem plazentaren Lactogen (hPL) in seiner Struktur ähnlich ist. Die einzig klar erfaßbare physiologische Funktion des Prolaktin beim Menschen ist die Einleitung und die Aufrechterhaltung der Laktogenese. Neuere Untersuchungen deuten darauf hin, daß Prolaktin noch weitere Wirkungen beim Menschen haben könnte, und daß seine physiologische und pathophysiologische Bedeutung nicht nur auf die Laktogenese beschränkt ist. Neben dem Wachstumshormon ist das Prolaktin das einzige Hormon der Adenohypophyse mit direkter Gewebswirkung ohne Zwischenschaltung anderer Hormone. Seine Sekretion oder Hemmung unterliegt bestimmten Regelfunktionen (Abb. 1).

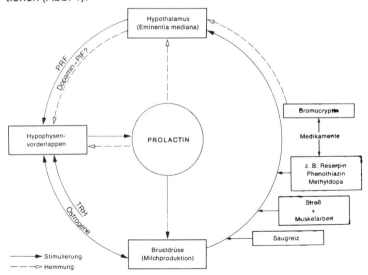

Abb. 1: Schematische Darstellung der Prolaktin-Homöostase (IDW-Informationen)

In den letzten 5 Jahren war eine deutliche Zunahme der Prolaktinforschung zu verzeichnen. Der Grund war die Einführung von Bromocriptin (Flückiger und Wagner 1968; Del Pozo und Flückiger 1973; Del Pozo et al. 1973) und die damit erzielten therapeutischen Erfolge bei der Hyperprolaktinämie.

Die Ursachen für eine Hyperprolaktinämie von klinischem Interesse können sein:

Physiologische Ursachen für eine erhöhte Prolaktinsekretion (Tab. 1) und zum anderen pathologische Ursachen einer erhöhten Prolaktinsekretion (Tab. 2).

Tab. 1: Physiologische Zustände, die zu einer Stimulierung der Prolaktinsekretion führen

Hypoglykämie
körperliche Aktivität
Stress
Schlaf
Coitus
Reizung der Brustwarzen
Schwangerschaft
Postpartale Laktation
Perinatalperiode des Kindes

Tab. 2: Pathologische Situationen, die zu einer erhöhten Prolaktinsekretion führen

Hypophysen-Tumoren:
   Akromegalie
   Morbus Cushing und Nelson Syndrom
   Forbes-Albright Syndrom
Hypophysenstieldurchtrennung
prim. Hypothyreoidismus
hypothalamische Störungen
   Sarkoidose
   Chiari-Frommel Syndrom
   Argonz-Ahumada-del Castillo-Syndrom
Enzephalitis
Ektopische Sekretion maligner Tumoren
Nierenversagen
Lebercirrhose

Darüber hinaus gibt es zahlreiche Medikamente und chemische Substanzen, die zu einer Stimulation der Prolaktinsekretion führen (Tab. 3), während andere eine nennenswerte Inhibition der Prolaktinsekretion verursachen (Tab. 4).

Tab. 3: Substanzen, Pharmaka und Hormone, die die Prolaktinsekretion stimulieren

Antidepressiva
  Imipramin
  Amitriptylin
	Neuroleptika
	  Phenothiazine
	  Thioxanthene
	  Dibenzooxazepine
	  Dibenzothiazepine
	  Butyrophenone
	  Butylpiperidine
	  Sulpirid
	  Tetrabenazin

Antihypertonika
  Reserpin
  α-Methyldopa
	Histaminantagonisten
	  H_1 Antagonisten
	  Meclozin
	  Tripelenamin
	  Antagonisten
	  H_2 Antagonisten
	  Cimetidin

Verschiedenes
  5 HTP
  TRH
  Oestrogene
  Metoclopramid	

Tab. 4: Inhibitoren der Prolaktinsekretion

Lergotril ·	Bromocriptin ·	L-Dopa ·	Piribedil ·	Apomorphin

Daraus ist ersichtlich, daß sich Prolaktin seit 1972 von einem Peptid, das nur akademisches Interesse beanspruchte, zu einem klinisch höchst wichtigen Hormon entwickelt hat.

Eine Voraussetzung für diese Wandlung war die Entwicklung spezifischer radioimmunologischer Methoden zur quantitativen Bestimmung des Hormons in Körperflüssigkeiten des Menschen (Hwang et al. 1971).

Eine Bestimmung der Prolaktinkonzentration im Serum ist heute indiziert:

Bei Verdacht auf hypophysäre oder hypothalamische Erkrankungen; Amenorrhoe, Zyklusstörungen oder anovulatorische Zyklen; Galaktorrhoe und bei Männern mit Potenzstörungen ohne Hinweis auf eine Störung der Fertilität. An dieser Stelle sei darauf hingewiesen, daß ein hyperprolaktinämischer Patient in der Regel von Internisten – Endokrinologen, Gynäkologen und Neurochirurgen gemeinsam betreut werden soll.

Für die tägliche Praxis können die Ursachen der Hyperprolaktinämie in 5 Gruppen unterteilt werden:

Hypophysentumoren mit Prolaktinproduktion;

Erkrankungen des Hypothalamus;

Erkrankungen des Hypophysenstiels mit Unterbrechung des Portalsystems zwischen Hypothalamus und Hypophyse;

Arzneimittelnebenwirkungen und schwere primäre Hypothyreose.

Die Behandlung der Hyperprolaktinämie richtet sich nach den Ursachen der Genese und besteht:

1 im Absetzen der auslösenden Medikamente,
2 in der Operation und Entfernung des Hypophysentumors und
3 in der konservativen Therapie mit Bromocriptin.

Im folgenden sollen die Behandlungsmöglichkeiten bei Krankheitszuständen, die mit einer Hyperprolaktinämie einhergehen, kurz dargestellt werden.

Meinem Landsmann Hippokrates, dem Vater der Medizin, war schon vor 2500 Jahren, wenn auch ohne radioimmunologische Bestimmung des Prolaktins, der Zusammenhang zwischen Galaktorrhoe und Amenorrhoe bekannt. So schrieb er: „Wenn eine Frau, die nicht schwanger ist und auch nicht geboren hat, Milch produziert, bleibt ihre Periode aus."

Nach den heutigen Erkenntnissen sind die typischen Symptome der Hyperprolaktinämie bei der Frau: Amenorrhoe oder Regelanomalien, Infertilität, Galaktorrhoe, Zeichen des Hypertestosteronismus wie z. B. Akne und Hirsutismus und schließlich Libidoverlust. Dagegen sind beim Mann mit Hyperprolaktinämie als Symptome hauptsächlich Libido- und Potenzverlust ohne Störungen der Spermiogenese zu beobachten. Die Galaktorrhoe ist beim Mann selten.

Eine physiologische Erhöhung des Prolaktins liegt vor bei der postpartalen Laktation.

1. Postpartale Laktation:

Die Bedeutung des Prolaktin in der Laktogenese nach der Geburt ist heute bewiesen. Bromocriptin ist imstande, den Prolaktinspiegel bei laktierenden Frauen 2 bis 4 Tage nach Beginn der Medikation total zu unterdrücken (Cooke et al. 1976) und führt zu einem Sistieren der Milchproduktion. Selbstverständlich ist es auch möglich, die Laktogenese mit Östrogenen zu hemmen, jedoch unterscheidet sich der Wirkungsmechanismus der Östrogene prinzipiell zu demjenigen des Bromocriptin.

Östrogene haben eine direkte hemmende Wirkung auf die Brustdrüse. Vergleichende Untersuchungen haben gezeigt, daß Bromocriptin wirksamer als Östrogene ist. Außerdem besitzt Bromocriptin im Vergleich zu den Östrogenen den Vorteil, daß es keine negativen Auswirkungen auf die Glukosetoleranz hat und das Thromboserisiko nicht erhöht. Die derzeitige Behandlung der Wahl für die Unterdrückung der postpartalen Laktation ist der Prolaktininhibitor Bromocriptin. Die übliche Dosis beträgt 2,5 mg 2–3 × täglich für die Dauer von 2 Wochen.

Empfehlenswert kann eine Verlängerung der Behandlung für eine 3. Woche mit ca. 5 mg täglich sein. Senkt man durch Bromocriptin unmittelbar nach der Geburt den Prolaktinspiegel abrupt, was innerhalb von etwa 5 Stunden möglich ist, so kann die Milchsekretion praktisch verhindert werden (Del Pozo 1975). Die vorzeitige Behandlung mit Bromocriptin und die Unterdrückung des Prolaktinspiegels hat sich auch bei der Behandlung der puerperalen Mastitis als günstig erwiesen. Wie Breckwoldt 1979 berichtete, reicht bei der postpartalen Mastitis mit Schmerzen, Fiebererhöhung etc. in der Regel eine 3tägige Behandlung mit 7,5 mg Bromocriptin täglich, um die Beschwerden verschwinden zu lassen. Eine Antibiotika-Therapie ist dann meist nicht mehr notwendig. Ferner führt die postpartale Bromocriptin-Medikation zu einer Beschleunigung des Wiedereinsetzens der Gonadotropinsekretion. Während bei dem durch prolaktinbildende Tumoren bedingten Galaktorrhoe-Amenorrhoe-Syndrom die Stimulation der LH-Sekretion durch LH/RH-Gabe oft erhalten ist, fand sich am 3. Tag post partum keine LH–RH-Antwort, auch dann nicht, wenn durch Bromocriptin der Prolaktinspiegel bereits gesenkt war (Del Pozo 1975).

2. Galaktorrhoe:

Die Patienten, die eine nicht postpartale Galaktorrhoe haben, können in 4 Gruppen unterteilt werden (Thorner et al. 1974; Bohner et al. 1975; Tyson und Zacur 1976).

a) Patienten mit einem Prolaktin-produzierenden Tumor. Diese Gruppe wird in letzter Zeit immer größer, was auf einer Verfeinerung der Untersuchungsmethoden basiert, besonders durch die Computer-Tomographie. Normalerweise handelt es sich um Tumoren der Hypophyse, die Prolaktin produzieren. Es wurde allerdings auch eine Hyperprolaktinämie bei der multiplen endokrinen Adenomatosis vom Typ I beschrieben (Carlson et al., 1978).

b) Diese Gruppe umfaßt Patienten, die eine Hyperprolaktinämie mit konsekutiver Galaktorrhoe aufgrund der Einnahme verschiedener Medikamente aufweisen.

Solche Medikamente sind Substanzen, die mit der Dopamin-Produktion interferieren oder ihre Wirkung hemmen.

Es handelt sich um Phenothiazine, Reserpin, Metoclopamid etc. (Tabelle 3).

Auch der H_2-Rezeptor Antagonist Cimetidin ruft einen dosisabhängigen Anstieg der Prolaktinsekretion hervor (Caldara et al. 1979).

Ebenfalls einen dosisabhängigen Anstieg (Wilson et al. 1975) der Prolaktinsekretion zeigen Patienten, die Phenothiazine bekommen haben (Abb. 2). Alle 3 untersuchten Phenothiazin-Gruppen weisen im Vergleich zu den Kontrollgruppen einen höheren Prolaktinspiegel auf. Es ist daher verständlich, daß zu der besten und einfachsten Behandlung bei dieser Gruppe die genaue Aufnahme der Medikamentenanamnese führt. Damit ist es möglich, durch die Entdeckung des Medikamentes, welches die Hyperprolaktinämie verursacht und durch seine Eliminierung eine sofortige Heilung der Galaktorrhoe zu erzielen.

c) Diese kleinere Gruppe, die sehr gut auf die Behandlung anspricht, betrifft Patienten, die an einer subklinischen primären Hypothyreose leiden. Der genaue Mechanismus der Hyperprolaktinämie in diesem Zustand ist nicht bekannt. Möglicherweise ruft die bei der Hypothyreose vorhandene hypothalamische Hypersekretion von Thyreotropen Releasing Hormon (TRH) eine Stimulation der Hypophyse hervor mit Freisetzung sowohl von Thyreotropin (TSH), als auch von Prolaktin. Wird die primäre Hypothyreose durch Schilddrüsenhor-

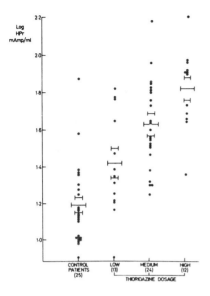

Abb. 2: Serum-Prolaktinspiegel bei Patientinnen, die mit verschiedenen Phenothiazine-Dosierungen behandelt wurden, sowie bei Kontrollpersonen (Wilson et al. 1975)

mone ausreichend substituiert, dann sistiert die Galaktorrhoe und der Prolaktinspiegel normalisiert sich.

d) Die Gruppe von Patienten mit Galaktorrhoe unbekannter Genese. Die meisten Patienten dieser Gruppe sind Frauen, die 2–3 Jahre vorher entweder eine Schwangerschaft durchgemacht haben oder über den gleichen Zeitraum orale Kontrazeptiva einnahmen. Viele von ihnen haben in der Anamnese über eine ernstere Streßsituation zu berichten. Es ist aber nicht auszuschließen, daß bei diesen Patientinnen ein sehr kleines prolaktinproduzierendes Adenom der Hypophyse vorliegt, das mit den vorhandenen Methoden nicht zu entdecken ist. Deswegen ist neben der konservativen Behandlung mit Bromocriptin die systematische Untersuchung alle 3 Monate dringend indiziert.

3. Prolaktin-produzierende Tumoren

Durch das Fortschreiten der Technologie und die Entwicklung hochempfindlicher Methoden zur Prolaktinbestimmung ist die Entdeckung eines prolaktinproduzierenden Tumors in den letzten Jahren viel häufiger geworden (Thorner et al. 1974; Jacobs 1977; Kleinberg et al. 1977; Werder et al. 1977). Der früher als „funktionslos" beschriebene Hypophysentumor hat sich als ein Adenom entpuppt, das Prolaktin produziert, welches seinerseits verschiedene direkte Wirkungen auf die Peripherie ausübt. Klinische Zeichen solcher Tumoren sind Kopfschmerzen oder manchmal visuelle Störungen. Bei Frauen sind die frühesten Symptome Galaktorrhoe und Zyklusstörungen. Eine verkürzte luteale Phase, die auf den hemmenden Effekt von Prolaktin auf die Progesteronproduktion zurückzuführen ist, gehört auch zu den Frühsymptomen. Dieser Zustand führt weiter von ernsteren Störungen der Menstruation bis zur Amenorrhoe. Beim Mann sind die dominierenden Symptome Libido-Verlust und Impotenz.

Neben der konservativen Behandlung mit Bromocriptin ist die operative Beseitigung eines Tumors auf transsphenoidalem oder transkraniellem Wege die Behandlung der Wahl, unabhängig vom Alter, Geschlecht, Schwangerschaftswunsch etc. (Fahlbusch et al. 1978). Manchmal muß an die Operation eine Bestrahlung angeschlossen werden, falls im Sellabereich Adenomgewebe zurückgeblieben ist und der Prolaktinspiegel noch pathologisch bleibt.

Selbstverständlich wäre es ratsam, bevor man zur Bestrahlung übergeht, einen Versuch mit Bromocriptin zu machen. Neuerdings

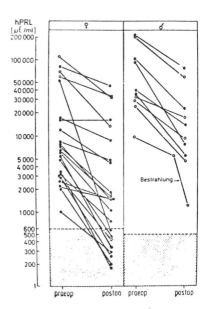

Abb. 3: Abfall der Prolaktinspiegel nach transsphenoidaler bzw. transkranieller Operation von Prolaktinomen. (Werder et al. 1977)

konnte Mc Gregor et al. (1979) sogar bei einem Patienten mit einem sich extrasellär ausbreitenden Prolaktin-produzierenden Tumor durch die tägliche Gabe von 20 mg Bromocriptin das Adenom innerhalb von 3 Monaten zum Verschwinden bringen. Bei Patientinnen mit kleineren Prolaktinomen und niedrigerem Prolaktinspiegel ist es häufig möglich, mit Hilfe der Mikrochirurgie und der selektiven Extirpation des Adenoms die Prolaktinsekretion zu normalisieren. Eine anschließende Schwangerschaft ist dann möglich (Rjosk et al. 1976; Fahlbusch et al. 1978: Werder et al. 1978 a). Wenn es sich um kleine Prolaktinome handelt, mit Prolaktinspiegeln unter 5000 µE/ml, kommt es meist nach transsphenoidaler bzw. transkranieller Extirpation des Tumors zur Normalisierung. Dagegen nicht bei Patienten mit größeren Adenomen (Abb. 3) (Werder et al. 1977).

Durch die Einführung von Bromocriptin mit seinem prolaktinhemmenden und antiproliferativen Effekt auf laktotrophes Tumorwachstum, ist ein Prolaktin-produzierendes Mikroadenom der Hypophyse heute keine zwingende Indikation mehr zur Operation. In diesen Fällen ist selbstverständlich die engmaschige Kontrolle der Hypophyse erforderlich mit Perimetrie, Computertomographie, Sella-Röntgen, die Bestimmung von Prolaktin im Serum sowie die Kontrolle der Ovarialfunktion. Die Erfolge der konservativen Behandlung bei diesen Patientinnen sind sehr eindrucksvoll. Die Störungen der Periode, die bei diesen Frauen seit 15–20 Jahren bestehen, können sich innerhalb von einigen Wochen normalisieren.

Bei großen Tumoren mit suprasellärem Wachstum, Visusstörungen, Selladestruktion und extrem hohen Prolaktinspiegeln bringt nur die Operation mit anschließender Bestrahlung neben der Bromocriptin-Therapie den erwünschten Erfolg.

Abb. 4 demonstriert einen Fall der Münchner Arbeitsgruppe (Werder 1976) mit Amenorrhoe bei Prolaktin-produzierendem Tumor mit suprasellärer Extension.

Nach transsphenoidaler selektiver Resektion des Hypophysenadenoms und Bromocriptin-Behandlung normalisierten sich der Prolaktinspiegel und der Menstruationszyklus. Die darauffolgende Schwangerschaft verlief unkompliziert.

Bisher sind in der Weltliteratur über 1000 Schwangerschaften unter Bromocriptin-Behandlung verlaufen, ohne foetale Abnormalitäten, die über das statistisch zu erwartende Maß hinausgehen (Horrobin 1979). Bei diesen schwangeren Patientinnen sind regelmäßige endokrinologische und opthalmologische Kontrollen indiziert (alle 4

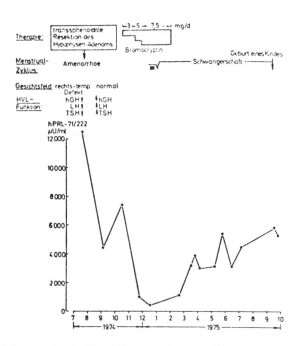

Abb. 4: Amenorrhoe bei Prolaktin-produzierendem Tumor mit sprasellärer Extension.

Erfolgreiche Operation mit anschließender Bromocriptinbehandlung – Schwangerschaft – Geburt eines gesunden Kindes – (Werder 1976)

Wochen das Gesichtsfeld mit dem Goldmannapparat kontrollieren), um keine Östrogen-induzierte Wachstumsbeschleunigung des laktotrophen Tumors während der Gravidität zu übersehen. Bei sehr starkem Anstieg des Prolaktinspiegels wird eine Sellatomografie während der Schwangerschaft notwendig sein und in Einzelfällen ist die transsphenoidale Adenomresektion während der Gravidität indiziert (Werder et al. 1978a). Besser et al. (1977) schlagen vor, bei schon hypophysektomierten Patientinnen und solchen ohne supraselläre Ausdehnung des Tumors bei Schwangerschaftswunsch vor der Konzeption eine Hypophysenbestrahlung (4500 rad mit einem 15-MeV-Linearbeschleuniger, 25 Sitzungen in 35 Tagen) vorzunehmen. Eine Konzeption unter Bromocriptin wird erst nach Ablauf von 3 regelmäßigen Menstruationszyklen angestrebt.

4. Infertilität

Die größte Zahl von Frauen, die einen Prolaktin-produzierenden Tumor haben oder eine Hyperprolaktinämie anderer Genese aufweisen, kommen zum Arzt wegen Fertilitätsstörungen. So findet sich bei ca. 20–50 % der Frauen, die infertil sind, eine Hyperprolaktinämie. Moore et al. (1978) fanden sogar bei 55 von 100 Patientinnen, die wegen Fertilitätsstörungen untersucht wurden, eine Hyperprolaktinämie.

Die Behandlung mit Bromocriptin führt zur Ovulation und zur Konzeption. Neuerdings berichteten Tolis und Naftolin 1976, daß selbst infertile Frauen mit normalem Prolaktinspiegel erfolgreich mit Bromocriptin behandelt wurden.

Das funktionelle Syndrom der Hyperprolaktinämie mit Amenorrhoe und fakultativer Galaktorrhoe, das von Schneider (1975) als hyperprolaktinämisch-anovulatorisches Syndrom bezeichnet wurde, ist charakterisiert durch eine Abbruchblutung, die ohne Gestagene auslösbar ist. Hormonalytisch finden wir erhöhte Prolaktinspiegel, erniedrigte LH-Spiegel bei normalen FSH-Spiegeln und Fehlen der LH-Episodik. Bei diesen Patientinnen kommt es unter Behandlung mit Bromocriptin zu regelrechten Ovulationen.

Die Hyperprolaktinämie spielt ebenfalls eine Rolle bei der Infertilität des Mannes. Der hyperprolektinämische Hypogonadismus soll zwischen 1 und 9 % liegen (Bohnet und Friesen 1976; Mattei et al. 1977).

Sowohl die basale als auch die durch HCG stimulierte Testosteronsekretion ist erniedrigt (Faglia et al. 1977). Ferner führt eine Hyperprolaktinämie mit großer Wahrscheinlichkeit zu einer Erniedrigung von Spermavolumen und Spermienzahl, einer Libidominderung und Verschwinden von Spontanerektionen (Falaschi et al. 1978).

Von 22 Patienten mit Hypogonadismus und Hyperprolaktinämie klagten 20 über Potenzstörungen. 13 wurden mit Bromocriptin behandelt. Dies führte in allen Fällen zu einer Senkung des Prolaktinspiegels und bei 9 zu einem Anstieg des Testosterons. Bei 2 Patienten verschwanden die Potenzstörungen unter der Bromocriptinbehandlung (Carter et al. 1978). Bei hyperprolaktinämischen Patienten kann die Libido nicht durch Testosterongabe normalisiert werden, sondern nur durch Senkung des Prolaktinspiegels mit Bromocriptin.

5. Prämenstruelles Syndrom und Störungen des Elektrolyt- und Wasserhaushaltes

Durch die Arbeiten von Horrobin et al. 1971 wurde bewiesen, daß Prolaktin eine Rolle im Elektrolyt- und Wasserhaushalt spielt, jedoch ist die klinische Bedeutung dieses Einflusses fraglich. Eine klinische Bedeutung scheint Prolaktin nur beim prämenstruellen Syndrom der Frau zu haben, bei dem der Prolaktinspiegel in der lutealen Phase des Zyklus erhöht ist. Behandlung mit Bromocriptin führt zu einem eindrucksvollen Erfolg (Benedek-Jaszmann und Hearn-Sturtevart 1976; Hallreich et al. 1976); Auch beim idiopathischen Oedem (Evered et al. 1976), das in der prämenstruellen Phase mit Wasser-, Kalium- und Natriumretention einhergeht, führt die Bromocriptinbehandlung zum Erfolg. Die einmalige Gabe von 2,5 mg Bromocriptin am Abend vom 13. bis zum 23. Tag des Zyklus unterdrückt die nächtliche Prolaktinsekretion, 5 mg täglich bessert erheblich die Mastodynie, die öfters in der prämenstruellen Phase zu beobachten ist (Palmer und Monteiro 1977).

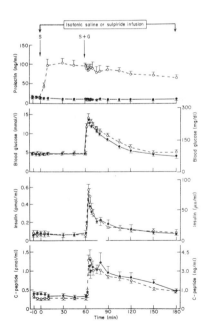

Abb. 5: Serum Prolaktin, Blutglucose, Insulin und C-Peptid nach der i.v. Glucose-Gabe ohne (●——●) oder unter (○---○) eine Sulpirid-Dauer-Infusion beim Menschen (Hagen et al. 1979)

Patienten mit Pseudohypoparathyreoidismus können eine verminderte Prolaktinsekretion zeigen (Carlson et al. 1977), so daß evtl. Prolaktin eine Bedeutung für den Calciumstoffwechsel besitzt. Während der Schwangerschaft findet die Hydroxylierung von Vitamin D in der Niere (Spanos et al. 1976) unter dem Einfluß von Prolaktin statt. Dadurch ist auch die dramatische Veränderung des Calciumstoffwechsels während der Schwangerschaft und Laktation erklärbar.

Schließlich sei erwähnt, daß Dauerdialysepatienten oft unter beeinträchtigter Geschlechtsfunktion leiden, mit Amenorrhoe bei Frauen und Libidoverlust bei Männern. Die dabei gemessenen Prolaktinspiegel waren erhöht. Gaben von 5–7,5 mg Bromocriptin über 5 Wochen normalisierten die Prolaktinspiegel. Allerdings stiegen die Gonadotropinspiegel langsam wieder an (Gomez et al. 1979).

Eine während längerer Zeit weitergeführte Behandlung mit Bromocriptin oder eine Dauertherapie wird evtl. auch zu einem klinischen Erfolg führen. Möglicherweise wird die Funktion der Achse Hypothalamus-Hypophyse-Gonaden bei Patienten mit chronischer Dialyse noch von anderen Faktoren als nur von Prolaktin beeinflußt (Gomez et al. 1979).

6. Diabetes und Adipositas

Sowohl Prolaktin als auch Wachstumshormon besitzen diabetogene Wirkungen. So ist beschrieben worden (Tourniaire et al. 1974), daß bei Patienten mit Prolaktin-produzierenden Adenomen der Hypophyse die Glukosetoleranz vermindert und die Insulinsekretion erhöht sind. Behandlung mit Bromocriptin führt zu einer Normalisierung dieses Zustandes (Landgraf et al. 1977).

Die akute Erhöhung des Prolaktinspiegels durch Sulpirid (Hagen et al. 1979) führt zu keiner nennenswerten Änderung der Glukosetoleranz oder der Insulin- und C-Peptidsekretion (Abb. 5). Diese Befunde zeigen, daß Prolaktin und Wachstumshormon wahrscheinlich durch eine direkte Verminderung der Glukosetoleranz in der Peripherie diabetogen wirken und keine kausale Bedeutung in der Pathophysiologie bzw. der Entstehung des Diabetes mellitus besitzen. Andererseits scheint, daß bei massiver Adipositas eine hypothalamische Störung vorliegt, da bei diesen Patienten sowohl die Sekretion von Prolaktin als auch von Wachstumshormon erniedrigt sind (Abb. 6) (Kopelman et al. 1979).

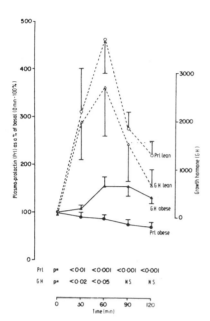

Abb. 6: Prolaktin- und Wachstums-Hormon-Sekretion nach einer Insulin-Hypoglykämie bei 9 übergewichtigen und 6 normalgewichtigen Probanden (Kopelman et al. 1979)

7. Prolaktin bei verschiedenen Erkrankungen

Durch die Entwicklung einer gut reproduzierbaren radioimmunologischen Methode zur Prolaktinbestimmung sind zahlreiche Erkrankungen gefunden worden, die mit Hyperprolaktinämie einhergehen. So konnten Turkington und Macindoe 1972 von 34 Patienten mit extrapulmonärer Sarkoidose bei 11 erhöhte Prolaktinwerte messen, bei 4 davon war auch das Syndrom Galaktorrhoe und Amenorrhoe vorhanden.

Man vermutete, daß Sarkoidgranulome spezifische Zellstrukturen in der Hypophyse zerstört haben, welche die Prolaktinsekretion hemmen. Die Autoren schlugen vor, die Prolaktinbestimmung als einen spezifischen Test für den Zustand des Hypothalamus bei der Sarkoidose zu verwenden.

Bei der essentiellen Hypertonie ist die Plasmaprolaktin-Konzentration ca. viermal höher als bei den Kontrollen (Stumpe et al. 1977). Die Bromocriptinbehandlung (2 × 5 mg täglich) führt zu einer Erniedrigung des arteriellen Blutdruckes (Abb. 7). Ebenfalls erhöhte Prolaktinwerte wurden bei schwangeren Patientinnen mit Hochdruck und Präeklampsie (Redman et al. 1974) im Vergleich zur unkomplizierten Gravidität gemessen. Die Tatsache, daß Bromocriptin imstande ist, bei dieser Gruppe von Patientinnen den Blutdruck zu senken, spricht dafür, daß das dopaminerge System an der Blutdruckregulation beteiligt ist und daß die erniedrigte zentrale dopaminergische Aktivität ein Faktor ist, der dazu beiträgt, die essentielle Hypertonie zu unterhalten.

Fast alle antipsychotisch wirkenden Medikamente sind potente Stimulatoren der Prolaktinsekretion (Langer et al. 1977). Früher nahm man an, daß der Prolaktinspiegel als Maßstab für die ausreichende Medikation bei diesen Patienten herangezogen werden kann (Horrobin et al. 1976). Mit großer Wahrscheinlichkeit entfalten alle antischizophren wirkenden Medikamente ihre Wirkung über Prolaktin. Weiterhin wird vermutet, daß bei der Schizophrenie ein Mangel an Prostaglandin E i vorliegt und daß Prolaktin diesen Defekt korrigiert (Horrobin et al. 1978).

Zum Schluß sei auf die Zusammenhänge zwischen Prolaktin und Tumoren der Mamma eingegangen. In Tierexperimenten wurde gezeigt (Frantz 1978), daß Prolaktin das Wachstum von Brustgewebe stimuliert. Die Suppression dieses Hormons führt zu einer Regression des Tumors. Allerdings ist bis heute der Einfluß von Prolaktin auf die Kanzerogenese der Mamma (Nagasawa 1979) nicht geklärt.

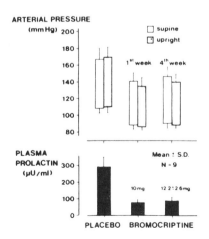

Abb. 7: Arterieller Blutdruck und Plasma Prolaktin vor und nach der Bromocriptinbehandlung bei 9 Hypertonikern mit normalem oder hohem Reninspiegel und zusätzlicher Hyperprolaktinämie (Stumpe et al. 1977)

Warum eine Hypophysektomie einen kurativen Einfluß auf das Mamma-Karzinom besitzt, sei dahingestellt. Die Frage, ob das Fehlen von Prolaktin oder eines anderen Hormons die Ursache ist, bleibt unbeantwortet. Viele Untersuchungen haben keine erhöhten Prolaktinspiegel bei Mamma-Karzinomen ergeben. Auch wurde bei Patienten, die lange Zeit mit Phenothiazinen behandelt wurden und erhöhte Prolaktinspiegel aufwiesen, kein erhöhtes Auftreten von Mamma-Tumoren beobachtet (Frantz 1978). Zum Thema Reserpin und Mammatumoren ist anzugeben, daß andere Antihypertensiva, welche die Prolaktinsekretion stimulieren (z. B. α-Methyldopa) offenbar nicht mit einer erhöhten Rate an Mammakarzinomen einhergehen. So können wir heute mit Sicherheit sagen, daß die Gabe von Reserpin kein faßbares Risiko für die Mamma-Kanzerogenese beim Menschen darstellt (Frantz 1978).

8. Bromocriptin

Die konservative Behandlung der Prolaktinüberproduktion mit Bromocriptin hat nicht nur die therapeutische Möglichkeit der Hyperprolaktinämie erheblich verbessert und erweitert, sondern hat auch viel zur Abklärung verschiedener pathophysiologischer Vorgänge der Hyperprolaktinämie beigetragen. Das Medikament wird normalerweise in einer Dosierung bis zu 7,5 mg/Tag angewandt. Besonders zu beachten ist, daß Bromocriptin zu den Mahlzeiten eingenommen werden soll, um gastrointestinale Nebenwirkungen wie Brechreiz und Erbrechen, auch Kreislaufreaktionen wie Hypotonie zu vermeiden (Thorner et al. 1974; Besser et al. 1977). Sowohl der Brechreiz als auch die Hypotonie verschwinden nach einigen Behandlungstagen. Interessanterweise sind diese Nebenwirkungen öfters bei gesunden Probanden, seltener bei Patienten mit Hyperprolaktinämie zu beobachten.

a) Für die postpartale Laktation genügt eine Dosierung zwischen 5 und 7,5 mg/Tag während 2–3 Wochen. Die Medikation soll so früh wie möglich nach der Geburt einsetzen. In seltenen Fällen kann 2 oder 3 Tage nach dem Absetzen von Bromocriptin eine im allgemeinen nur schwache Milchabsonderung auftreten, die durch eine erneute 6tägige Behandlung gestoppt wird. Gleichzeitige Einschränkung der Flüssigkeitszufuhr und zusätzliche physikalische Maßnahmen erübrigen sich.

b) Bei der Behandlung von Fertilitätsstörungen wird Bromocriptin in einer Dosierung von 5 bis 7,5 mg/Tag angewandt. Bei der Amenorrhoe und Galaktorrhoe soll mit dreimal täglich 1,25 mg begonnen werden bis zum vollständigen Verschwinden des Milchflusses, bei Amenorrhoe bis zum Wiedereinsetzen der Monatsblutung. Falls erforderlich, kann die Dosis erhöht werden bis 3 × 2,5 mg täglich. Die Behandlung muß über mehrere Menstruationszyklen erfolgen, um Rückfälle zu vermeiden. Bei bestehender Galaktorrhoe mit oder ohne Amenorrhoe kann die Behandlung mit Bromocriptin eine bereits bestehende Sterilität aufheben. Ist eine Schwangerschaft nicht erwünscht, sollen mechanische Verhütungsmaßnahmen angewandt werden. Bei Kinderwunsch ist die Bromocriptin-Behandlung nach der Konzeption umgehend einzustellen, da die Kenntnisse über eine evtl. Beeinflussung der Frucht und des Schwangerschaftsverlaufs beim Menschen noch unvollständig sind. Die bis jetzt erhobenen Befunde deuten darauf hin, daß Bromocriptin keine teratogene Wirkung besitzt (Del Pozo 1975).

c) Bei der Behandlung des prämenstruellen Syndroms hängt die Dosierung von der Schwere der Erkrankung ab.

Normalerweise reichen 2,5 mg Bromocriptin jeden Abend vom 15. bis 5. Tag vor dem Termin der zu erwartenden Periode. Seltener sind 5 mg oder noch seltener 7,5 mg notwendig, um die Beschwerden zu beseitigen.

d) Für die Behandlung der Hyperprolaktinämie ohne nachweisbaren Tumor sind die Meinungen geteilt. Dagegen herrscht Einigkeit darüber, daß Patienten mit Hyperprolaktinämie und gleichzeitigen Periodenstörungen oder Libidoverminderung mit Bromocriptin behandelt werden sollen.

Bromocriptin wird mit Erfolg bei der Akromegalie-Behandlung angewandt (Wass et al. 1977) sowie für die Behandlung des Parkinsonismus (Calne et al. 1978). Bei diesen Krankheitsbildern ist allerdings die notwendige Dosierung, die zum Erfolg führt, 5 bis 10mal höher als bei der Hyperprolaktinämie.

Zusammenfassung

Durch die Entdeckung des Prolaktins und die Einführung sowohl der radioimmunologischen Bestimmung dieses Hormons als auch der Mikrochirurgie der Hypophyse sowie des Bromocriptin sind bedeutende therapeutische Erfolge bei der Hyperprolaktinämie erzielt worden. Dadurch hat das klinische Interesse für dieses Hormon erheblich zugenommen. Es ist heute gesichert, daß mehr als 20 % der

Frauen, die an einer Amenorrhoe und ca. 9 % der Männer, die an Potenzstörungen leiden, erhöhte Prolaktinwerte aufweisen. Viele Pharmaka, insbesondere Neuroleptika, Antidepressiva, einige Antihypertonika und H_2-Rezeptoren-Antagonisten führen zur Hyperprolaktinämie. Der früher als funktionslos beschriebene Hypophysentumor hat sich mit Hilfe der radioimmunologischen Prolaktinbestimmung als ein Prolaktin-produzierendes Adenom entpuppt. Durch die Mikrochirurgie der Hypophyse, der Bestrahlung und der Bromocriptinbehandlung, konnten die Patienten teilweise geheilt werden und Frauen unter Bromocriptinbehandlung gesunde Kinder gebären.

Bei Fertilitätsstörungen der Frau, die auf eine Hyperprolaktinämie zurückzuführen sind, führt die Behandlung mit Bromocriptin zur Ovulation und Konzeption. Selbst infertile Frauen mit normalem Prolaktinspiegel konnten mit Bromocriptin erfolgreich behandelt werden. Ebenfalls wurden ermutigende Resultate durch die Behandlung mit dieser Substanz bei der Impotenz des Mannes, bei prämenstruellen Beschwerden der Frau, bei der puerperalen Mastitis und schließlich beim Parkinson-Syndrom und der Akromegalie berichtet.

Prolaktin scheint bei verschiedenen Erkrankungen beteiligt zu sein. So wurden erhöhte Prolaktinwerte bei der Sarkoidose, bei der essentiellen Hypertonie etc. gefunden, andererseits erniedrigte Prolaktinwerte bei der Adipositas.

Der Einfluß von Prolaktin auf die Kanzerogenese der Mamma ist bis heute nicht abgeklärt. Auf jeden Fall können wir sagen, daß die Gabe von Reserpin, mit konsekutiver Hyperprolaktinämie, kein faßbares Risiko für die Mamma-Kanzerogenese beim Menschen darstellt.

Literatur

Benedel-Jaszmann, L. J., M. D. Hearn-Sturtevant: Premenstrual syndrome and functional infertility. Aetiology and treatment. Lancet **1**, 10, 95 (1976)

Besser, G. M., M. O. Thorner, J. A. H. Wass: Hyperprolactinemia-hypogonnadismsyndrome – medical treatment. In: Endocrinology, V. H. T. James (Ed.), Excerpta Medica, Amsterdam – Oxford: (1977), pp. 137–152

Bohnet, H. G, H. G. Dahles, W. Wuttke, H. P. G. Schneider: Hyperprolactimenic anovulatory syndrome. In: Clin. Endocrinol Metab. **42**, 132, 1975

Bohnet, H. G., H. G. Friesen: Control of prolactin secretion in Men. In: Hypothalamus and endocrine functions (eds. Labrie F., Meites J., Pelletier G.) Plenum press, New York, 1976, p. 257–281

Breckwoldt, M.: Persönliche Mitteilung

Caldara, R., L. Bierti, C. Barbiers, M. Cambielli, M. Romussi, C. Ferrari: Stimulation of prolactin release by intravenous cimetidine: a dose-response study, J. Endocrinol. Invest, **2,** 79 (1979)

Calne, D. B., C. Plotkin, A. C. Williams, J. G. Nutt, A. Neophytides and P. F. Teychenne: Long term treatment of Parkinsonism with bromocriptine Lancet **1,** 735 (1978)

Carlson, H. E., A. S. Brickman, G. F. Bottazzo: Prolactin deficiency in pseudohypoparathyreoidism. N. Engl. J. Med. **296,** 140 (1977)

Carlson, H. E., G. A. Levine, N. J. Coldberg, J. M. Hershman: Hyperprolactinemia in Multiple Endocrine Adenomatosis Type I. Arch. Intern. Med. **138,** 1807 (1978)

Carter, J. N., J. E. Tyson, G. Tolis, S. v. Vilet, C. Faiman, H. G. Friesen: Prolactin secreting tumors and hypogonadism in 22 men. N. Engl. J. Med. **299,** 847 (1978)

Cooke, I., A. Jenkins, M. Foley, B. Obiekwe, E. Lenton, A. Mc Neilly, E. Preston, J. Parsons, D. Millar, G. Kennedy: The treatment of puerperal lactation with bromocriptine. Postgraduate Medical Journal **52** (Suppl. I), 75 (1976)

Del Pozo, E.: Rundtischgespräch „Prolaktin in der Klinik", Verhandlungsbericht 21. Symposium Deutsch. Ges. für Endokrinologie. Dtsch. Med. Wschr. **100,** 967 (1975)

Del Pozo, E., E. Fluckiger: Prolactin inhibition: experimental and clinical studies Human Prolactin eds. J. L. Posteels, C. Robyn. Excerpta Medica, Amsterdam 1973, p. 291

Del Pozo, E., H. Friesen, P. Burmeister: Endocrine profile of a specific prolactin inhibitor: Br-a-ergokryptine (CB 154) Schw. Med. Wsch. **103,** 847 (1973)

Evered, D. C., D. F. Horrobin, B. A. Nassar: Idiopathic Oedema and Prolactin Proc. Roy. Soc. Med. **69,** 427 (1976)

Faglia, G., P. Beck-Peccoz, P. Travaglini, B. Ambrosi, M. Rondena, A. Paracchi, A. Spada, G. Weber, R. Bara, A. Bouzin: Functional studies in hyperprolatinemic states. Prolactin and human reproduction eds. Crosignani, P. G., Robyn, C., Academic Press, London – New York, 1977, p. 225–238

Fahlbusch, R., H. K., Rjosk, K. v. Werder: Operative treatment of prolactin producing adenomas. In: Treatment of pituitary adenomas. Eds. R. Fahlbusch, K. v. Werder, Thieme Verlag, Stuttgart, 1978, pp. 158–171

Falaschi, P., G. Frajese, F. Sciarra, A. Rocco, C. Conti: Influence of hyperprolactinaemia due to metaclopramide on gonadal function in men. Clin. Endocrinol. **8,** 427 (1978)

Fluckiger, E., H. R. Wagner: 2-Br-a-ergokryptine: Beeinflussung von Fertilität und Laktation bei der Ratte. Experientia **24,** 1130 (1968)

Frantz, A. G.: Prolactin. N. Engl. Jr. Med. **298,** 201 (1978)

Gomez, F., R. Cueva, J. P. Wanters, T. Lemarchand-Beraud: Endocrine Abnormalities in Haemodialysis Patients: The Role of Prolactin. Acta endocrinol (Kbh.) Suppl. **225,** 172 (1979)

Hagen, C., P. B. Pedersen, S. B. Jensen, O. K. Faber, T. Jensen: The effect of sulpiride induced hyperprolactinaemia on glucose tolerance and insulin secretion in normal subjects. Clin. Endocrinology **10,** 55 (1979)

Hallreich, U., M. Assael, M. Ben-David, R. Bornstein: Serum prolactin in women with premenstrual syndrome. Lancet 2, 654, (1976)

Horrobin, D. F.: Prolactin: Role in Health and Disease. Drugs **17,** 409 (1979)

Horrobin, D. F., A. I. Ally, R. A. Karmali, M. Karmazyn, M. S. Manku, R. O. Morgan: Prostaglandins and schizophrenia: Further discussion of the evidence. Psychological Medicine **8,** 43 (1978)

Horrobin, D. F., P. G. Burstyn, I. J. Liodyd, N. Durkin, A. Lipton, K. L. Muiruri: Actions of prolactin on human renal function. Lancet **2,** 352 (1971)

Horrobin, D. F., J. P. Mtabaji, R. A. Karmali, M. S. Manku, B. A. Nassar: Prolactin and mental illness. Postgraduate Medical Journal **52** (Suppl. 3), 79 (1976)

Hwang, P., H. Guyda, H. Friesen: A radioimmunoassay for human prolactin. Proceedings of the National Academy of Sciences USA **68,** 1902 (1971)

Jacobs, H. S.: Hyperprolactinemic amenorrhea. N. Engl. J. med. **297,** 396 (1977)

Kleinberg, D. L., G. L. Noel, A. G. Frantz: Galactorrhea: 235 cases including 48 sith pituitary tumours. N. Engl. J. Med. **296,** 589 (1977)

Kopelman, P. G., N. White, T. R. E. Pilkington, S. L. Jeffcoate: Impaired Hypothalamic control of Prolactin secreting in massive obesity. Lancet **I,** 747 (1979)

Landgraf, R., M. M. C. Landgraf-Leurs. A. Weissmann, R. Horl, K. v. Werder, P. C. Scriba: Prolactin. A diabetogenic hormone. Diabetologia **13,** 99 (1977)

Langer, G., E. J. Sachar, P. H. Gruen, F. S. Halpern: Human prolactin responses to neuroleptica drugs correlate with antischizophrenic potency. Nature (London) **266,** 639 (1977)

Mattei, A. R., R. Roullier, P. Franchimont: Can oligospermia be consequent from hyperprolactinemia? Acta Endocr. (Kbh) Suppl., 208 (1977)

Mc Gregor, A. M., M. F. Scanlon, K. Hall, D. B. Cook, R. Hall: Reduction in size of a pituitary tumor by Bromocriptine therapy. N. Engl. J. Med. **300,** 291 (1979)

Moore, D. M., M. M. Singh, M. S. Buckingham, M. P. Milligan, M. Elstein: Serum prolactin in female infertility Lancet **II,** 1243 (1978)

Nagasawa, H.: Prolactin and Human Breast Cancer: A Review Europ. J. Cancer **15,** 267 (1979)

Palmer, B. V., J. C. M. P. Monteiro: Bromocriptine for severe mastalgia Brit. Med. J. **I,** 1083 (1977)

Redman, C. W. G., L. J. Beilin, J. Bonnar, A. Mc Neilly: Plasma Prolactin in hypertensive pregnancy. 8th. Annual Meeting Europ. Soc. Clin. Investigation 1974, Abstr. Nr. 203, p. 127

Rjosk, H. K., K. v. Werder, R. Fahlbusch: Hyperprolaktinämische Amenorrhoe. Geburtsh. u. Frauenheilk. **36,** 575, (1976)

Schneider, H. P. G.: Prolaktin in der Klinik, Rundtischgespräch. 21. Symposium Deutsch. Ges. für Endokrinologie. Verhandlungsbericht. Dtsch. Med. Wschr. **100,** 967 (1975)

Spanos, E., K. W. Colston, I. M. S. Evans, L. S. Galante, S. J. Macauley, I. Mac Intyre: Effect of prolactin on vitamin D metabolism. Mol. Cell. Endocrinol. **5,** 163, 1967

Stumpe, K. O., R. Kolloch, M. Higuchi, F. Krück, H. Vetter: Hyperprolactinaemia and antihypertensive effect of Bromocriptine in essential hypertension. Lancet **II,** 211 (1977)

Thorner, M. O., A. S. Mc Neilly, C. Hagan, G. M. Besser: Long term treatment of galactorrhoea and hypogonadism with bromocriptine. Brit. Med. J. **2,** 419, (1974)

Tolis, G., F. Naftolin: Induction of menstruation with bromocriptine in patients with euprolactinemic amenorrhea. Am. J. Obstet. Gynecol. **126,** 426, (1976)

Tourniaire, J., D. Pallo, G. Pousset, Ch. Bizollon, I. Bachelot: Diminution de la tolérance glucidique et hyperinsulinisme dans l'adénome à prolactine. La Nouvelle Presse Medicale **27,** 1705, (1974)

Turkington, R. W., J. H. Macindoe: Hyperprolactinaemia in Sarcoidosis. Ann. Intern. Med. **76,** 545, (1972)

Tyson, J. E., H. A. Zacur: Diagnosis and treatment of abnormal lactation. Clin. Obstet. Gynecol. **18,** 68 (1976)

Wass, J. A. H., M. O. Thorner, D. V. Morris, L. H. Rees, A. S. Mason, A. E. Jones, G. M. Besser: Long term treatment of acromegaly with bromocriptine. Brit. Med. J. **1,** 875, (1977)

Werder, K. v.: Prolaktin. Fortschr. Med. **94,** 189 (1976)

Werder, K. v., T. Eversmann, R. Fahlbusch, H. K. Rjosk: Medikamentöse Behandlung der Hyperprolaktinämie und der Akromegalie. Acta Med. Austriaca **5,** 61, (1978)

Werder, K. v., R. Fahlbusch, R. Landgraf, C. R. Pickardt, H. K. Rjosk, P. C. Scriba: Medical therapy of hyperprolactinemia associated with pituitary tumors. Eds. R. Fahlbusch, K. v. Werder. Treatment of pituitary adenomas. Thieme Verlag Stuttgart 1978/a, pp. 183–196

Werder, K. v., R. Fahlbusch, H. K. Rjosk: Hyperprolaktinämie. Internist **18,** 520, (1977)

Wilson, R. G., J. R. Hamilton, W. D. Bord, A. P. M. Forrest, E. N. Cole, A. R. Boyns, K. Griffiths: The effect of long term phenothiazine therapy on plasma Prolactin. Brit. J. Psychiat. **127,** 71, (1975)

Diagnostik der Zyklusstörungen

R. Buchholz

Die Ursachen für Störungen des zyklischen Geschehens bei der Frau können so vielschichtig sein, daß es schwer fällt, sie in einem kurzen Referat umfassend darzustellen.

Zum besseren Verständnis darf ich zur Einleitung kurz auf die neuesten Erkenntnisse über die Steuerung des Zyklus mit der Auslösung der Ovulation eingehen. Das im Hypothalamus gelegene Sexualzentrum, das dem Hypophysenvorderlappen übergeordnet ist, besteht bei der Frau aus zwei verschiedenen Bezirken (Abb. 1). Neben dem Bezirk, der eine gleichmäßige, tonische Ausscheidung der Releasing-Faktoren bewirkt und durch den negativen Feedback-Mechanismus der Ovarialhormone gesteuert wird, findet sich ein zweiter Bezirk. In diesem sogenannten zyklischen Zentrum können die

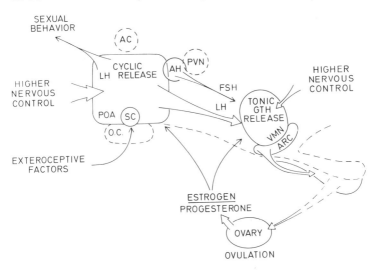

Abb. 1: Darstellung der Lokalisation der Regulationsmechanismen der Gonadotropinsekretion mit den beiden Bezirken für die tonische und die zyklische Freisetzung der Releasing-Faktoren. AC Vordere Commissur; AH Vorderer Hypothalamus; ARC Nucleus arcuatus; OC Chiasma opticum; POA Area praeoptica; PVN Nucleus paraventricularis; SL Nucleus supraopticus; VMN Nucleus ventromedialis; (nach Gorski, 1966).

Östrogene und auch Progesteron unter bestimmten Konstellationen einen positiven Feedback-Mechanismus auslösen. Dieser ist verantwortlich für die massive Gonadotropinausschüttung in der Zyklusmitte, die letztlich zur Ovulation führt. Die Vorgänge, die zur Eireifung und Ovulation führen, sind in Abb. 2 schematisch dargestellt. Vom Hypothalamus werden die LH-Releasing-Faktoren in einer pulsatorischen Weise an die Hypophyse abgegeben und stimulieren dort Synthese und Sekretion von LH und FSH. Dadurch kommt es zu einer Stimulation der Ovarien, die sich endokrin in einem Anstieg von Oestradiol im Serum bemerkbar macht. Oestradiol (und möglicherweise auch Inhibin) des funktionell und morphologisch heranreifenden Follikels hat eine unterschiedliche Rückwirkung auf die Hypophyse. Dabei wird sowohl die Synthese und die Sekretion von FSH gedrosselt. Beim LH wird dagegen lediglich die Sekretion gebremst, während die Synthese weiterläuft. Diese differenzierte Rückwirkung von Oestradiol auf die Hypophyse führt dazu, daß parallel zur funktionell-morphologischen Reifung des Follikels in der Hypophyse eine beträchtliche Menge von LH gespeichert wird. Damit steht zum Zeitpunkt der vollen follikulären Reifung das zur Auslösung der Ovulation erforderliche LH in genügender Menge zur Verfügung.

Das Signal zur Auslösung der Ovulation kommt vom Follikel selbst. Es besteht darin, daß die Serum-Oestradiol-Konzentration ausreichend lange eine gewisse Schwelle überschreitet. Dies führt zu einer abrupten Entleerung der mit LH gefüllten Hypophyse, welche die Ovulation auslöst. Die Mechanismen auf zellulärer Ebene, die dafür verantwortlich sind, daß sich die hypophysären Speicher plötzlich entleeren, sind noch nicht bekannt. Auf Grund von tierexperimentellen Untersuchungen ist hierzu offenbar keine Steigerung der hypothalamischen LH–RH-Abgabe notwendig. Die regulatorischen Vorgänge während der Eireife und Ovulation spielen sich vielmehr lediglich auf der Ebene von Hypophyse und Ovar ab, so daß für diese Vorgänge die hypothalamische LH–RH-Sekretion lediglich einen permissiven Charakter besitzt. Diese Feststellung ist deshalb wichtig, weil viele endokrine Störungen des Zyklus wie sekundäre Amenorrhoe, Oligomenorrhoe und Corpus luteum-Insuffizienz sich im wesentlichen auf dieser Ebene abspielen.

Diese Darstellung zeigt, wie komplex die Vorgänge in dem Hypothalamus-Hypophysen-Ovarsystem sind, um eine Ovulation auszulösen und die zyklischen Vorgänge im Organismus aufrechtzuerhalten. Sie machen aber auch deutlich, wie viele Ansatzpunkte diese

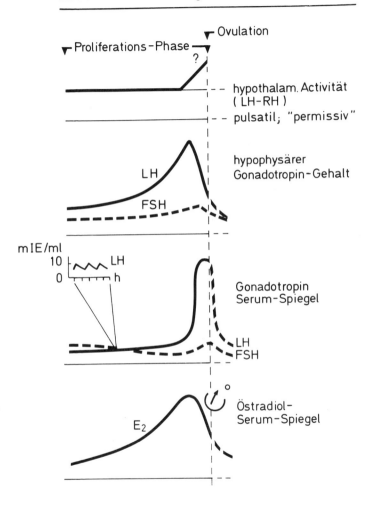

Abb. 2: Schematische Darstellung der endokrinen Regulation der hypothalamo-hypophysär-ovariellen Achse während der Proliferationsphase des normalen menstruellen Zyklus (modifiziert nach Leyendecker und Nocke, 1976).

Regulationsmechanismen bieten, um sie aus dem Gleichgewicht zu bringen und damit Zyklusstörungen zu bewirken.

Zur Diagnose einer Zyklusstörung ist eine klare Definition der Art der Störung erforderlich. Hieraus ergibt sich schon eine gewisse Einordnung in die Möglichkeiten der Ursachen dieser Störungen.

Zunächst müssen wir unterscheiden zwischen zyklischen Blutungen und azyklischen Blutungen (Tab. 1). Zyklische Blutungen sind solche, die in regelmäßigen Intervallen erfolgen. Sie können sich unterscheiden hinsichtlich des Blutungstyps, der Blutungsstärke, der Blutungslänge und des Rhythmus. Azyklische Blutungen sind dagegen Blutungen, die entweder innerhalb eines ovulatorischen Zyklus erfolgen oder aber völlig irregulär sind und weder in ihrem Rhythmus noch in ihrer Stärke in einem zyklischen Zusammenhang stehen.

Bei den azyklischen Blutungen (Tab. 2), die innerhalb eines durch eine Ovulation gekennzeichneten Menstruationszyklus auftreten, kann es sich einmal um eine sogenannte Mittelblutung handeln. Diese erfolgte meist in der Mitte des Zyklus und steht in engem zeitlichen und kausalen Zusammenhang mit der Ovulation und einer beginnenden Gelbkörperbildung. Diese Diagnose ist sehr einfach und erfolgt am besten durch das Führen einer Basaltemperaturkurve. Zwischenblutungen, die zu verschiedenen Zeitpunkten innerhalb eines regelrechten Menstruationszyklus auftreten, können bei jungen Mädchen der Ausdruck einer gewissen „dyshormonalen" Störung sein. Sie verschwinden unter einer entsprechenden Hormontherapie. Auch bei Frauen, die sich dem Klimakterium nähern, können die-

Tab. 1: Terminologie der Zyklusstörungen

Zyklische Blutungen	**Azyklische Blutungen**
Blutungstyp	Ovulatorisch
Blutungsstärke	Metrorrhagien
Blutungslänge	
Rhythmus	

Tab. 2: Azyklische Blutungsstörungen

Ovulatorisch:	Mittelblutung
	Zwischenblutung
	Verzögerte Abstoßung

Tab. 3: Azyklische Blutungsstörungen

Metrorrhagien:
1. **Dysfunktionelle Blutungen**
   Durch endogene Hormone ausgelöste azyklische Blutungen ohne Menstruationscharakter
2. **Iatrogene Blutungen**
   Durch exogene Hormone ausgelöste Uterusblutungen (Oestrogene, Corticoide, Androgene, Schilddrüsenhormone)
3. **Systemische Blutungen**
   Blutungen bei Systemerkrankungen
   (Haemorrhagische Diathesen, aplastische Anaemien, Leukaemien, Hypertension)
4. **Organische Blutungen**
   Blutungen aus organischer Ursache
   (Uteruskarzinom, Myom, Endometriumpolyp, Endometritis, Adenomyosis)

---

se Blutungen „dyshormonal" bedingt sein. Man sollte aber immer daran denken, daß sie hier sehr oft das erste Anzeichen einer bösartigen Neubildung im Bereich des Endometriums darstellen, so daß wir in diesen Fällen zur Abklärung der Diagnose eine Abrasio empfehlen. Praemenstruell auftretende Schmierblutungen sind meist der Ausdruck einer sogenannten Corpus luteum-Insuffizienz. Sie können aber auch Corpusschleimhautpolypen zur Ursache haben genauso wie die postmenstruellen Schmierblutungen. Die Diagnose kann durch eine Hormontherapie abgeklärt werden. Postmenstruelle Schmierblutungen sind oft das Anzeichen einer verzögerten Abstoßung des Endometriums. Auch hier kann eine entsprechende Hormontherapie die Diagnose sichern. Bleibt die Hormontherapie ohne Erfolg, sollte in beiden Fällen grundsätzlich eine Abrasio durchgeführt werden, um polypöse Wucherungen des Endometriums auszuschließen.

Treten postmenstruelle Schmierblutungen nach einem Abort oder nach Entbindungen auf, sind sie meist bedingt durch eine Endometritis mit Plazentapolypen. Hier empfiehlt sich in jedem Falle zur Abklärung der Diagnose und auch zur Therapie eine Curettage. Bei Veränderungen an der Portio muß selbstverständlich eine cytologische Untersuchung, gegebenenfalls eine Konisation vorgenommen werden.

Azyklische Blutungen (Tab. 3), die völlig irregulär in ihrem Zeitablauf und in ihrer Stärke auftreten, werden als Metrorrhagien bezeichnet.

Sie bedürfen einer feineren Differenzierung, da ihre Ursachen sehr vielschichtig sein können.

Im Vordergrund stehen hier sicherlich die sogenannten dysfunktionellen Blutungen. Sie werden ausgelöst sowohl durch Störungen der endogenen Hormonproduktion im Hypothalamus-Hypophysen-Ovarsystem als auch durch Störungen der Nebennierenrinden- oder der Schilddrüsenfunktion. Auch psychogene Faktoren oder organische cerebrale Veränderungen können zur hormonalen Dysregulation führen. Ferner disponieren ganz allgemein physische Notstände wie Mangelernährung und konsumierende Erkrankungen (Sepsis, Tbc., parasitärer Marasmus usw.) zu dysfunktionellen Blutungen. Charakteristikum für die dysfunktionelle Blutung ist das Ausbleiben der Ovulation und ein dadurch bedingter gleichbleibender Hormonspiegel. Dadurch kommt es zu Durchbruchsblutungen und den charakteristischen irregulären Schmier- oder Dauerblutungen sowie azyklischen Blutungen unterschiedlicher Stärke. Besonders häufig treten sie z. Zt. der beginnenden Geschlechtsreife als „juvenile Blutungen" oder z. Zt. der ausklingenden Geschlechtsreife als „praeklimakterische Blutungen" auf. Aber auch bei geschlechtsreifen Frauen können gelegentlich dysfunktionelle Blutungen beobachtet werden.

Als iatrogene Blutungen können sie durch extern zugeführte Hormone, vor allem Östrogene, ausgelöst werden. Aber auch die Verabfolgung von Corticoiden, Androgenen und Schilddrüsenhormonen können für Metrorrhagien verantwortlich sein.

Als weitere Ursache sind Metrorrhagien bei Systemerkrankungen und vor allem bei organischen Veränderungen des Uterus und des Endometriums zu nennen.

Die Diagnose der Metrorrhagie als dysfunktionelle Blutung ist bei jungen Mädchen, die noch Virgines sind, relativ einfach zu stellen. Hier ist die Verabfolgung von Hormonen die Methode der Wahl. Eine Abrasio ist in diesen Fällen fast als Kunstfehler zu bezeichnen.

Da der funktionellen Blutung meist ein längeres oder kürzeres blutungsfreies Intervall vorausgeht, muß bei deflorierten Jugendlichen sowie bei Frauen in der Geschlechtsreife differentialdiagnostisch an einen Abort oder auch an eine verdeckte Extrauteringravidität gedacht werden. Zur Sicherheit empfehlen wir hier die Durchführung einer Abrasio.

Dysfunktionelle Blutungen können rezidivieren. Bei therapieresistenten Formen sollte differentialdiagnostisch an all die vorhin erwähnten Möglichkeiten gedacht werden. Hier kann die Abgrenzung der primären Ursache oft Schwierigkeiten bereiten, so daß es dann zweckmäßig erscheint, entsprechende Fachkollegen zuzuziehen, um systemische Erkrankungen, cerebrale Veränderungen oder Erkrankungen der Schilddrüse oder Nebennierenrinde auszuschließen. Psychische Ursachen können oft durch einen Psychotherapeuten abgeklärt und günstig beeinflußt werden.

Organische Erkrankungen des Uterus oder der Adnexe sind in fast allen Fällen durch eine sorgfältige Palpationsuntersuchung zu erkennen.

Bei Frauen im Praeklimakterium mit Metrorrhagien lehnen wir die sogenannte hormonale Curettage zur Diagnosestellung grundsätzlich ab. In diesem Alter finden sich häufig Neubildungen. Durch eine Hormonbehandlung kann es gerade bei Vorliegen kleiner bösartiger Neubildungen zur Überdeckung des eigentlichen Krankheitsgeschehens kommen. Dadurch kann die Erkennung des Carcinoms unnötig hinausgezögert werden. Häufiger als vielleicht angenommen, gelingt es bei diesen Frauen mit der Abrasio einen Schleimhautpolypen, das Stadium einer Praekanzerose oder ein beginnendes Endometrium-Carcinom zu erfassen und die Patientinnen durch einen kleineren Eingriff zu heilen als es bei einem etwas weiter fortgeschrittenen Carcinom der Fall ist.

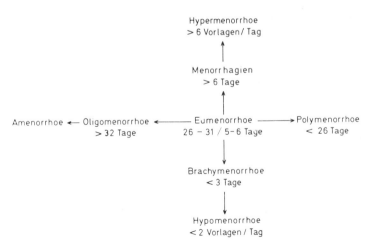

Abb. 3: Zyklische Blutungsstörungen

Bei Blutungen in der Postmenopause sollte grundsätzlich zur Abklärung der Diagnose eine Abrasio durchgeführt werden.

Das Bild der zyklischen Blutungsstörungen (Abb. 3) ist gekennzeichnet durch eine Vielfalt des Erscheinungsbildes und natürlich auch der Ursachen.

Die Eumenorrhoe ist die regelrechte Menstruationsblutung mit einem Rhythmus von 26–31 Tagen und einer Blutungsdauer von 5–6 Tagen. Insgesamt werden dabei 50–150 ml Blut verloren, im Durchschnitt etwa 80 ml. Zum Auffangen dieser Blutmenge benötigt eine Frau etwa 10–12 Vorlagen. Um sich ein objektives Bild über die Stärke der Blutung machen zu können, sollte man bei Blutungsstörungen stets nach der Gesamtzahl der verwendeten Vorlagen fragen. Liegt sie erheblich höher, so ist die Blutung mit Sicherheit verstärkt, und man kann annehmen, daß bei der Verwendung von z. B. 30–40 Vorlagen oder mehr die Patientin bei jeder Blutung etwa 250–400 ml Blut verliert.

Die zyklischen Blutungen können variieren hinsichtlich ihrer Dauer und ihrer Stärke. Brachymenorrhoen sind verkürzte Blutungen, Hypomenorrhoen zu schwache Blutungen. Die Ursachen dieser beiden Blutungsanomalien sind offenbar durch Besonderheiten im Endometrium bedingt und haben keine hormonale Störung zur Grundlage. Meist finden sich ovulatorische Zyklen und die Frauen sind fertil. Besondere diagnostische Maßnahmen erübrigen sich daher.

Auf der anderen Seite können die Blutungen zu lange anhalten oder zu stark sein. Dies sind die Menorrhagien bzw. die Hypermenorrhoen. In seltenen Fällen können funktionelle Störungen die Ursache sein wie eine Corpus luteum-Insuffizienz oder eine verzögerte Abstoßung. Meist sind sie aber durch anatomische Veränderungen bedingt, die den Blutstillungsmechanismus stören. Bei jungen Mädchen handelt es sich häufig um eine Uterushypoplasie, bei älteren oft um eine Endometritis. Bei Frauen jenseits des 30. Lebensjahres stehen im Vordergrund der Uterus myomatosus, die Adenomyosis uteri und Corpusschleimhautpolypen.

Die Diagnose erfordert eine sorgfältige gynäkologische Untersuchung. Bei unauffälligem Tastbefund sollte in jedem Falle eine Abrasio erfolgen, um eine chronische Endometritis, eine Endometriosis interna oder einen Corpusschleimhautpolypen zu erfassen.

Störungen im Rhythmus der Blutungen sind einerseits die zu häufigen Blutungen mit einem Blutungsintervall von weniger als 25 Ta-

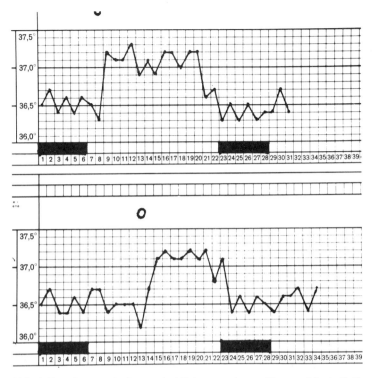

Abb. 4: Basaltemperaturkurven bei Polymenorrhoen. Oben verkürzte Follikelphase, unten verkürzte Corpus luteum-Phase

gen, oder die zu seltenen Blutungen mit einem Intervall von mehr als 32 Tagen. Beide können mit Störungen der Stärke und Dauer kombiniert sein.

Die Diagnose der Ursache der Polymenorrhoe erfolgt am besten mit Hilfe der Messung der Basaltemperatur (Abb. 4). Dabei finden sich meist drei typische Veränderungen im Ablauf der Basaltemperaturkurve. Einmal kann die Follikelphase verkürzt sein, die Ovulation erfolgt zu einem früheren Zeitpunkt, die Corpus luteum-Phase ist regelrecht. Hierbei ist die Blutung von regelrechter Stärke und Dauer. Der zweite Typ hat eine zeitgerechte Ovulation um den 14. Zyklustag. Die Gelbkörperphase ist jedoch verkürzt als Ausdruck einer Corpus luteum-Insuffizienz; die Blutung ist oft verstärkt und verlängert. Beim dritten Typ findet sich eine monophasische Basaltemperaturkurve als Ausdruck einer Anovulation (Abb. 5); die Blutungen sind meist verlängert.

Auf der anderen Seite stehen die Oligomenorrhoen mit einem verlängerten Rhythmusintervall (Abb. 6). Auch hier können in der Basaltemperaturkurve drei typische Veränderungen gefunden werden. Einmal ist die Follikelphase verlängert mit einer verspätet eintretenden Ovulation, gefolgt von einer regelrechten Gelbkörperphase. Im anderen Fall tritt die Ovulation termingerecht ein, jedoch ist die Corpus luteum-Phase verlängert. In beiden Fällen ist die Blutung meist regelrecht. Beim dritten Typ besteht eine Anovulation mit monophasischer Basaltemperaturkurve. Hier ist die Blutung meist verlängert und geht gelegentlich in eine Dauerblutung über.

Die Rhythmusanomalien, insbesondere die Oligomenorrhoe, sind häufig Ausdruck einer sogenannten Ovarialinsuffizienz, ausgelöst

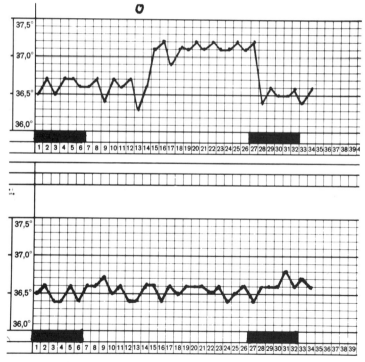

Abb. 5: Basaltemperaturkurven bei anovulatorischem Zyklus (unten)

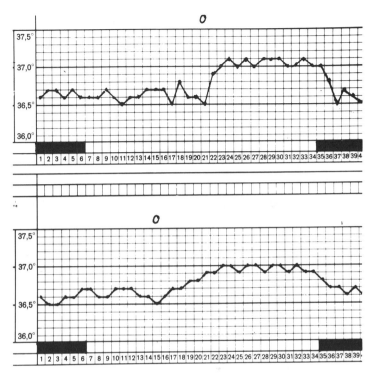

Abb. 6: Basaltemperaturkurven bei Oligomenorrhoen. Oben mit regelrechter Corpus luteum-Phase, unten mit verlängerter Corpus luteum-Phase.

durch eine regelwidrige Funktion des Zwischenhirn-Hypophysen-Ovarsystems, d. h. sie sind „zentral bedingt". Sie stellen somit oft Übergangsstadien zu einer Amenorrhoe oder von einer Amenorrhoe zu einem regelrechten Zyklus dar.

Die Amenorrhoe ist nicht nur die schwerste Zyklusstörung, sondern auch die Zyklusstörung mit den vielschichtigsten Ursachen (Abb. 7). Sie kann bedingt sein durch funktionelle Störungen oder anatomische Veränderungen im Bereich des Zwischenhirn-Hypophysen-Ovarsystems. Oder aber durch Anomalien an den peripheren Erfolgsorganen durch verschiedene Endokrinopathien sowie gonadale oder chromosomale Intersexualitätsformen.

Auf alle diese möglichen Ursachen einzugehen, würde über den Rahmen dieses Referates weit hinausführen. Insbesondere auch

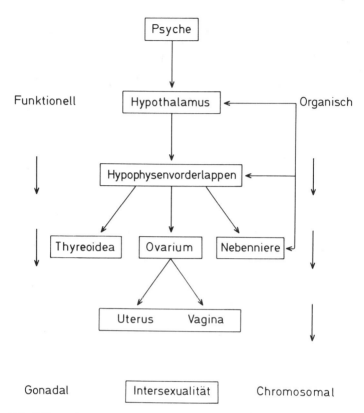

Abb. 7: Entstehungszentren von Amenorrhoen

deswegen, weil viele Erkrankungen dieser Art nur sehr selten vorkommen und in der täglichen Praxis kaum zu sehen sind. Oder weil es sich um Zustände handelt, bei denen das Symptom Amenorrhoe nur als Begleiterscheinung einer Erkrankung auftritt und die Patientinnen nicht wegen der Amenorrhoe primär den Arzt aufsuchen.

Hierher gehören vor allem die Amenorrhoen bei Intersexualität. Die chromosomal bedingte Form der Intersexualität, wie z. B. das Turner-Syndrom wird auf Grund seines äußeren Erscheinungsbildes mit den dabei vorhandenen inneren Mißbildungen meist sehr früh als solches erkannt. Demgegenüber kann die gonadale Form als „testiculäre Feminisierung" differential-diagnostisch einige Schwierigkeiten bereiten, zumal bei diesen Fällen meist die primäre Amenorrhoe im Vordergrund steht und die Patientin als erstes Symptom zum Arzt führt. Das äußere Erscheinungsbild, die Psyche, die Sexualität und die Libido sind bei der „testikulären Feminisierung" völlig weiblich ausgeprägt. Auch die Intelligenz ist normal. Hier handelt es sich um eine Form des Pseudohermaphroditismus masculinus. Die Ursache dieser Erkrankung ist eine ungeklärte Androgenresistenz der Zielorgane.

Zu den seltenen Formen gehören auch die Amenorrhoen bei Endokrinopathien wie Nebennierenrindenerkrankungen, die in Form des angeborenen adrenogenitalen Syndroms oder des erworbenen

Tab. 4: Endokrinopathien als mögliche Ursache von Amenorrhoen

a.) Nebennierenerkrankungen

Angeborenes adrenogenitales Syndrom	Vermehrte Androgenabgabe der hyperplastischen Nebennieren
	Pseudohermaphroditismus femininus mit Phallusbildung
	Tiefe Stimme, virile Behaarung
	Kindheit: gesteigertes Längenwachstum durch vorzeitige Knochenreifung
	später: Minderwuchs mit athletischer Muskulatur
Postpubertales AGS	Androgene Überproduktion der Nebennierenrinde.
	17 – Ketosteroide mäßig erhöht.
	Normale Menarche-Oligomenorrhoe-Amenorrhoe
	Hormonaler Funktionstest
Cushing-Syndrom	84 % Amenorrhoe
Morbus-Addison	50 % Amenorrhoe

b.) Schilddrüsenerkrankungen

Hyperthyreosen	5 % Amenorrhoe meist verstärkte und verlängerte Periodenblutungen
Hypothyreosen	häufig Oligo- bzw. Amenorrhoe

c.) Diabetes mellitus
ohne Insulin: 50 % Amenorrhoe
15 % Zyklusunregelmäßigkeiten
mit Insulin: 7,5 % Amenorrhoe
40 % leichtere Zyklusstörungen

Tab. 5: Hypophysär bedingte Amenorrhoen

Sheehan-Syndrom	postpartale ischämische Nekrose des Hypophysenvorderlappens durch Kreislaufkollaps oder Thrombose
Hypophysentumoren	

AGS in Erscheinung treten oder die Amenorrhoe bei Cushing-Syndrom oder beim Morbus Addison. Auch bei Schilddrüsenerkrankungen und beim Diabetes mellitus können Amenorrhoen auftreten. Während die Amenorrhoen vor der Insulinära beim Diabetes mellitus relativ häufig waren, sind sie unter der Insulinbehandlung ganz erheblich zurückgegangen und treten nur noch selten auf (Tab. 4).

Sehr selten sind auch die rein hypophysär bedingten Amenorrhoen wie beim Sheehan-Syndrom oder bei Hypophysentumoren (Tab. 5).

Klinisch wird unterschieden zwischen einer primären Amenorrhoe und einer sekundären Amenorrhoe. Im klassischen Sinne spricht man von einer primären Amenorrhoe dann, wenn bis zum 18. Lebensjahr noch keine Blutung eingetreten ist. Da aber in vielen Fällen schon vor dem 18. Lebensjahr diagnostische und therapeutische Maßnahmen eingeleitet werden müssen, wird die Bezeichnung primäre Amenorrhoe heute dann angewendet, wenn nach Überschreiten des normalen Menarche-Alters von 13,5 ± 1,1 Jahren noch keine Uterusblutung eingetreten ist.

Eine sekundäre Amenorrhoe liegt vor, wenn früher spontane zyklische Blutungen bestanden haben und das blutungsfreie Intervall mehr als 3 Monate beträgt.

	Introitus	Vagina	Uterus	Ovarien	Virilisierung	Mammae	Pubes
Hymenalatresie	0	+	+	+	0	+	+
Vaginalatresie	0	0	+	+	0	+	+
Vaginalaplasie (Rokitansky-Küster-Syndrom)	0	0	0	+	0	+	+

Abb. 8: Vaginale Ursachen von Amenorrhoen

Unerläßlich für die Diagnostik der Ursache des Symptoms „Amenorrhoe" ist eine sorgfältig erhobene Anamnese, sowie die Betrachtung des Gesamthabitus, um mögliche Abweichungen vom weiblichen Erscheinungsbild zu erfassen. Die Ausbildung der Schambehaarung, die Mamma-Entwicklung, Anomalien des äußeren Genitale sowie pathologische Palpationsbefunde geben wichtige Hinweise auf mögliche Ursachen der Amenorrhoe.

Dabei sind die vaginalen Ursachen der Amenorrhoe (Abb. 8) relativ einfach zu diagnostizieren. Bei der gar nicht so seltenen Hymenalatresie fehlt der Introitus, der durch eine Hautmembran verschlossen ist. Das übrige Genitale ist regelrecht ausgebildet. Die Menarche tritt zeitgerecht ein, das Blut sammelt sich in der Scheide, es kommt zur Ausbildung einer Haematokolpos, evtl. zur Haematometra. Die Vaginalatresie ist meist die Folge von Verletzungen, möglicherweise auch von Entzündungen. Bei dem Mayer-von-Rokitansky-Küster-Syndrom handelt es sich um eine angeborene Mißbildung bei genetisch normalen weiblichen Personen mit Vaginalaplasie und lumenlosem zweigeteiltem Uterus mit hypoplastischen Tuben. Die Ovarien funktionieren regelrecht. In 50 bis 80 % liegen gleichzeitig Mißbildungen der Harnwege vor.

Tab. 6: Uterine Ursachen von Amenorrhoen

Traumatische Synechien
     (nach zu intensiv durchgeführter Abrasio im Wochenbett oder post abortum, nach Konisation oder elektrischer Kauterisation)
Nekrotisierende Endometritiden
Uterusaplasie
Stummer Zyklus

Die Ursache der vom Uterus ausgehenden Amenorrhoe ist meist organischer Natur (Tab. 6). Die Uterusaplasie als isolierte Hemmungsmißbildung stellt eine ausgesprochene Rarität dar. Beim stummen Zyklus handelt es sich um eine seltene funktionelle Störung. Die Ovarialfunktion ist intakt, weshalb die Frauen trotz der primären Amenorrhoe schwanger werden können. Das Endometrium bildet sich während des Periodentermins durch den Hormonentzug ausschließlich in Form einer Involution zurück. Die Diagnose ist durch Führen einer Basaltemperaturkurve zu stellen.

Tab. 7: Ovarielle Ursachen von Amenorrhoen

Ovarialhypoplasie	mangelhafte morphologische Entwicklung
Climax praecox	vorzeitige Atrophie des Ovariums
Arrhenoblastom	Klitorishypertrophie, Akne, Heiserkeit, Hirsutismus, Abnahme des Brustvolumens
Polycystische Ovarien	Hirsutismus 70%, Adipositas 40%, Virilisierung 20%, Vergrößerung der Ovarien, 17-Ketosteroide
(Stein-Leventhal-Syndrom)	erhöht, Sterilität

Die Diagnose der rein ovariell bedingten Amenorrhoe kann größere Schwierigkeiten bereiten (Tab. 7). Bei der Ovarialhypoplasie ist das Keimgewebe durch eine mangelhafte morphologische Entwicklung der Ovarien mehr oder weniger stark vermindert. Es findet sich ein weiblicher Phänotypus (XX-Genotyp) mit primärer oder sekundärer Amenorrhoe, guter Brustentwicklung und Genitalhypoplasie. Die Gonadotropinausscheidung ist gewöhnlich erhöht. Eine vorzeitige Atrophie der Ovarien bedingt eine Climax praecox mit den typischen vegetativen, hypersympathicotonen Dysregulationen. Es handelt sich dabei um eine vorzeitige Alterung des Ovars.

Arrhenoblastome sind extrem seltene Ovarialtumoren, bei denen in 85 % der Fälle Testosteron produziert wird, das über die Rückkopplung auf das Zwischenhirn-Hypophysen-System zur Ausbildung einer Amenorrhoe führt. Gleichzeitig kommt es zur Ausbildung der typischen Zeichen einer Virilisierung.

Die Ursachen für die Ausbildung eines Stein-Leventhal-Syndroms mit den charakteristischen polycystischen Ovarien sind noch nicht völlig geklärt. Möglicherweise handelt es sich um einen Enzymdefekt, durch den es zu einer vermehrten Androgenbildung im Ovar kommt. Dadurch wird das zyklische Sexualzentrum im Hypothalamus gehemmt, woraus oft dysfunktionelle Blutungen, meist aber Oligo-Amenorrhoen resultieren. Bei Verdacht auf das Vorliegen eines Stein-Leventhal-Syndroms sollte die Patientin einem gynäkologischen Endokrinologen überwiesen werden, damit die Klärung der Diagnose durch entsprechende Hormonanalysen herbeigeführt werden kann.

Die Diagnostik der zentral bedingten Amenorrhoe kann besondere Schwierigkeiten bereiten, da mehrere völlig verschiedene Faktoren eine zentrale Amenorrhoe auslösen können (Tab. 8). Hier stehen im

Vordergrund die psychogenen Ursachen und die funktionellen hypothalamischen Fehlsteuerungen. Psychoreaktionen, neurotische oder psychosomatische Leiden können zu Amenorrhoen führen. Pathophysiologisch bewirken sie reversible Aktivitätsänderungen in den hypothalamischen Kerngebieten, welche die Sexualfunktion steuern. Dabei steht wahrscheinlich eine Einschränkung der LH-Sekretion im Vordergrund.

Die Notstandsamenorrhoe umfaßt die von den jeweiligen Gegebenheiten geprägten Begriffe der Haft-, Kriegs- oder Fluchtamenorrhoe u. a. Je stärker die psychischen Belastungen, unter denen die Todesangst das stärkste Trauma darstellt, desto mehr werden auch zyklusstabile Frauen betroffen. Zykluslabilere Frauen reagieren schon auf geringe Reize wie Veränderungen der Lebensweise, berufliche

Tab. 8: Zentral bedingte Amenorrhoen

a) **Psychogen bedingte Amenorrhoe**
   Reversible Aktivitätsänderungen der hypothalamischen Kerngebiete durch psychoreaktive, neurotische oder psychosomatische Leiden

   Notstandsamenorrhoe
   Anorexia mentalis
   Grossesse nerveuse

b) **Funktionelle hypothalamische Amenorrhoe**
   Begleitsymptome:
   Adipositas
   Regulationsstörungen des Schlaf-Wach-Rhythmus
   Polyvegetative Begleitsymptomatik mit Akrocyanose, Obstipation u. a.

c) **Hyperprolaktinaemische Amenorrhoe**
   Chiari-Frommel-Syndrom
      hypogonadotrope postopartale Amenorrhoe,
      persistierende Galaktorrhoe, Genitalhypoplasie
   Argonz-del Castillo-Syndrom ohne vorausgegangene Schwangerschaft
   Langzeiteinnahme von Psychopharmaka, Ovulationshemmern
   Tumoren (Forbes-Albright-Syndrom)

d) **Nicht hyperprolaktinaemische sekundäre Ovarialinsuffizienz**
   Ovar funktionsfähig
   Fehlende ausreichende Stimulierung durch hypophysäre Gonadotropine

Überanstrengungen, klimatische Veränderungen, Reisen und Wechsel der gewohnten Umgebung. Bei Frauen mit hysterischen und phobischen Fehlhaltungen, beispielsweise Prüfungs- und Sexualängsten, liegt eine latente Psychasthenie vor, bei der das Ausmaß der Belastung die individuelle Anpassungsfähigkeit überschreitet. In den letzteren Fällen kann eine Psychoanalyse und Psychotherapie sowohl die Ursache aufdecken wie auch zur Heilung beitragen. Genauso wie bei der Anorexia mentalis und der Grossesse nerveuse.

Unter den idiopathischen funktionellen hypothalamischen Amenorrhoen wurden bisher Störungen zusammengefaßt, bei denen kausale Zusammenhänge nicht ohne weiteres eruierbar sind. Häufig findet man als Begleitsymptom Adipositas, Störungen des Schlaf-Wach-Rhythmus und eine polyvegetative Begleitsymptomatik.

Ob sich die Zusammenfassung der nicht psychogen bedingten zentralen Amenorrhoe in dieser Gruppe heute noch aufrechterhalten läßt, muß allerdings dahingestellt bleiben. Neuere Untersuchungen zeigen nämlich, daß bei zahlreichen dieser sogenannten funktionellen Amenorrhoen eine Erhöhung des Prolaktinspiegels im Serum vorliegt. Diese Hyperprolaktinaemie ist offenbar die Ursache der Amenorrhoe, denn eine medikamentöse Senkung des erhöhten Prolaktinspiegels führt zu einer Normalisierung des zyklischen Geschehens mit Ovulationen und regelmäßigen Blutungen.

Hierher gehört das Chiari-Frommel-Syndrom, gekennzeichnet durch die Symptomentrias: hypogonadotrope postpartale Amenorrhoe, persistierende Galaktorrhoe und Genitalhypoplasie. Treten die gleichen Symptome auf ohne vorausgegangene Schwangerschaft, so spricht man von einem Argonz-/Ahumada-del Castillo-Syndrom. Eine Hyperprolaktinaemie kann jedoch auch vorliegen ohne Galaktorrhoe, so wie wir sie häufiger finden bei Amenorrhoen nach Langzeiteinnahme von Psychopharmaka und auch von Ovulationshemmern. Diese Hyperprolaktinaemie als Ursache einer Amenorrhoe ist gar nicht so selten wie vielleicht angenommen wird. Aus diesem Grunde bestimmen wir heute zur Klärung der Diagnose praktisch in allen Fällen von ungeklärter funktioneller Amenorrhoe den Prolaktinspiegel im Serum, vor allem nach Einnahme von Ovulationshemmern.

Die zweite Gruppe der funktionellen Amenorrhoen läßt sich nach neuesten hormonanalytischen Untersuchungen von Leyendecker offenbar in die nicht hyperprolaktinaemisch bedingte sekundäre

Ovarialinsuffizienz einreihen. Dabei handelt es sich jedoch nicht um eine Insuffizienz des Ovars, das voll funktionsfähig ist. Vielmehr liegt eine zentrale Störung vor. Nach den Untersuchungen von Leyendecker handelt es sich bei der sekundären Ovarialinsuffizienz um einen Symptomenkomplex, dem eine verminderte hypothalamische Freisetzung von LH-Releasing-Faktoren gemeinsam ist (Abb. 9). Je nach Schweregrad kommt es zu unterschiedlichen klinisch manifesten Störungen: über eine Corpus luteum-Insuffizienz, einen anovu-

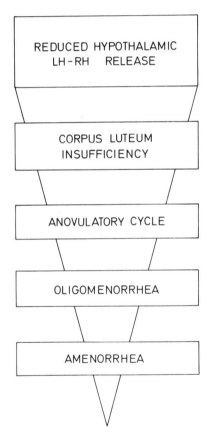

Abb. 9: Schematische Darstellung des pathogenetischen Zusammenhanges von Corpus luteum-Insuffizienz, anovulatorischem Cyclus, Oligomenorrhoe und Amenorrhoe (nach Leyendecker, 1978)

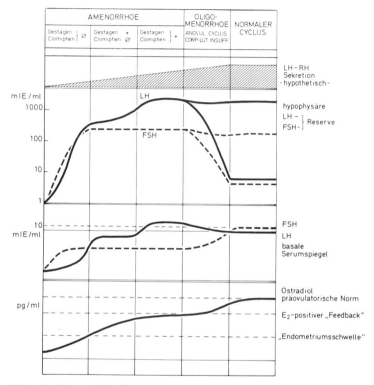

Abb. 10: Schematische Darstellung der Pathophysiologie der normoprolaktinämischen sekundären (hypothalamischen) Ovarialinsuffizienz. Die hypophysäre Reserve wurde dargestellt als kumulativer Nettoanstieg der Gonadotropinspiegel im Serum unter der LH–RH-Infusion. Die auseinandertretenden Linien der hypophysären Reserve in der Gruppe „Oligomenorrhoe" und „normaler Zyklus" sollen den zyklischen Wechsel der hypophysären Reserve darstellen (nach Leyendecker, 1978)

latorischen Zyklus und eine Oligomenorrhoe bis zur schwersten Störung der Amenorrhoe.

In einer schematischen Darstellung sind die hormonanalytischen Ergebnisse für dieses Konzept dargestellt (Abb. 10). In den 5 senkrechten Spalten sind rechts die Werte für den normalen Zyklus abgebildet, links davon die Werte für die Ovarialinsuffizienz, zunächst die Oligomenorrhoe, der anovulatorische Zyklus und die Corpus luteum-Insuffizienz, und dann links davon die Amenorrhoe in ihren verschiedenen Schweregraden.

Von oben nach unten sind dargestellt zunächst die LH–RH-Abgabe im Hypothalamus. Darunter die hypophysäre LH–FSH-Reserve. Darunter die basale Serumkonzentration von FSH und LH bezogen auf die Durchschnittswerte in der Proliferationsphase. Ganz unten finden sich die Serumkonzentrationen von Oestradiol, bezogen auf die praeovulatorische Norm.

Ein normaler Zyklus läuft ab (rechts auf der Abbildung), wenn die LH–RH-Sekretion aus dem Hypothalamus (oben) in einem adäquaten Maß erfolgt. Die FSH- und LH-Spiegel sind im Normbereich (2. Reihe von unten). Der Oestrogenspiegel im Serum (ganz unten) erreicht infolge genügender gonadotroper Stimulation der Ovarien ein praeovulatorisches Niveau und die hypophysäre Gonadotropinreserve schwankt entsprechend der zyklischen Entleerung der Hypophyse (2. Kurve von oben).

Bei dem schwersten Grad der Amenorrhoe fehlt die LH–RH-Sekretion völlig oder ist stark eingeschränkt (links oben auf d. Abbildung). Dadurch sezerniert die Hypophyse nur geringe Mengen von FSH und LH; das Ovar wird kaum stimuliert. Der Serumoestradiolspiegel bleibt unter der Endometriumschwelle (unten links auf der Abbildung). Das Endometrium proliferiert nicht; der Gestagentest ist negativ.

Mit Zunahme der LH–RH-Sekretion des Hypothalamus wird die Hypophyse stärker stimuliert (2. und 3. Spalte von links). Der damit verbundene Anstieg von Serumoestradiol (untere Reihe) dämpft FSH stärker als LH, und die hypophysäre FSH-Produktion pendelt sich infolge des negativen Feedback-Mechanismus auf ein Gleichgewicht zwischen hypothalamischer Stimulation und ovarieller Hemmung ein. LH ist davon weniger berührt, da es nicht in dem Ausmaß wie FSH durch das Ovar gehemmt wird. Dadurch ergibt sich auch das erratische Verhalten der Serumkonzentration im FSH und LH (2. Kurve von unten). Während der LH-Basisspiegel Ausdruck der vorhandenen hypothalamischen LH–RH-Sekretion ist, zeigt der unter der Norm liegende FSH-Spiegel an, daß die hypothalamische LH-RH-Sekretion noch nicht ausreicht, um die ovarielle Hemmung auf die FSH-Sekretion zu überwinden. Erst wenn die hypothalamische LH–RH-Sekretion genügt, kann FSH trotz ovarieller Hemmung weiter ansteigen und zu einer follikulären Reifung führen (2. Spalte von rechts). Überschreitet im Verlauf der ovariellen Reifung Oestradiol (untere

Tab. 9: Funktionstests für die gynäkologische Praxis

Test	Indikation
Basaltemperaturmessung	Uterine Amenorrhoe. Zyklische und azyklische Blutungsstörungen
Vaginalcytologie	Sämtliche Amenorrhoen mit vorhandener Vagina
Endometriumbiopsie	Uterine Amenorrhoe nach Aufstöpselung von Cervix und Cavum uteri Metrorrhagien Zwischenblutungen Menorrhagien Hypermenorrhoen

Kurve) die positive Feedback-Schwelle, so können zyklische Entleerungen der Hypophyse und Ovulation erfolgen. Entsprechend der unterschiedlichen Funktionszustände des Ovars wird zunächst allein der Gestagentest positiv, später sowohl der Gestagentest wie auch der Clomiphentest.

Wenn auch in manchen Fällen die Ursache des Symptoms Amenorrhoe nur durch komplizierte Hormonanalysen abgeklärt werden kann, so ermöglichen doch einige auch in der täglichen Praxis durchführbare Tests eine gewisse Differenzierung der auslösenden Ursache.

Am einfachsten sind die sogenannten Funktionstests (Tab. 9). Hier steht im Vordergrund die Basaltemperaturmessung, mit deren Hilfe uterine Amenorrhoen sowie zyklische und azyklische Blutungsstörungen abgeklärt werden können. Die Vaginalzytologie gibt Aufschluß über die Oestrogeneinwirkung auf die Vaginalschleimhaut und ihre zyklischen Veränderungen. Eine Endometriumbiopsie ist vor allem angezeigt bei einer uterinen Amenorrhoe und besonders auch bei Zwischenblutungen, Metrorrhagien und Hypermenorrhoen.

Eine weitere Abklärung der Ursache der Amenorrhoe ist möglich mit Hilfe von Hormontests, die ebenfalls einfach in der Praxis durchgeführt werden können (Tab. 10).

Der Gestagentest beruht auf der Tatsache, daß exogen zugeführtes Progesteron und auch Gestagene nur dann eine Entzugsblutung auslösen können, wenn das Endometrium durch körpereigene Oestrogene stimuliert und proliferiert wurde. Ein positiver Gestagentest zeigt somit an, daß das Ovar funktionsfähig ist und in gewissem Umfang durch die hypophysären Gonadotropine stimuliert wird. Die Ursache der Störung muß somit oberhalb des Ovars im zentralen Bereich liegen. Fällt der Gestagentest negativ aus, so besteht der Verdacht, daß die Ovarien entweder nicht ausreichend stimuliert werden und ein starker Oestrogenmangel vorliegt bzw. das Endometrium nicht ausreichend proliferiert oder aber die Ovarien selbst nicht mehr funktionstüchtig sind. Hier führt der Oestrogentest weiter. Fällt er positiv aus, so ist dies ein Zeichen, daß das Endometrium funktionsfähig ist. Die Ursache muß also auf höherer Ebene in den Ovarien oder zentral gesucht werden. Ein weiterer Hormontest ist der Clomiphentest. Er führt bei positivem Gestagentest zur Stimulierung der Hypophysenfunktion, zur Förderung der Follikelreifung und zur Auslösung der Ovulation.

Die praktische Anwendung dieser Tests geht aus einer Darstellung über die stufenweise Abklärung einer sekundären Ovarialinsuffizienz hervor, wie sie sich auch aus den Untersuchungen von Leyendecker ergibt (Abb. 11). Bei der leichteren Form der Ovarialinsuffizienz wie Corpus luteum-Insuffizienz, Anovulation und Oligomenorrhoe erfolgt die Abklärung mit Hilfe der Basaltemperaturkurve.

Tab. 10: Hormontests für die gynäkologische Praxis

Test	Indikation
Gestagentest	
10 mg Äthinylnortestosteronacetat (Primolut-Nor)	Frauen mit Amenorrhoen bei vorhandener Vagina. Unterscheidung zwischen leichter und starker Oestrogenmangel-Amenorrhoe
10 mg Äthinylöstrenol (Orgametril)	
6 mg Chlormadinonacetat (Gestafortin)	
tägl. über 4 Tage	
Oestrogentest	
0,006 mg Äthinylöstradiol	Negativer Ausfall des Progesterontests. Verdacht auf uterine Amenorrhoe
tägl. über 10 Tage	
Clomifentest	
50 mg Clomifencitrat (Dyneric)	Bei positivem Gestagentest zur Ovulationsauslösung
tägl. über 5 Tage	

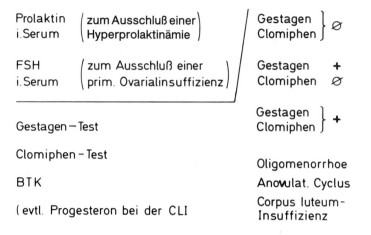

Abb. 11: Schema für Funktionstests bei sekundärer (hypothalamischer) Ovarialinsuffizienz

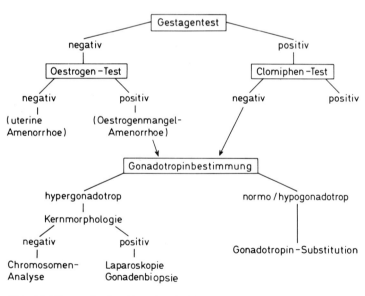

Abb. 12: Diagnostisches Vorgehen bei Amenorrhoen

Bei Amenorrhoen werden der Gestagen- und Clomiphentest eingesetzt. Sind beide Tests positiv, handelt es sich um eine leichte Form der Amenorrhoe. Fallen der Gestagentest positiv und der Clomiphentest negativ aus, ist die Störung schwerer, und fallen sowohl der Gestagentest als auch der Clomiphentest negativ aus, so handelt es sich um eine Amenorrhoe mit stärkster Störung der zentralen Steuerungsfunktion. Dann helfen nur noch Hormonbestimmungen weiter mit dem Nachweis von Prolaktin und der Bestimmung des FSH im Serum.

Grundsätzlich sollte bei der Diagnose der Amenorrhoe von vornherein sehr konsequent vorgegangen werden, um nicht unnötig Zeit zu verlieren und vor allem, um nicht kostspielige und aufwendige Hormonanalysen zu veranlassen. Hierbei hat sich das folgende Schema besonders gut bewährt (Abb. 12). Zuerst wird der Gestagentest durchgeführt. Ist er negativ, folgt der Oestrogentest. Fällt dieser negativ aus, so ist die Ursache im Uterus zu suchen. Ist er positiv, handelt es sich um eine Oestrogenmangelamenorrhoe; zur weiteren Diagnose muß eine Gonadotropinbestimmung veranlaßt werden. Ist der Gestagentest positiv, so folgt der Clomiphentest. Bei positivem Ausfall erübrigt sich eine weitere hormonale Abklärung, während bei negativem Ausfall eine Gonadotropinbestimmung erforderlich ist. Bei normo- oder hypogonadotropen Befunden ist eine Gonadotropin-Substitution angezeigt. Bei hypergonadotropen Befunden sollten genetische Untersuchungen in Speziallaboratorien zur weiteren Abklärung veranlaßt werden.

Literatur

Leyendecker, G.: Arch. Gynäk. 228, 503, 1979

Therapie der Zyklusstörungen

M. Breckwoldt

Die Therapie von Zyklusstörungen sollte sich – wie jede andere Therapieform – nach der Pathogenese der zugrundeliegenden Störung richten. Dieses Grundprinzip konsequent anzuwenden, ist jedoch bei Störungen der Ovarialfunktion nicht in jedem Falle möglich, da die Therapie sich auch an den Bedürfnissen der Patientin zu orientieren hat. Für die Praxis bedeutet dies, daß die Therapie von Zyklusstörungen entscheidend davon abhängt, ob die betroffene Patientin schwanger werden möchte oder nicht. Besteht kein Kinderwunsch, wie das naturgemäß bei Adoleszenten der Fall ist, – und gerade in dieser Altersgruppe begegnen wir häufig Zyklusstörungen, – so sind wir oft gezwungen, das Prinzip der Kausalbehandlung zu verlassen und den bequemeren Weg der symptomatischen Therapie zu wählen.

Ob die symptomatische Behandlung, die oft geringschätzig als Zykluskosmetik abqualifiziert wird, einen gesundheitlichen Schaden setzen kann, ist nicht bewiesen. Dabei wird immer wieder auf die Post-Pillen-Amenorrhoe hingewiesen. Genauere Analysen haben aber eindeutig gezeigt, daß das quantitative Ausmaß der Post-Pillen-Amenorrhoe nur mit etwa 1–2 % zu veranschlagen ist und damit nicht höher liegt als die Quote der spontan auftretenden Amenorrhoe. Entscheidend ist, daß man sich darüber im klaren ist, daß man lediglich symptomatisch behandelt.

Für die Behandlung von Zyklusstörungen steht eine breite Palette von Medikamenten zur Verfügung, die von den Sexualsteroiden über die Anti-Oestrogene, Anti-Androgene, Dopamin-Agonisten bis zu den Gonadotropinen reichen.

Tabelle 1 gibt einen Überblick über die verfügbaren Sexualsteroide. Neben den hier aufgeführten Präparaten kommt der ärztlichen Zuwendung bei der Behandlung von Zyklusstörungen eine besondere Bedeutung zu.

Prinzipiell kann die Behandlung als Substitution, Stimulation, Suppression oder Kompetition erfolgen. Substitution bedeutet den Ersatz eines fehlenden Hormons bei Hormonmangelzuständen aufgrund des Funktionsausfalls der hormonproduzierenden Drüse. Der zyklusgerechte Ersatz von Oestrogenen und Gestagenen ist dann

Tabelle 1

a) Oral wirksame Oestrogene:

Progynon C	0,02 mg	Äthinylöstradiol
Progynon M	0,2 mg	Äthinylöstradil
Ovestin	1 mg	Östriol
Estrovis	0,025 mg	Quinestrol
Progynova	2 mg	Östradiolvalerianat
Conjugen	1,0 mg	Konjugierte Oestrogene
Presomen	1,25 mg	Konjugierte Oestrogene
Transannon	1,25 mg	Konjugierte Oestrogene

b) Parenteral wirksame Oestrogene:

Progynon-B oleosum	5 mg	Östradiolbenzoat
Progynon Depot	10 mg, 40 mg	Östradiolvalerianat
Progynon Depot	100 mg Östradiolundecylat	

c) Oral wirksame Gestagene:

Primolut-Nor	5 mg, 10 mg	Norethisteronacetat
Orgametril	5 mg	Lynestrenol
Gestafortin	2 mg	Chlormadinonacetat
Gestanon	5 mg	Allylestrenol
Prothil	5 mg, 25 mg	Medrogeston
Clinovir	5 mg, 100 mg	Medroxyprogesteronacetat
Duphaston	10 mg	Dydrogesteron

d) Parenteral wirksame Gestagene:

Proluton Lutocyclin	10 mg	Progesteron
Depo-Clinovir	150 mg	Medroxyprogesteronacetat
Proluton-Depot	250 mg	Hydroxyprogesteroncapronat
Depostat	280 mg	Hydroxynorprogesteroncapronat

e) Oral wirksame Kombinationspräparate:

Orgaluton	0,15 mg + 5 mg	Mestranol Lynestrenol
Primosiston	0,01 mg + 2 mg	Äthinylöstradiol Äthinylnortestosteronacetat

Menova	0,02 mg	Äthinylöstradiol
	+ 2 mg	Chlormadinonacetat
Prosiston	0,03 mg	Äthinylöstradiol
	+ 6 mg	Äthinylnortestosteronacetat
Duoluton	0,05 mg	Äthinylöstradiol
	+ 0,5 mg	Norgestrel
Cumorit	0,02 mg	Äthinylöstradiol
	+ 10 mg	Äthinylnortestosteronacetat
Gynäkosid	0,3 mg	Methylöstradiol
	+ 5 mg	Methylnortestosteron

f) Zyklusgerechte Kombinationspräparate:

Progylut	0,05 mg	Äthinylöstradiol
	2 mg	Äthinylnortestosteronacetat
Cycloprogynova	2 mg	Östradiolvalerianat
	0,5 mg	Norgestrel
Nuriphasic	0,08 mg	Mestranol
	2,5 mg	Lynestrenol
Eunomin	0,1 mg	Mestranol
	2 mg	Chlormadinonacetat
Presomen compositum	1,25 mg	konjugierte Östrogene
	5 mg	Medrogeston

angezeigt, wenn das Ovar nicht oder nicht mehr in der Lage ist, diese Steroide zu produzieren. Im Fall der Gonadendysgenesie, wie etwa beim Turner-Syndrom, ist der Follikelapparat des Ovars aufgrund einer angeborenen Chromosomenanomalie (es fehlt das zweite X-Chromosom) vorzeitig zugrunde gegangen. Diese Ovarien sind nicht fähig, Oestrogene und Progesteron zu bilden. Daher kommt es auch nicht zur Ausbildung der sekundären Geschlechtsmerkmale, die sich normalerweise in der Pubertät entwickeln. Durch die Gabe von Sexualsteroiden wird diese Entwicklung in wenigen Monaten nachgeholt; es kommt zur Brustentwicklung und zur regelmäßigen Abbruchblutung. Dabei ist nicht nur die organische Ausdifferenzierung bedeutsam; gleichzeitig kommt es unter dieser Behandlung zu einer bemerkenswerten psychischen Reifung und Stabilisierung.

Diese Patientinnen fühlen sich aufgrund des allgemeinen Infantilismus und des obligaten Minderwuchses in ihrem Selbstwertgefühl stark beeinträchtigt und isolieren sich daher oft von ihren Altersgenossen. Unter der Behandlung mit Sexualsteroiden werden diese

Mängel in kurzer Zeit weitgehend kompensiert und es entwickelt sich eine erfreuliche Selbstsicherheit. Der Minderwuchs läßt sich nicht mehr beheben.

Gleichfalls ist der zyklusgerechte Einsatz von Oestrogenen und Gestagenen sinnvoll zur Behebung klimakterischer Blutungsirregularitäten, sofern organische Ursachen (Endometrium-Ca., Cervix-Ca., Cervixpolypen) ausgeschlossen sind. Dabei wird einerseits die zuvor gestörte Menstruation reguliert und gleichzeitig lassen sich damit klimakterische Ausfallserscheinungen wie Hitzewallungen, Schweißausbrüche, Schlaflosigkeit, Reizbarkeit usw. beheben.

Die Stimulationsbehandlung mit Gonadotropinen, die letztlich auch eine Substitution darstellt, und die Kompetitionsbehandlung mit Antihormonen sollen hier nicht näher besprochen werden, da sie nur im Rahmen von Sterilitätsbehandlungen, also bei Kinderwunsch, zum Tragen kommt.

Die Suppression der Ovarialfunktion läßt sich durch exogene Zufuhr von Sexualsteroiden in pharmakologischen Dosen über eine Hemmung der Hypothalamus-Hypophysenfunktion erreichen. Dieses Prinzip der Suppression findet breite Anwendung bei der Applikation von Ovulationshemmern. Dabei ist es ein Irrtum zu glauben, eine kurzzeitige Suppression von etwa 3 Zyklen führe nach Absetzen durch ein sog. Rebound-Phänomen zur Verbesserung der Ovarialfunktion.

Die Behandlung von Zyklusstörungen mit Dopamin-Agonisten ist in den vorangegangenen Kapiteln ausführlich erörtert worden.

Nach dem klinischen Bild lassen sich Zyklusstörungen in zwei Bereiche untergliedern:

1. Störungen, bei denen die Menstruation erhalten ist, die Blutungen jedoch unregelmäßig in verkürzten oder verlängerten Intervallen oder qualitativ von der Norm abweichend auftreten.

2. Davon abzugrenzen sind Störungen, die mit einer weitgehenden Funktionsruhe des Ovars einhergehen und damit Ursache für das klinische Bild der primären oder sekundären Amenorrhoe sind.

Zur ersten Gruppe gehören Blutungsstörungen, die nach ihrer klinischen Symptomatik beschrieben werden. Man spricht von Poly-, Oligo-, Hyper- oder Hypomenorrhoen (Abb. 1). Sofern bei solchen Zyklen die Corpus luteum-Funktion länger als 12 Tage anhält, besteht keine Behandlungsnotwendigkeit. Führt allerdings die Poly-

KALTENBACH - SCHEMA

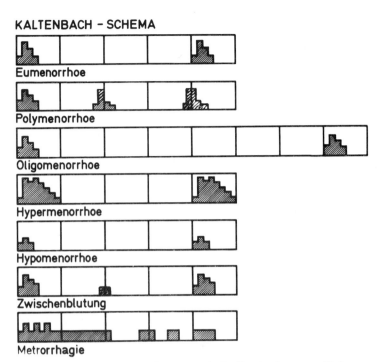

Abb. 1: Kaltenbach-Schema: Symptomatische Beschreibung von Blutungsstörungen.

menorrhoe zu erheblichen Beschwerden und zur allgemeinen Beeinträchtigung, so ist es sinnvoll, während der zweiten Zyklushälfte mit Östrogenen und Gestagenen wie etwa Primosiston, Menova oder Orgaluton (die Zusammensetzung der genannten Präparate ist in Tabelle 1 angegeben) in der zweiten Zyklushälfte zu substituieren. Damit läßt sich eine Verlängerung des Zyklus erreichen; gleichzeitig wird das Ausmaß der Blutungen reduziert.

Von Oligomenorrhoen spricht man dann, wenn der Zyklus länger als 35 Tage dauert. Dabei ist stets die Proliferationsphase verlängert, die Corpus luteum-Phase kann verkürzt, aber durchaus normal sein. Bei normal langer Corpus luteum-Phase erübrigt sich jede Behandlung. Bei verkürzter Phase und gleichzeitiger Sterilität empfiehlt sich eine ovulationsinduzierende Behandlung.

Eine zu starke Blutung wird als Hypermenorrhoe bezeichnet. Klinisch ist die Hypermenorrhoe durch den Abgang von Blutkoagula aus der Scheide gekennzeichnet. Meist liegt eine organische Ursache wie Myom oder Polypenbildung zugrunde. Es kann sich allerdings auch um eine funktionelle Hypermenorrhoe bei Follikelpersistenz handeln. Dieser Störung liegt pathogenetisch das Ausbleiben der Ovulation und damit das Ausbleiben der Corpus luteum-Bildung zugrunde. Die sekretorische Umwandlung des Endometriums bleibt aus, und es blutet verstärkt und verlängert aus einer glandulär-cystisch hyperplastisch aufgebauten Schleimhaut. Zur Behandlung solcher Störungen empfiehlt sich die Gabe von Östrogenen und Gestagenen, wie die Abb. 2 schematisch erläutert.

Von der Hypomenorrhoe spricht man bei sehr schwachen Menstruationen; diese Störung bedarf in der Regel keiner Behandlung.

Als Dysmenorrhoe wird die schmerzhafte Regelblutung bezeichnet. Man unterscheidet die primäre und sekundäre Dysmenorrhoe. Die primäre Dysmenorrhoe muß im Zusammenhang mit einer ovariellen Dysfunktion gesehen werden und kann heute als Folge einer vermehrten Bildung von Prostaglandin $F_{2\alpha}$ im Endometrium erklärt werden. $PGF_{2\alpha}$ ist entscheidend für die Kontraktion des Myometriums verantwortlich. Die vermehrte Bildung von $PGF_{2\alpha}$ wird bei herabgesetzter Progesteronwirkung beobachtet. Daher empfiehlt es sich,

KAUFMANN – SCHEMA

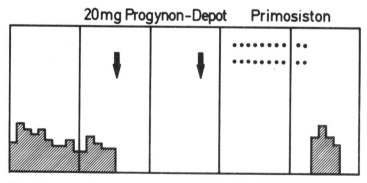

Abb. 2: Kaufmann-Schema: Zur Behandlung von nichtorganisch bedingten Metrorrhagien (Follikelpersistenz).

Gestagendauertherapie bei Endometriose

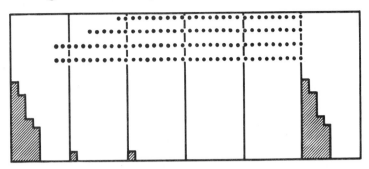

Abb. 3: Therapievorschlag zur Behandlung der Endometriose.

bei solchen Zyklusstörungen ein Gestagen in der zweiten Zyklushälfte zu geben. Dabei kommen Präparate wie Orgametril, Prothil, Primolut N, Gestafortin in Frage. Auch durch Anwendung von Ovulationshemmern lassen sich in der Regel dysmenorrhoische Beschwerden beheben. Besonders wirksam ist jedoch die lokale Applikation von Progesteron durch ein progesteronabgebendes Intrauterinpessar (IUP).

Bei der sekundären Dysmenorrhoe liegt am ehesten eine organische Störung vor, wie etwa postentzündliche Veränderungen oder eine Endometriose. Bei gesicherter Endometriose bieten sich zwei konservative Verfahren zur Behandlung an:

1. Die Gestagenbehandlung, die entweder als Intervall- oder Dauertherapie durchgeführt werden kann. Bei der Dauerbehandlung sollte mit der Gestagengabe in der zweiten Zyklushälfte begonnen werden. Es empfiehlt sich z. B. 2 Tabletten Primolut-N, Orgametril, Gestafortin oder Prothil (Tab. 1) täglich zu geben. Die Dosis sollte in 14tägigen Abständen gesteigert werden, falls Blutungen auftreten.

Die Behandlung sollte über mindestens 3 Monate durchgeführt werden. Bei der Intervallbehandlung käme die Anwendung eines gestagenbetonten Ovulationshemmers in Frage.

2. Für die Behandlung der Endometriose steht Danazol (Winobanin®) zur Verfügung. Unter der täglichen Gabe von 400–600 mg Danazol wird die gonadotrope Funktion der Hypophyse blockiert und

es kommt zur Funktionsruhe des Ovars. Gleichzeitig besitzt Danazol eine schwache androgene Wirkung. Beide Komponenten führen zur Atrophie des ektopischen Endometriums. Die bisher vorliegenden Behandlungsergebnisse sind eindrucksvoll. Auch diese Therapie ist als Dauerbehandlung für mindestens drei Monate anzuwenden. Um das Ausmaß der subjektiven und objektiven Nebenwirkungen möglichst gering zu halten, empfiehlt es sich, mit einer niedrigen Dosis von 200 mg zu beginnen, um nach 14 Tagen auf die therapeutisch wirksame Dosis zu erhöhen.

Bei Zyklusstörungen, die mit Virilisierungserscheinungen wie Akne, Hirsutismus und Seborrhoe einhergehen, empfiehlt sich die Anwendung von antiandrogen wirksamen Sexualsteroiden wie z. B. in Diane® oder Eunomin® (Tab. 1).

Die Amenorrhoen werden nach ihrer Genese in hyper- und normoprolaktinämische Formen unterteilt. Die normoprolaktinämischen Amenorrhoen untergliedern sich wieder in normo-, hypo- und hypergonadotrope Formen. Diese diagnostische Einteilung ist sinnvoll, da sie einerseits die therapeutische Basis darstellt, zum andern eine weitgehend sichere Prognose zuläßt. Für die Behandlung hyperprolaktinämischer Amenorrhoen empfiehlt sich nach diagnostischer Abklärung die Anwendung von Dopamin-Agonisten, die die Prolaktinspiegel wieder normalisieren. Bei der hypogonadotropen Form der Amenorrhoe kommt eine Gonadotropin-Substitution nur dann in Frage, wenn gleichzeitig Kinderwunsch besteht. Liegt kein Kinderwunsch vor, sollte die Amenorrhoe abgeklärt und in ihrem Schwere-

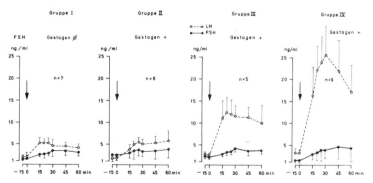

Abb. 4: Hypophysäre Reaktion auf 25 mcg GnRH bei sekundärer, normoprolaktinämischer Amenorrhoe.

grad beurteilt werden. Dazu bietet sich einerseits ein Gestagentest an, der darüber Auskunft gibt, ob ein östrogenstimuliertes Endometrium vorliegt oder nicht. Einen besseren Einblick in die vorliegende Funktionsstörung vermittelt jedoch der GnRH-Test. Die exogene Zufuhr von Gonadotropin-Releasing-Hormon und die gleichzeitige Bestimmung der Plasma-FSH- und LH-Spiegel vermittelt einen Einblick in die hypophysäre Reaktionsbereitschaft. Abb. 4 zeigt vier verschiedene hypophysäre Antworten nach intravenöser Gabe von 25 mcg GnRH. Dabei wurden 27 Patientinnen mit sekundärer normoprolaktinämischer Amenorrhoe untersucht.

Gruppe 1: Gestagentest negativ. Minimale hypophysäre Reaktion auf GnRH.
Gruppe 2: Gestagentest positiv. Schwache hypophysäre Reaktion.
Gruppe 3: Gestagentest positiv. Deutlicher LH-Anstieg auf 10–15 ng/ml, 15–30 Min. nach 25 mcg. GnRH.
Gruppe 4: Gestagentest positiv. Deutliche hypophysäre Reaktion auf GnRH. LH-Anstieg auf über 25 mcg/ml.

Unabhängig von diesen endokrinologischen Untersuchungen wurden die Patientinnen von einem Psychosomatiker analysiert und charakterisiert. Dabei ließen sich zwei verschiedene Formen differenzieren:

1. Patientinnen, die durch das Ausbleiben der Menstruation nur wenig beeinträchtigt waren. Diese Patientinnen, die der Gruppe 1 und 2 entsprachen, klagten vorzugsweise über somatische Beschwerden, wie chronische Obstipation, gastrointestinale Beschwerden, Kopfschmerzen, chronische Tonsillitis, Kreislaufstörungen.
2. Die Patientinnen der Gruppe 3 und 4 hingegen ließen sich nach psychosomatischer Analyse eindeutig von denen der Gruppe 1 und 2 abgrenzen. Hier standen psychische Beschwerden im Vordergrund. Insbesondere klagten diese Patientinnen über Minderwertigkeitsgefühl, depressive Verstimmung, Kontaktschwierigkeiten, Angstgefühle, Konzentrationsmangel usw. Diese Patientinnen fühlten sich durch das Ausbleiben der Menstruation erheblich beeinträchtigt. Der psychotherapeutische Zugang war jedoch bei den Patientinnen der Gruppe 3 und 4 wesentlich einfacher. Schon wenige aufklärende Gespräche über die Zusammenhänge zwischen psychosomatischer Konfliktsituation und Menstruationsstörungen führten bei allen Patientinnen zur Normalisierung der Ovarialfunktion.

Sehr viel schwieriger gestaltete sich die therapeutische Hilfe bei den Patientinnen der Gruppe 1 und 2, die zunächst Zusammenhänge zwischen psychischer Konfliktsituation und funktioneller Störung weit von sich wiesen. Intensive Psychotherapie führte in dieser Gruppe bei 90 % zur Normalisierung der Ovarialfunktion.

Diese Untersuchungen lassen erkennen, daß das Ausmaß eines psychosomatischen Konflikts sich in der hypophysären Antwort auf GnRH quantitativ widerzuspiegeln scheint. Gleichzeitig liefern diese Untersuchungen ein therapeutisches Konzept, das sich folgendermaßen formulieren läßt: Bei der sekundären, normoprolaktinämischen Amenorrhoe sind Gestagen- und GnRH-Test, zusammen mit einer psychosomatischen Anamnese, von prognostischem Wert. Patientinnen mit schwacher hypophysärer LH-Antwort auf GnRH und vorwiegend somatischen Beschwerden sollten einem Psychotherapeuten zugeführt werden.

Patientinnen mit mäßiger bis guter LH-Antwort auf GnRH und vorzugsweise psychischen Beschwerden können durch einen psychologisch orientierten Gynäkologen allein durch die Zuwendung behandelt werden.

Die primäre Amenorrhoe sollte in jedem Fall durch eingehende, allgemein klinische wie gynäkologische Anamnese und Untersuchung, verbunden mit endokrinologischer Befunderhebung, abgeklärt werden. Die Behandlung richtet sich dann nach der zugrundeliegenden Störung.

Hormonale Ursachen der weiblichen Sterilität – Diagnostik und Therapie

B. Runnebaum und T. Rabe

Etwa 12–15 % der Ehen in der Bundesrepublik bleiben unfreiwillig kinderlos. Die Kinderlosigkeit hat oft ernsthafte Auswirkungen auf das Verhältnis eines Paares und beeinflußt nicht selten Zufriedenheit, Wohlbefinden sowie geistige und körperliche Gesundheit der Partner. Somit ist es eine wichtige ärztliche Aufgabe, die vielfältigen Ursachen der Ehesterilität systematisch zu untersuchen. Da die Ursachen für die Kinderlosigkeit bei beiden Partnern zu suchen sind, ist der Ehemann von Anfang an mit in die Diagnostik und Therapie einzubeziehen. Das erste Gespräch sollte möglichst mit beiden Eheleuten gemeinsam geführt werden, damit das Verständnis für ein unter Umständen sich über lange Zeit erstreckendes diagnostisches und therapeutisches Programm geweckt wird. Bei dieser Gelegenheit kann der Arzt auch den ersten Eindruck gewinnen, ob Spannungen in der Partnerschaft bestehen und welchen Stellenwert der Kinderwunsch im Rahmen der Ehe hat. Bereits zu diesem Zeitpunkt können psychische Konflikte sichtbar werden. Bezüglich der Konzeptionserwartung ist das Alter der Frau einer der entscheidenden Faktoren bei der Sterilitätsbehandlung und bestimmt den zeitlichen Ablauf der diagnostischen und therapeutischen Maßnahmen sowie die Prognose.

Die diagnostischen und therapeutischen Möglichkeiten zur Behandlung der hormonal bedingten Sterilität der Frau haben sich in den letzten zwei Jahrzehnten entscheidend verbessert. Im folgenden sollen die Ursachen der hormonalen Störungen, die zu einer weiblichen Sterilität führen und die Möglichkeiten der Behandlung aufgezeigt werden.

1. Diagnostik und Therapie von Zyklusstörungen und ihre Bedeutung für die Sterilität

Die Ursache der Ehesterilität ist in 50 % bei der Frau, in 30 % beim Mann und in 20 % bei beiden Partnern zu suchen. Bei etwa der Hälfte der sterilen Frauen liegt eine Funktionsstörung der Eierstöcke vor. Diese kann durch eine Reihe von endokrinologischen Erkrankungen oder Stoffwechselstörungen bedingt sein. Deshalb ist bei der Abklärung der Ehesterilität häufig eine enge Kooperation verschiedener Fachdisziplinen notwendig (innere Medizin, Psychosomatik, Humangenetik, Radiologie, Ophthalmologie). In etwa 15 % der sterilen Ehen läßt sich mit den heute zur Verfügung stehenden Methoden die Ursache nicht aufklären.

Erste Hinweise auf die Art der Zyklusstörung sind aus der Anamnese zu erfahren. Nicht selten finden sich Erkrankungen, die mit Zyklusstörungen einhergehen können. Gesichtspunkte, welche bei der speziellen und allgemeinen Anamnese zu beachten sind, zeigt die Tab. 1. Ergeben sich aus der Anamnese Anhaltspunkte dafür, daß neben Zyklusstörungen auch mechanische Ursachen im Bereich des Genitaltraktes (angeborene Anomalien, Adnexitis, Endometriose, wiederholte Abrasiones, Aborte) eine Rolle spielen, so ist der uterine Faktor abzuklären, bevor eine kostspielige und mit Nebenwirkungen einhergehende Therapie der Zyklusstörungen eingeleitet wird.

Tab. 1: Sterilitätsdiagnostik: Spezielle und allgemeine Anamnese

1. Spezielle Anamnese = Sterilitätsanamnese
1.1 Dauer des Kinderwunsches
1.2 Schwangerschaftsanamnese
 – Sterilität (primär, sekundär)
 – Infertilität (Aborte; SSW?)
1.3 Zyklusanamnese
 – Menarche
  – Zyklus
  – Amenorrhoe (primär, sekundär)
  – Frequenz (Oligo-, Polymenorrhoe)
  – Stärke (Hypo-, Hypermenorrhoe)
  – Dysmenorrhoe (Endometriose?)
  – Ovulation? (BTK: mono-, biphasisch)
1.4 Gynäkologische Erkrankungen
 – Entzündungen
  – Scheide (Pilze, Trichomonaden etc.)
  – Eileiter
  – unspezifisch
  – Geschlechtskrankheiten (Gonorrhoe, Lues)
 – Endometriose (Sitz?)
 – Ovarialtumoren (Cysten, andere)
 – Uterusmyome
 – Polypen (Cervix, Fundus)

1.5 Psychosomatische Aspekte
  - Stellenwert des Kinderwunsches für die Partnerschaft
  - Ambivalenz: Kinderwunsch → Beruf
  - Leistungsdruck (sexuell; auch iatrogen)
  - Angst vor einer Schwangerschaft
  - Psychische Symptome (Minderwertigkeitsgefühle, Depressionen, innere Unruhe, Libidostörungen)
  - Zeichen einer Anorexia nervosa
1.6 Medikamente
  - hormonale Kontrazeptiva
  - Intrauterinpessare (IUP)
  - Medikamente, die eine Hyperprolaktinämie bewirken können (siehe Tab. 6)
  - andere Hormonpräparate
1.7 Bisherige Diagnostik und Therapie
  - Ehefrau (BTK, Postkoitalteste, Tubendiagnostik, Medikamente)
  - Ehemann (Spermiogramm, Therapie)

2. Allgemeine Anamnese
2.1 Allgemeinerkrankungen
  - Diabetes mellitus
  - Schilddrüse (Hypo-, Hyperthyreose)
  - Nebennierenrinde (Cushing-Syndrom; Adrenogenitales Syndrom: congenital oder postpuberal; M. Addison)
  - Adipositas
  - Infektionskrankheiten (Tbc, Hepatitis)
  - chronische Leber- oder Nierenleiden
  - Darmerkrankungen (Ileitis terminalis)
2.2 Operationen
  - Bauchoperationen (Appendektomie, Gallenblase)
  - gynäkologische Operationen (Abrasiones, Tubendiagnostik, Operationen an Uterus und Adnexen)
2.3 Medikamente
  - Dauermedikation
  - spezielle Medikamente

Tab. 2: Sterilitätsdiagnostik (Fortsetzung): Klinische Untersuchung und Labordiagnostik.

1. Allgemeine Untersuchung
1.1 Klinisch
  - Adipositas
  - Magersucht (z. B. Anorexia nervosa)

- Schilddrüsensymptomatik (Hypo-, Hyperthyreose)
- Androgenisierung
  - Hirsutismus ↔ Hypertrichose
  - Virilisierung (Klitorishypertrophie, tiefe Stimme)
  (z.b. androgenproduzierende Tumoren)
  Ausschluss von:
  - Cushing-Syndrom (Stammfettsucht, Vollmondgesicht, Striae, Hypertonie)
  - Stein-Leventhal-Syndrom (Adipositas, vergrößerte, polyzystische Ovarien) (s.a.2.1)

1.2 Paraklinisch
  - RR
  - Gewicht, Größe

2. Gynäkologische Untersuchung

2.1 Klinisch
  - Mammae (Größe, Galaktorrhoe)
  - Genitalbefund
    - Schambehaarung, Vulva, Klitoris, Scheide
    - Portiobefund:
      Cervix: Weite des Muttermundes
      Menge an Cervixschleim
      Spinnbarkeit
      Farnkrautphänomen
      Smear (Funktion)
      Bakteriologie
  - Uterus (Größe, Lage, Beweglichkeit, Myome?)
  - Tuben (verdickt?)
  - Douglas (frei; Endometriose?)
  - Ovarien (vergrößert: einseitig oder beidseitig)

3. Labordiagnostik

3.1 Blutuntersuchungen
  - Blutbild (Hb, Leukos)
  - BKS
  - Rötelntiter
  - Prolaktin (Blutprobe soll vom Labor aufgehoben werden für evtl. FSH-Bestimmung)

3.2 Urinuntersuchung
  - Stäbchentest (Blut, Eiweiß, Nitrit, Aceton, Zucker), bei pos. Stäbchentest (Nitur):
    - Urikult
  bei pos. Stäbchentest (Zucker):
    - Nüchternblutzucker
    - evtl. Glucosebelastungstest

Im Rahmen der Sterilitätsabklärung ist immer neben der gynäkologischen Untersuchung ein Gesamtstatus der Patientin zu erheben. Untersuchungs- und Laborbefunde, die auf die Art und Ursache der Zyklusstörung hinweisen, sind in Tab. 2 zusammengestellt. Dabei ist insbesondere bei der sekundären Amenorrhoe auf das Symptom der Galaktorrhoe zu achten. Dieses Symptom kommt bei 30 % der Frauen mit sekundärer Amenorrhoe vor und weist auf eine Hyperprolaktinämie hin. Bei der gynäkologischen Untersuchung sind in erster Linie Entzündungen im Bereich der Vagina, der Cervix und der Eileiter zu erkennen und auf Zeichen der Endometriose zu achten. Der hormonale Status kann anhand der Vaginalcytologie und der Cervixfaktoren beurteilt werden.

Für das Vorgehen bei der Abklärung der Zyklusstörungen ist entscheidend, ob die Patientin spontane Blutungen hat oder ob eine primäre oder sekundäre Amenorrhoe vorliegt. Falls Blutungen auftreten, spielt für die Diagnostik die Messung der Aufwachtemperaturen möglichst über einen Zeitraum von 3 Monaten eine wichtige Rolle. Anhand der Basaltemperaturkurve (BTK) läßt sich ablesen, ob es sich um einen anovulatorischen (BKT monophasisch) oder um einen ovulatorischen (BTK biphasisch) Zyklus handelt. Das praktische Vorgehen bei der Abklärung von Zyklusstörungen zeigt die Abb. 1.

2. Formen der Ovarialinsuffizienz

Bei der Ovarialinsuffizienz handelt es sich häufig um Eireifungsstörungen, die verzögerte oder keine Ovulationen sowie die Bildung defekter Corpora lutea verursachen. Diese können durch Störungen verschiedener endokriner Organe bedingt sein. Einige Ursachen, die zu ovariellen Dysfunktionen führen können, sind in Tab. 3 angegeben. Diagnostische Maßnahmen zur Erkennung solcher Zyklusanomalien, insbesondere der Gelbkörperinsuffizienz und Vorschläge zur Behandlung sind in Tab. 4 zusammengefaßt. Nach heutigen Vorstellungen wird bei verlängerter Eireifungsphase und bei Zeichen der Gelbkörperunterfunktion zunächst versucht, die Eireifung zu beschleunigen. Dadurch entfällt gewöhnlich eine Substitutionsbehandlung mit Gestagenen in der Gelbkörperphase.

2.1 Hyperprolaktinämische Ovarialinsuffizienz

Bei der Abklärung von Zyklusstörungen im Rahmen einer Ehesterilität sind grundsätzlich Prolaktinbestimmungen erforderlich, da je nach Art der Zyklusstörung in 10–30 % der Fälle eine Hyperprolaktin-

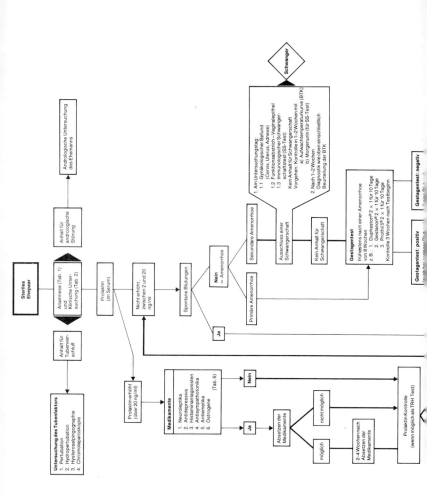

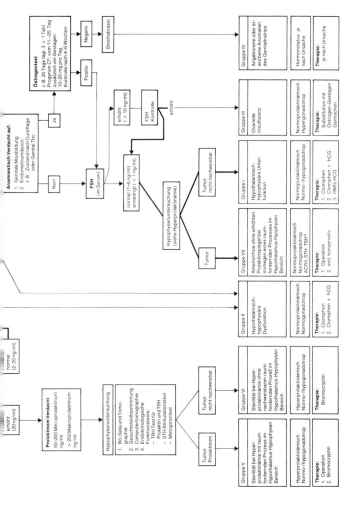

Abb. 1: Untersuchungsablauf bei hormonal bedingter Sterilität der Frau (nach WHO Schema)

ämie vorliegt. In Abhängigkeit von der Höhe der Prolaktinspiegel werden die Gonadotropine FSH und LH gesenkt und der positive Feedback-Mechanismus des Östradiols reduziert oder ausgeschaltet. Falls es zur Entstehung eines Gelbkörpers kommt, wird infolge des erhöhten Prolaktins im Blut die Progesteronbildung gehemmt. Durch die negativen hypothalamisch-hypophysären und ovariellen Effekte des Prolaktins kommt es zu einer Reihe von Zyklusstörungen, die je nach der Höhe der Prolaktinspiegel über eine

Tab. 3: Ursachen der Ovarialinsuffizienz

1. Hypothalamisch
1.1 LH-RH
  – Synthese vermindert
  – Neurosekretion vermindert
  – kein pulsatiles Muster der Sekretion
1.2 Prolaktin releasing factor
  – vermehrt
1.3 Prolaktin inhibiting factor
  – vermindert
1.4 Gestörte Neurosekretion durch Läsion im Bereich des Hypophysenstiels

2. Hypophysär
2.1 Prolaktin
  – erhöht
  – vermindert (?)
2.2 FSH
  – vermindert
  – pulsatiles Muster eingeschränkt
2.3 LH
  – Basalwert: vermindert
  – pulsatiles Muster eingeschränkt

3. Schilddrüse
Hypothyreose bei gleichzeitiger Hyperprolaktinämie

4. Nebennierenrinde
vermehrte Androgenbildung

5. Ovar
5.1 LH-Rezeptoren
  – Anzahl vermindert durch Prolaktin-Effekt
5.2 Steroidogenese-Störung
  – Prolaktin
  – Androgene

Tab. 4: Diagnostische und therapeutische Maßnahmen bei Störungen des menstruellen Zyklus. ZT = Zyklustag

Eireifungsphase (Follikelphase) = praeovulatorisch	Ovulation	Gelbkörperphase (Corpus luteum-Phase) = postovulatorisch
Leithormon: **Östradiol – 17β**		Leithormon: **Progesteron**

Diagnostik

Eireifungsphase:

Nachweis:
a. klinisch:
- BTK: Dauer der Eireifungsphase
- Blutungskalender: postmenstruelles Spotting
- Vaginalcytologie:
  - große Plattenepithelzellen mit hellem, klarem Cytoplasma und kleinen Zellkernen
  - Döderlein Flora
- Cervixbefund:
  - Weite des Muttermundes
  - Spinnbarkeit des Schleims
  - Farnkrautphänomen
  - Schleimmenge und -beschaffenheit (klar oder trüb)
  - Sims-Hühner-Test
- Palpationsbefund:
  - Ovar druckdolent
  - Ovar vergrößert
- evtl. Ultraschall

b. paraklinisch
- Labor: Östradiol 17β im Serum

Ovulation:

Nachweis:
Indirekt
- unsicher: Mittelschmerz
- rel. sicher: BTK: Biphasik
- sicher: Progesteron im Serum über 5 ng/ml Nachweis einer Schwangerschaft

direkt:
Laparoskopie (nur bei in vitro-Fertilisation!)

Gelbkörperphase:

Nachweis:
a. klinisch:
- BTK:
  - rascher (1–2 Tage) Temperaturanstieg um 0,3–0,5 °C
  - Hyperthermie für 10–14 Tage
  Corpus luteum-Insuffizienz:
  - treppenförmiger Temperaturanstieg
  - verkürzte Hyperthermiephase
- Blutungskalender: praemensruelles Spotting:
  u. a. bei Corpus luteum-Insuffizienz
- Vaginalcytologie
  - Einstülpen der Zellränder
  - Zellaggregation
  - Mischflora
- Cervixbefund:
  - Östrogeneffekte rückläufig

b. paraklinisch
- Labor Progesteron im Serum am 3., 5. und 7. hyperthermen Tag
- Strichabrasio am 21.–22. ZT oder am 1. 2. Blutungstag

Therapie

Unterstützung der Eireifung

1. Steigerung der endogenen Gonadotropinbildung
   Antiöstrogenwirksame Substanzen:
   - Clomiphen — Dyneric®
   - Cylcofenil — Fertodur®
   - Epimestrol — Stimovul®
   - Tamoxifen — Nolvadex®
2. Substitution mit Gonadotropinen:
   FSH/LH Gemische (HMG)
   - Pergonal®
   - Humegon®
3. Normalisierung des Prolaktinspiegels
   - bei Hyperprolaktinämie
     - Bromocryptin — Pravidel®
   - bei Normoprolaktinämie
     - Bromocryptin — Pravidel®
     Wirkung hierbei ungeklärt
4. Suppresion der Androgenbildung der Nebennierenrinde
   - Dexamethason — Dexamethason Berco®

Auslösen einer Ovulation

- **Indirekt:** LH-RH: LHRH® (0,1 mg)
- **Direkt:** hCG:
  - Pregnesin® 5000
  - Predalon® 5000
  - Primogonyl® 5000

Unterstützung der Gelbkörperfunktion

1. Steigerung der Progesteronsynthese (endogen)
   - LH-RH — LHRH® (o. img)
   - hCG
     - Pregnesin® 5000
     - Predalon® 5000
     - Primogonyl® 5000
2. Progesteron Substitution (exogen)
   - umstritten — Gestanon®
     - Proluton Depot 250 mg
3. Normalisierung des Prolaktinspiegels
   - Bromocryptin Pravidel®

Tab. 5: Symptome bei Hyperprolaktinämie
+ = bei der Mehrzahl der Fälle;
(+) = bei einem Teil der Fälle

Symptome	Prolaktinspiegel (ng/ml Serum)*		
	bis 50	50–200	> 200
1. Zyklusstörungen			
1.1 Corpus luteum-Insuffizienz	+	(+)	
1.2 Anovulatorische Zyklen	+	(+)	
1.3 Amenorrhoe	(+)	+	+
2. Galaktorrhoe	(+)	(+)	+
3. Libidostörungen		(+)	(+)
4. Diabetogener Effekt		(+)	+
5. Kopfschmerzen		(+)	(+)
6. Akne, Hirsutismus		(+)	(+)
7. Gesichtsfeldeinschränkungen mit Sehstörungen		(+)	(+)
8. Zeichen der Hypophysenvorderlappen-Insuffizienz: Müdigkeit, Schwäche, Kälteempfindlichkeit, evtl. Diabetes insipidus			(+)

* Normaler Prolaktinspiegel: 2–20 ng/ml Serum

Oligomenorrhoe und/oder Corpus luteum-Insuffizienz in eine sekundäre Amenorrhoe übergehen. Die Symptome der Hyperprolaktinämie sind in der Tab. 5 zusammengefaßt.

Die Regulation der Prolaktinsekretion und Wirkungen des Prolaktins sind in der Abb. 2 dargestellt. Die Basalwerte von Prolaktin schwanken zwischen 2 und 20 ng/ml Serum. Zu beachten ist eine Tagesrhythmik der Prolaktinsekretion, die nachts die höchsten und in den späten Morgenstunden die niedrigsten Werte aufweist. Bei Frauen mit sekundärer Amenorrhoe finden sich in 15–20 % der Fälle erhöhte Prolaktinwerte. Allerdings gibt es auch Frauen mit starker Galaktorrhoe und normalem Prolaktinspiegel. Die Beschreibung der Galaktorrhoe-Amenorrhoe-Syndrome (Argonz-Ahumada-del Ca-

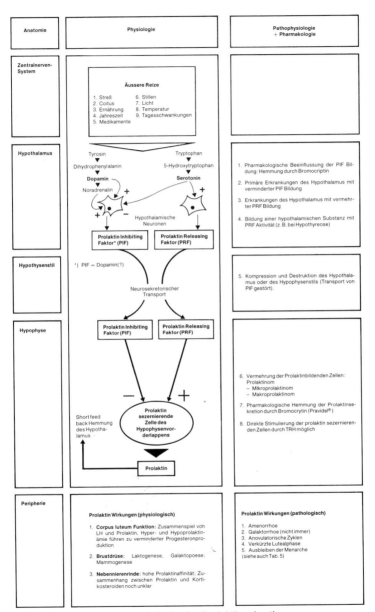

Abb. 2: Physiologie und Pathologie der Prolaktinsekretion

stillo-Syndrom, Chiari-Frommel-Syndrom und Forbes-Albright-Syndrom) hat lediglich bis zu dem Zeitpunkt der routinemäßigen Prolaktinbestimmung Bedeutung gehabt. Heute richtet sich die Therapie in erster Linie nach der Höhe der Prolaktinspiegel und nach der Ursache der gesteigerten Prolaktinsekretion.

Die verschiedenen physiologischen und pathologischen Ursachen der Hyperprolaktinämie sind aus Tab. 6 ersichtlich. Falls aufgrund der Symptomatik oder wegen des erhöhten Prolaktinspiegels (> 200 ng/ml Serum) dringender Tumorverdacht besteht, so ist unbe-

Tab. 6: Verschiedene Ursachen erhöhter Prolaktinsekretion

A. Physiologische Ursachen*)
1. Schlafzustand
2. taktile Reizung der Mammae
3. Saugreiz
4. Schwangerschaft
5. Postpartale Laktation
6. Sexualverkehr
7. akuter Streß

B. Pathologische Ursachen*)
1. Erkrankungen des Hypothalamus
    1.1 Chiari-Frommel-Syndrom (postpartale Amenorrhoe mit persistierender Laktation)
    1.2 Argonz del Castillo Syndrom (Amenorrhoe in Verbindung mit Galaktorrhoe bei Nulliparen)
    1.3 Kraniopharyngeom
    1.4 Sarkoidose
    1.5 Metastasen maligner Tumoren
2. Erkrankungen des Hypophysenvorderlappens
    2.1 Forbes-Albright-Syndrom (HVL-Tumor ist Ursache der Galaktorrhoe, unabhängig von einem vorausgegangenen Partus)
    2.2 eosinophiles Adenom
    2.3 chromophobes Adenom
    2.4 basophiles Adenom (Nelson-Tumor)
    2.5 Metastasen maligner Tumoren
3. Hypothyreoidismus
4. Transsektion des Hypophysenstiels
5. chronisches Nierenversagen
6. ektopische Prolaktinproduktion durch maligne Tumoren
    6.1 Bronchialcarcinom
    6.2 Hypernephrom

C. Pharmakologische Ursachen**)

Gruppe	Substanzen	Handelsnamen
1. Neuroleptika	Phenothiazine und Derivate	Atosil®, Neurocil®, Melleretten®, Dominal®, Truxal®, Megaphen®, Lyogen®,
	Butyrophenone	Haloperidol®, Dipiperon Saft®
	Sulpirid	Dogmatil®
2. Antidepressiva	Dibenzazepinderivate (in hohen Dosen)	Valium®, Librium®, Adumbran®, Tranxillium®, Demetrin®, Tavor®
	Imipramin	Tofranil®
3. Antihypertensiva	α-Methyldopa	Presinol®, Sembrina®, Aldometil®,
	Reserpin	Serpasil®
4. Hormone und Antagonisten	TRH Östrogene Cyproteronacetat	Androcur®
5. Opiate	Morphin	Morphin®, Eukodal®, Dilaudid®
6. Antihistaminika	Meclizin	Bonamine®
7. Antiemetika	Metoclopramid	Metoclopramid® Paspertin®
	Thiethylperazin	Torecan®
8. Varia	Cimetidin	Tagamet®

*) nach: Rudolf K., Zbl. Gynäk. **98** (1976) 1217
**) nach: del Pozo E., Sandorama VI/1979, Sandoz AG, Basel

dingt eine Röntgen- sowie Computertomographie der Sella und eine augenärztliche Untersuchung mit Bestimmung der Gesichtsfelder erforderlich. Weiterhin sind endokrinologische Funktionstests notwendig, um Einschränkungen der Hypophysenfunktion beurteilen zu können (Tab. 7).

Bei Vorliegen eines Mikroadenoms der Hypophyse ist fakultativ zu entscheiden, ob der Tumor entfernt oder mit Bromocryptin behan-

Tab. 7: Diagnostik bei Störungen der Zyklusfunktion

Endokrine Systeme	Hormone	Funktionstests
Hypothalamus	Releasing-Hormone: Prolaktin Releasing Faktor (PRF) Prolaktin Inhibiting Faktor (PIF) LH-RH TRH	Sulpirid-Test Antiöstrogene: Clomiphen
Hypophyse	Prolaktin FSH LH TSH STH ACTH	TRH-Test LH-RH Test LH-RH Test TRH-Test Arginin-Test Metopiron-Test
Schilddrüse	T_4; T_3 | TSH	TRH-Test
Nebenniere	Cortisol 17-OH Progesteron Testosteron 17-Ketosteroide	ACTH-Test ACTH-Test Dexamethason-Test
Ovar	Östradiol-17β	Gestagen-Test HMG/HCG Test

delt werden soll. Nach den heutigen Erkenntnissen wachsen Hypophysenadenome (Prolaktinome) außerhalb der Gravidität sehr langsam; Amenorrhoe und Galaktorrhoe bleiben häufig über Jahre die einzigen Symptome. Bei den operativen Möglichkeiten besteht die Tendenz, diese Tumoren großzügiger entfernen zu lassen, wenn Kinderwunsch besteht. Unter dem Östrogeneinfluß der Schwangerschaft können auch Microadenome wachsen. Durch eine Vergrößerung der Hypophyse wird Druck auf die benachbarten Organe ausgeübt. Durch Kompression der Sehnerven kann es akut zu Sehstörungen (Gesichtsfeldausfälle) kommen, die dann eine Notfalloperation nach sich ziehen. Falls jedoch keine Zeichen hypophysärer Funktionsausfälle bzw. suprasellärer Ausbreitung des Tumors vorliegen, kann mit der operativen Therapie gewartet werden. Schwierig bleibt jedoch die Entscheidung, ob bei Frauen mit Kinderwunsch und Hyperprolaktinämie im Bereich von 200 ng/ml Serum sowie Zeichen eines intrasellären Mikroadenoms operativ oder medikamentös behandelt werden soll. Falls in einer solchen Situation eine Bromocryptin-Therapie versucht wird, so sollten die Hypophysenfunktionen sowie die Gesichtsfeldbestimmungen normal sein. Ferner sollte die suprasellläre Ausbreitung des Tumors durch eine Computertomographie ausgeschlossen sein. Bei Eintritt einer Gravidität sind kurzfristige Prolaktinkontrollen und Gesichtsfeldbestimmungen notwendig, um ein Tumorwachstum rechtzeitig erkennen zu können. Die Nebenwirkungen der Bromocryptin-Therapie sind in Tab. 8 aufgezeigt. Nach operativer Enfernung der Mikroadenome treten in etwa 70% der Fälle spontane ovulatorische Zyklen auf.

Bei allen hypothalamisch-hypophysär bedingten ovariellen Funktionsstörungen mit Hyperprolaktinämie (20–200 ng/ml) mit oder ohne Galaktorrhoe und ohne nachweisbaren Tumor ist Bromocryptin (Pravidel®) das Mittel der Wahl. Unter der Behandlung normalisiert sich in der Mehrzahl der Fälle die Zyklusfunktion und es treten normale Gelbkörperphasen auf. Es wird gewöhnlich in einer Dosierung von 2,5 bis 7,5 mg täglich (1–3 Tabletten über den Tag verteilt) gegeben. Unter der Therapie ist eine gelegentliche Prolaktinkontrolle sinnvoll, da sich bei zu starker Unterdrückung der Prolaktinsekretion (<2 ng/ml) wieder Zyklusstörungen einstellen können.

Bei Frauen mit hyperprolaktinämischer Amenorrhoe treten unter der Bromocriptin-Therapie (täglich 1–4 Tabletten Pravidel®) bereits nach zwei bis drei Monaten in 60–70% und innerhalb eines Jahres in 80–90% Blutungen auf und die Schwangerschaftsrate beträgt über 50%. Falls unter der Behandlung eine Schwangerschaft eintritt, ist das Präparat abzusetzen. Allerdings sind auch bei weiterer Einnahme in der Frühschwangerschaft bisher keine teratogenen Wirkungen von Bromocryptin bekannt geworden. Gelegentlich ist zusätzlich eine Therapie mit Clomiphen (Dyneric®) zum Timing der Ovulation angezeigt (vom 5.–9. Zyklustag täglich 1–2 Tabletten).

Die Erfahrungen der letzten Jahre haben gezeigt, daß auch ovarielle normoprolaktinämische Funktionsstörungen (Oligomenorrhoe und/oder Gelbkörperinsuffizienz), die zum Teil mit Galaktorrhoe einhergehen, günstig durch Bromocryptin (täglich 1–2 Tabletten à 2,5 mg) beeinflußt werden können. In der Mehrzahl der Fälle tritt eine Normalisierung des Zyklus und der Gelbkörperfunktion ein. Nach neueren Mitteilungen ist auch in dieser Behandlungsgruppe die Schwangerschaftsrate etwa 50 %.

Tab. 8: Hormonale Behandlung steriler Patientinnen mit Zyklusstörungen (ZT = Zyklustag)

Typ	Generic; Handelsname Dosierung	Indikationen und Voraussetzungen	Kontraindikationen	Ovulationen	Graviditäten	Nebenwirkungen
Antiöstrogen wirksame Präparate	Clomiphen – Dyneric® 50–100 mg (1–2 Tabl.) die vom 5.–9. ZT	1. Anovulatorische Zyklusstörungen – sek. Amenorrhoe (auch post pill) normoprolaktinämisch – Stein-Leventhal Synd. 2. Gestagentest pos. (Annahme: normogondotrop) 3. Eireifungsstörung mit Oligomenorrhoe/Corpus luteum Insuffizienz 4. Psychogene Amenorrhoe	1. Hypergonadotrope Ovarialinsuffizienz 2. Ovarialcysten 3. Hyperprolaktinämie relative: 1. hypogonadotrope Ovarialinsuffizienz 2. Lebererkrankungen	60–70 %	25–35 %	Ovarialcysten (8–14%) Mehrlingsschwangerschaften (8–9%) Erhöhte Abortrate (20%) Hitzewallungen (10%) Sehstörungen (ca. 2%) Schmerzen im Unterleib Übelkeit, Erbrechen Schwindelgefühle Psychische Labilität Urticaria Dermatitis (0,6% reversibler Haarausfall 0,4%)
Östrogen wirksame Präparate	Cyclofenil – Fertodur® 3 × 200 mg (3 × 1 Tabl.) vom 5.–9. ZT			ca. 50 %	10–20 %	keine wesentlichen bekannt
	Epimestrol – Stimuovol® 1–2 × 5 mg (1–2 Tabl.) vom 5.–14. ZT			ca. 50 %	10–20 %	keine wesentlichen bekannt
Prolaktinhemmer	Bromocryptin – Pravidel® 2,5 bis 10 mg/die (1–4 Tabl./die)	1. Hyperprolaktinämie Prolaktin(Serum) größer 20 ng/ml; kleiner 200 ng/ml –Hypophysentumor ausgeschlossen durch: Rö-Sella und Tomographie evtl. Computertomographie Hypophysenfunktionsteste 2. Normoprolaktinämie –Prolaktin zwischen 2 und 20 ng/ml –Oligomenorrhoe und/oder Corpus luteum Insuffizienz	Hypophysentumor mit Verdrängungserscheinungen (Operation erforderlich)	80–90 % ?	ca. 50 % ca. 50 %	**Außerhalb der Gravidität** – Übelkeit und Erbrechen – Orthostatische Hypotonie – Müdigkeit – Bradycardie – Obstipation – Hypermenorrhoe **Während der Gravidität** – häufiger Cervixinsuffizienz und Frühgeburten (?) – Mißbildungsrate bisher nicht erhöht

Typ	Generic; Handelsname Dosierung	Indikationen und Voraussetzungen	Kontraindikationen	Ovulationen	Graviditäten	Nebenwirkungen
Gonadotropine	Human-Menopausen-Gonadotropin (HMG) – Humegon® – Pergonal® vom 5. ZT tägl. 1–2 ATP bis zur Ovulation. Höhere Dosierung nach Untersuchungsbefunden	**Absolute Indikationen** 1. Hypogonadotrope Ovarialinsuffizienzen 2. Normogonadotrope Ovarialinsuffizienzen (Clomiphen-Versager) 3. Anovulatorische Zyklen (Clomiphen Versager) 4. Corpus luteum-Insuffizienzen (Clomiphen neg.) 5. Status nach Hypophysektomie **Relative Indikationen** – unzureichende zervikale Sekretion – dynamische Tests	relative: 1. Polycystische Ovarien 2. Hypophysentumoren 3. durch Östrogeneffekt: – vorausgegangenes Mammacarcinom – Thromboembolie	80–90 %	35–50 %	Mehrlingsschwangerschaften (10–40 %) Überstimulationen: – leichte (2–6 %) – Ovarialvergrößerung – polyzystische Ovarien – schwere (0,34–1,8 %) – Abdominale Symptome: Nausea, Erbrechen, Diarrhoe bis – Meigs-Syndrom mit Ascites und Hydrothorax Pleura-, Pericarderguss – Stildrehung des Ovars und Ruptur Hohe Abortrate: 20–30 %
	Human-Chorion Gonadotropin – Predalon® 5000 – Pregnesin® 5000 – Primogonyl® 5000 Ovulationsinduktion: Jeweils 5000–10000 IU an 2–3 Tagen	1. Auslösung einer Ovulation 2. Verbesserung der Corpus luteum-Funktion 3. Voraussetzung: – Abgeschlossene Follikelreifung – ausreichender Östrogeneffekt an der Cervix 4. Cave: Ovarialcysten	Ovarialcysten	siehe HMG	siehe HMG	Ovarialcysten Überstimulationssyndrom
Steroidhormone	Östrogene: – Ovestin® (3–6 mg; 2–6 Tabl. vom 9. bis 15. ZT) – Progynon C (40–160 ug; 2–8 Tabl. vom 9. bis 15. ZT)	Schlechter Cervixfaktor: – wenig Schleim – kaum spinnbar – nicht klar – unzureichender Postkoitaltest		?	?	evtl. Verschiebung des Ovulationstermins
	Dexamethason – Dexamethason Berco® 0,5 mg (1 Tabl.) pro die	Adrenale Androgenüberproduktion	Magenulcera chronische Infekte	?	?	

2.2 Hypergonadotrope Ovarialinsuffizienz

Die hypergonadotrope Ovarialinsuffizienz kann primär oder sekundär auftreten. Bei der primären Form handelt es sich meistens um sogenannte Gonadendysgenesien, die häufig mit Mißbildungen vorwiegend im Genitalbereich, im uropoetischen System und im Bereich der Gliedmaßen einhergehen. Als Ursache für diese Störungen finden sich meistens Chromosomenanomalien. Bei der sekundären Form kommt es durch eine Ovarialhypoplasie vorzeitig zur Erschöpfung der Ovarialfunktion. Die sekundären weiblichen Geschlechtsmerkmale sind bei diesen Frauen normal ausgebildet. Beiden Gruppen ist jedoch gemeinsam, daß die Sterilität nicht behoben werden kann, weil funktionsfähige Follikel in den Ovarien fehlen. Das diagnostische Vorgehen ist aus der Abb. 1 zu ersehen. Der Gestagentest ist gewöhnlich negativ. Nicht immer zeigt sich nach der ersten Östrogen-Gestagen-Behandlung eine Entzugsblutung. Die Bestimmung des FSH im Serum ist eine der entscheidenden Maßnahmen in der Diagnostik. Allerdings sollte die Diagnose der hypergonadotropen Ovarialinsuffizienz mehrfach abgesichert werden. Deswegen empfiehlt sich, die FSH-Bestimmung zu wiederholen. Zur sicheren Abgrenzung des sehr selten vorkommenden Syndroms der hyposensitiven Ovarien ist eine histologische Abklärung durch Biopsie aus beiden Ovarien mittels Laparoskopie notwendig. Bei diesem Syndrom finden sich trotz der hypergonadotropen Situation funktionstüchtige Follikel in den Ovarien. Selten lassen sich bei diesen Frauen mit hohen Dosen an Gonadotropinen Ovulationen auslösen. Die Therapie der hypergonadotropen Ovarialinsuffizienz besteht in einer Substitutionsbehandlung mit Östrogenen und Gestagenen.

2.3 Normo- bzw. hypogonadotrope Ovarialinsuffizienz

Der größte Anteil von Zyklusstörungen findet sich in dieser Gruppe. Ein Teil dieser Frauen weist einen positiven Gestagentest auf. Wenn der Gestagentest negativ ausfällt, ist ein Östrogen-Gestagen-Test zu empfehlen, da auf diese Weise Genitalmißbildungen und ein Verlust bzw. eine Anomalie des Endometriums zu erkennen sind. Zur weiteren Differenzierung dieser Gruppe sind FSH- und unter Umständen Östradiol-Bestimmungen im Serum von Bedeutung. Zur Behandlung von normogonadotropen und normoprolaktinämischen Zyklusstörungen bieten sich einige östrogenähnliche Substanzen an, die eine vermehrte Ausschüttung von Releasinghormonen und damit von Gonadotropinen bewirken. Bei jüngeren Frauen mit leichten Zyklusstörungen (Oligomenorrhoe) ist der Einsatz von Stimovul® und Fertodur® als erste Behandlung gerechtfertigt, da diese Substanzen keine nennenswerten Nebenerscheinungen haben. Das Mittel der Wahl bei Frauen mit Kinderwunsch in der oben genannten Gruppe von Zyklusstörungen ist Clomiphen (Dyneric®). Dosierungen, Indikationen, Kontraindikationen, Ovulations- und

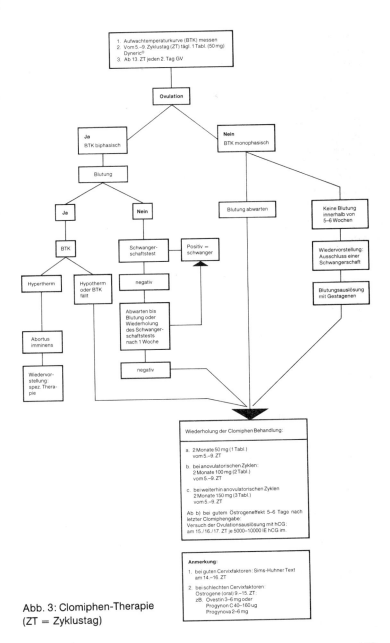

Abb. 3: Clomiphen-Therapie (ZT = Zyklustag)

Schwangerschaftsrate sowie Nebenwirkungen von ovulationsauslösenden Präparaten sind in der Tab. 8 zusammengestellt. Bei der Therapie der Gelbkörperinsuffizienz wird durch eine bessere Eireifung versucht, die Gelbkörperfunktion zu normalisieren. In manchen Fällen wird auch die Funktion des Gelbkörpers direkt durch Gaben von Gonadotropinen gesteigert. Im Gegensatz zu früher werden heute seltener Gestagene zur Unterstützung des Gelbkörpers gegeben. Hohe Dosen von Gestagenen können die Steroidegenese des Gelbkörpers unterdrücken.

Die Clomiphen-Therapie ist in erster Linie bei der sekundären Amenorrhoe indiziert. Es wird am 5.–9. Zyklustag mit täglich 50 mg Clomiphen für 5 Tage begonnen. Kommt es nach zwei Zyklen nicht zu einer Hyperthermie, so wird die Dosis auf 100 und nach weiteren zwei Zyklen auf 150 mg/Tag gesteigert. Wenn nach 3 bis 4 Behandlungszyklen mit Clomiphen kein befriedigendes Timing der Ovulation oder keine ausreichende Ovulationsrate erreichbar ist, so ist anhand der Östrogenbildung zu entscheiden, ob zusätzlich 6–7 Tage nach der letzten Clomiphen-Gabe HCG eingesetzt werden soll (Abb. 3). Die Überwachung der Clomiphen-Therapie erfolgt durch BTK, bimanuelle Untersuchung, Cervixindex mit Postkoitaltest sowie durch Progesteronbestimmungen im Serum in der hyperthermen Phase. Die Gründe für die niedrige Schwangerschaftsrate nach Clomiphen-Therapie sind bis heute nicht geklärt. Man nimmt an, daß durch eine andersartige Gelbkörperfunktion sich die Tubenmotilität verändert und damit der Eitransport gestört wird. Ferner wird ein mangelhafter Cervixfaktor diskutiert, der durch den antiöstrogenen Effekt dieser Substanz bedingt ist. Die Schwangerschaftsrate läßt sich durch zusätzliche präovulatorische Östrogengaben sowie durch Gaben von HCG in der Lutealphase geringfügig verbessern.

Durch die Clomiphen-Therapie wird die Hypothalamus-Hypophyse-Ovarienachse günstig beeinflußt, so daß es häufiger nach Absetzen des Medikaments über einige Monate zu spontanen Blutungen mit Ovulation kommt. Deshalb ist es sinnvoll, nach einigen Monaten Clomiphen-Behandlung eine Pause von ein bis zwei Monaten einzulegen.

3. Spezielle Behandlung bei der Ehesterilität

Für eine Behandlung mit Gonadotropinen (HMG/HCG) kommen solche Frauen in Frage, die Clomiphen-resistent sind. Gewöhnlich handelt es sich dabei um Frauen mit niedrigen Gonadotropin- und

Östrogenspiegeln. Indikation, Ovulations- und Schwangerschaftsrate sowie Nebenwirkungen dieser Therapie sind in der Tab. 8 zusammengestellt. Wegen der Gefahr der ovariellen Überstimulierung sollte die Gonadotropinbehandlung dem in dieser Therapie erfahrenen Gynäkologen überlassen bleiben.

Eine weitere therapeutische Möglichkeit ergibt sich mit dem Einsatz einer Miniatur-Pumpe (Ferring-GmbH), die zyklisch alle 90 min über Tage kleine Mengen LH-RH intravenös verabreicht. Hierdurch kommt es über eine Stimulation der Hypophyse zu einer physiologischen Sekretion der für die Eireifung notwendigen Gonadotropine. Diese Behandlungsmethode wird auf Grund der Anschaffungskosten der Pumpe (ca. 4000.–) sowie der erforderlichen engmaschigen Kontrollen vorerst nur größeren Behandlungszentren zur Verfügung stehen.

Bei Frauen mit Sterilität ist die Endometriose im Genitalbereich etwa zehnmal häufiger zu finden als normalerweise. Deshalb ist nach Symptomen wie Dysmenorrhoe, Schmerzen im Unterleib, Dyspareunie und Hämaturie zu fragen. Neben der gynäkologischen Untersuchung ist die Laparoskopie die wichtigste Untersuchungsmethode. Falls eine Endometriose nachgewiesen wird, ist die Behandlung mit Danazol (Winobanin®) recht wirksam. Die Therapie wird am ersten Zyklustag mit täglich 3 × 200 mg begonnen und kann nach 2 bis 3 Monaten auf 400 mg reduziert werden. Diese Behandlung muß mindestens sechs Monate durchgeführt werden. Nebenerscheinungen der Danazol-Therapie sind in Tab. 9 aufgeführt. Nach sechsmonatiger Therapie mit Danazol wird über Schwangerschaftsraten von 30–50 % berichtet.

Tab. 9: Nebenerscheinungen der Danazol-Therapie

---

fettige Haut, Akne, geringer Hirsutismus
Tieferwerden der Stimme
Hitzewallungen, vermehrtes Schwitzen
Ödeme, Gewichtszunahme
Müdigkeit, Muskelkrämpfe, Kopfschmerzen
Kleinerwerden der Brüste
Ausfluß – atrophische Vaginitis
Durchbruchsblutungen

Es hat sich gezeigt, daß die hormonalen Ursachen der weiblichen Sterilität schnell und sicher abgeklärt und in der Mehrzahl der Fälle behandelt werden können. Die Medikamente zur Auslösung von Ovulationen weisen jedoch zur Zeit noch einige Nebenerscheinungen auf, die möglicherweise in naher Zukunft durch den Einsatz von Releasinghormon-ähnlichen Substanzen wesentlich vermindert werden können.

Literatur

Insler V., Lunenfeld B.: Sterilität Bd. 1. Diagnose und Therapie endokriner Fertilitätsstörungen der Frau; Grosse Verlag, Berlin, 1977

Klink R.: Die systematische Durchuntersuchung des kinderlosen Ehepaares; Der Gynäkologe Bd. **3**, 101, (1971)

Rjosk H. K., von Werder K. und *Fahlbusch R.:* Hyperprolaktinämische Amenorrhoe; Klinische Bedeutung, endokrine Befunde, Therapie; Geburtsh. u. Frauenheilkunde **36**, 575, (1976)

Diedrich K., Leidenberger F., Lehmann F. und *Bettendorf G.:* Klinisch experimentelle Studien zur Therapie ovarieller Funktionsstörungen mit 2-Br-α-Ergocryptin, Geburtsh. u. Frauenheilkunde **38**, 716, (1978)

Eversmann T., von Werder K.: Hyperprolaktinämische Infertilität: Diagnose und Therapie; Internistische Welt **5**, 158, (1978)

Goebel R. und *Rjosk H. K.:* Danazol; Ein neues synthetisches Antigonadotropin; Geburtsh. und Frauenheilkunde **38**, 932, (1978)

Diagnostik und Therapie der weiblichen Sterilität
– nicht hormonal bedingte Ursachen

K. J. Beck

Noch vor etwa 30 Jahren waren tubare Faktoren die häufigste Ursache weiblicher Sterilität. So berichten Schultze (1942), Bernhard (1943) und zahlreiche andere Autoren in den vierziger Jahren, daß über 50 % aller weiblichen Sterilitätsfälle durch Tubenverschlüsse bedingt seien.

Einführung der Antibiotika, Rückgang der Gonorrhoe, Verbesserung der Vorsorgeuntersuchungen usw. haben zu einer deutlichen Abnahme der tubaren Sterilität geführt. Wie aus der tabellarischen Übersicht von Bickenbach und Döring (1967) zu ersehen ist, nimmt heute die ovarielle Sterilität vor der tubaren den ersten Platz ein (Tab. 1). Demgegenüber treten korporale, zervikale, vaginale, psychische und extragenitale Sterilitätsursachen stark zurück. In 13,5 % aller Fälle fand sich keine Erklärung für die Kinderlosigkeit. Es ist anzunehmen, daß gerade unter diesem Kollektiv immunologische Sterilitätspatienten zu suchen sind.

Tubare Sterilität

Als Ursache tubarer Sterilität spielen Entzündungen, peritubare Verwachsungen, Endometriose und Störungen des Eitransportes sowie des Stoffaustausches zwischen Eizellen und Tubensekreten eine wichtige Rolle. Die weitaus häufigsten Ursachen tubarer Sterilität

Tab. 1: Ursachen der Kinderlosigkeit bei 1047 untersuchten sterilen Frauen (Bickenbach und Döring 1967)

ovarielle	38,6 %
tubare	29,7 %
korporale	7,2 %
zervikale	3,1 %
vaginale	6,4 %
psychische	0,8 %
extragenitale	0,7 %
ohne Befund	13,5 %

Tab. 2: Behandlungsmöglichkeiten tubarer Sterilität

I	Konservativ	hormonell CO_2-Pertubation bzw. Hydropertubation
II	Chirurgisch	Wiederherstellung der gestörten Tubenpassage Transplantate Intrauterine Ovarimplantation
III	Extrakorporale Befruchtung	

sind entzündlicher Art. Als Erreger kommen vor allem Streptokokken und Staphylokokken in Frage. Gonokokken sind zwar seltener, jedoch zeigt gerade diese Infektion in den letzten Jahren ansteigende Tendenz. Insgesamt muß heute wieder eine Zunahme entzündlicher Tubenverschlüsse befürchtet werden. Die Gründe liegen vor allem in der vermehrten Anwendung von Intrauterinpessaren und in der großzügigeren Handhabung von Interruptiones. Die Endometriose der Tube führt in vielen Fällen nicht zu ihrem kompletten Verschluß, sondern zu einer Wandstarre und damit zu Problemen des Eitransportes. Störungen des Stoffaustausches zwischen befruchteter Eizelle und Tubensekreten sind meist Folge von Schädigungen des Tubenepithels.

Die Diagnose tubarer Sterilität kann nur in einem Teil der Fälle palpatorisch gestellt werden. Meist müssen ergänzende Untersuchungsverfahren angewendet werden: CO_2-Pertubation, Hysterosalpingographie, Laparoskopie mit Chromopertubation usw.

Die Behandlung tubarer Sterilität kann recht schwierig sein. Tab. 2 gibt einen Überblick über die Behandlungsmöglichkeiten. Durch Endometriose bedingte Sterilität erfordert eine langzeitige Hormonbehandlung. Hierbei hat sich die kontinuierliche Applikation von Gestagenen – z.B. Lynestrenol 5 mg oder Norethisteronacetet 5 bis 10 mg täglich – über einen Zeitraum von wenigstens 6 Monaten bewährt. Durch die Einführung von Danazol, einem Gonadotropin-Antagonisten, konnten weitere Erfolge in der Endometriose-Therapie verzeichnet werden.

Pertubation bzw. Hydropertubation stellen einen lohnenden Versuch dar, kleine intratubare Verklebungen ohne operativen Eingriff zu lösen. Die Ergebnisse chirurgischer Interventionen sind oft unbefriedigend. Die besten Resultate finden sich bei der Salpingolysis, d.h. der Lösung peritubarer Verwachsungen. Die Erfolgschancen werden unterschiedlich angegeben: Martius (1956) 55 %, Bunster (Sammelstatistik 1951) 20 %, Liedholm (1979) 53,8 %. Die schlechtesten Ergebnisse finden sich bei der Salpingostomatoplastik, d.h. der Wiedereröffnung des verschlossenen Fimbrientrichters. In der Mehrzahl der Fälle gelingt es zwar, eine Tubenöffnung herzustellen, jedoch ist der empfindliche Eiauffangmechanismus so gestört, daß die Schwangerschaftsrate meist unter 10 % liegt (Bunster 1951 7 %). Demgegenüber finden sich bei der technisch schwierigeren Re-Implantation einer Tube in den Uterus, wo der Verschluß im intramuralen bzw. im isthmischen Teil liegt, meist bessere Ergebnisse. So gibt Bunster (1951) hier eine Erfolgsquote von 25,5 % an. Eine Verbesserung der Ergebnisse konnte durch die postoperative Hydropertubation, um die sich in Deutschland besonders Fikentscher und Semm verdient gemacht haben, erreicht werden. Diese Maßnahme hat zum Ziel, die Ausbildung neuer Verwachsungen und Verklebungen zu verhindern. Durch die Einführung mikrochirurgischer Operationstechniken an der Tube scheint eine weitere Verbesserung der operativen Resultate erreichbar zu sein. So berichtete Swolin (1979), daß mit Hilfe der Elektromikrochirurgie unter Verwendung von Lupenbrille und Mikroskop Schwangerschaftsraten von 63 % zu erzielen seien, wobei die Zahl ektopischer Schwangerschaften mit 27 % relativ hoch läge. Semm und Mettler (1979) erzielten durch pelviskopische Korrekturen des Tubenfaktors bei 223 Sterilitätspatientinnen folgende Ergebnisse: bei der Ovariolyse in 21 %, der Salpingolyse in 36 %, der Fimbrioplastik in 33 % und der Salpingostomie in 26 % Schwangerschaften. Nach ihrer Meinung sind lediglich die intramuralen bzw. isthmischen Tubenverschlüsse, Zustand nach Sterilisation, Fehlbildungen und mißlungene endoskopische Eingriffe für eine Sterilitätslaparotomie indiziert. Oft sind die Tuben jedoch so geschädigt, daß es nicht gelingt, eine freie Passage herzustellen. In diesen Fällen hat man versucht, Tuben zu transplantieren oder andere Organe, z.B. die Appendix, als Tubenersatz zu verwenden. All diese Maßnahmen und auch der Versuch, Kunststofftuben zu implantieren, haben jedoch keinen Erfolg gebracht. Als letzte Möglichkeit blieb in vielen Fällen nur die Implantation eines Ovars in die Uteruswand. Diese Technik wurde 1924 von Estes und von Tuffier angegeben. Es ist erstaunlich, daß in der Weltliteratur über eine Reihe von Schwangerschaften bei Anwendung dieser Methode berichtet wird. Die Nebenwirkungen sind jedoch so erheblich (starke Schmerzen, Blutungsstörungen, Entzündungen usw.), daß dieses Verfahren praktisch nicht mehr angewandt wird.

Bei völlig aussichtslosen Fällen tubarer Sterilität scheint die extrakorporale Befruchtung und Implantation der befruchteten Eizelle in den Uterus neue Wege zu eröffnen. Über die Geburt eines so gezeugten Kindes wurde vor kurzem berichtet. Ich möchte hier nicht auf die ethischen und medizinisch-biologischen Probleme einer solchen Maßnahme eingehen. Die Tab. 3 zeigt die Hauptprobleme extrakorporaler Befruchtung beim Menschen.

Tab. 3: Probleme der extrakorporalen Befruchtung beim Menschen

I	Gewinnung einer reifen Eizelle
II	Kapazitation der Spermien
III	Implantation der befruchteten Eizelle im Cavum uteri

Die Erfassung des richtigen Zeitpunktes zur Gewinnung einer reifen Eizelle kurz vor der Ovulation ist heute mit hormonanalytischen Methoden einigermaßen exakt möglich. Die Eizellen selbst werden laparoskopisch durch Punktion aus dem sprungreifen Follikel gewonnen.

Das zweite Problem stellt die Kapazitation von Spermien dar (Übersicht Beck 1977). Die Spermien von Säugetieren erlangen ihre Befruchtungsfähigkeit erst im weiblichen Genitaltrakt. Dieser Prozeß läuft in mehreren Stufen ab. In Vagina, Zervix und Uterus erfolgt zunächst ein Abbau von Inhibitoren der Kapazitation und anschließend in Uterus und Tuben die eigentliche Kapazitation. Die Kapazitation ist gekennzeichnet durch eine Stoffwechselsteigerung, Änderung der Motilität und Aktivierung von lytischen Enzymen des Spermiums. In unmittelbarer Berührung mit der Eizelle erfolgt schließlich die Akrosomreaktion, die mit morphologischen Veränderungen des Spermiums einhergeht und zur Freisetzung proteolytischer Enzyme (Akrosin, Corona-penetrating-enzyme und Hyaluronidase) führt, mit deren Hilfe die Spermien die verschiedenen Eihüllen aufzulösen vermögen. Beim Menschen kann die Kapazitation außerhalb des Uterus erfolgen, so u. a. in Follikelflüssigkeit.

Während das Problem der extrakorporalen Befruchtung weitgehend gelöst zu sein scheint, liegt das Hauptproblem beim Menschen in der Implantation der befruchteten Eizelle in den Uterus. Bedingt ist dies durch eine fehlende Synchronisation zwischen Entwicklungsstand der in vitro befruchteten Eizelle sowie den morphologischen und biochemischen Verhältnissen im Cavum uteri. Dies führt dazu, daß in der Mehrzahl der Fälle die befruchtete Eizelle abgestoßen wird. Es ist jedoch anzunehmen, daß in Zukunft auf diesem Gebiet weitere Fortschritte erzielt werden.

Korporale Sterilität

Die Ursachen weiblicher Sterilität im Bereich des Corpus uteri sind meist pathologisch-anatomisch bedingt: Mißbildungen, Tumoren, Hypoplasien, Entzündungen usw. Diese Veränderungen führen in vielen Fällen nicht zu Sterilität, sondern zu Infertilität und zu Implantationsstörungen.

Die Diagnose korporaler Sterilität kann durch Palpation, Curettage, Hysterosalpingographie, diagnostische Laparoskopie, Hysteroskopie u. a. gestellt werden.

Über die Häufigkeit pathologischer Befunde im Bereich des Corpus uteri bei 413 Sterilitätspatientinnen berichteten 1979 Mohr und Lindemann (Tab. 4). Hysteroskopisch fanden sie bei 48,6 % aller Patientinnen intrauterine Veränderungen, vor allem Polypen, Adhäsionen und Myome. Nicht selten ist die uterine Sterilität durch allzu forcierte Curettagen bedingt. Hierbei kann es zu einem partiellen oder völligen Verlust der Basalis des Endometriums kommen. Synechien, komplette Atresie und Amenorrhoen sind die Folge. Wenn noch Reste vom Endometrium vorhanden sind, wird man versuchen, durch Sondierungen und Hormonbehandlung eine Ausheilung zu erzielen.

Tab. 4: Hysteroskopische Befunde bei 413 Sterilitätspatientinnen (Mohr und Lindemann 1979)

Polypen	68
Polyposis	53
Adhäsionen	38
Myome	24
Uterus subseptus	1
Uterus septus	5
Uterus arcuatus	8
Uterus bicornis bicollis	2
Uterus unicollis bicornis	3

Fehlt das gesamte Endometrium, kann der Versuch einer Transplantation von Endometrium einer blutgruppengleichen Spenderin vorgenommen werden.

Unter den entzündlichen Ursachen spielt die tuberkulöse Endometritis eine zwar seltene, prognostisch jedoch ungünstige Rolle. Die Behandlung ist rein konservativ. Die pathologisch-anatomischen Veränderungen müssen ggf. operativ oder durch Curettagen angegangen werden.

Zervikale Sterilität

Die Angaben über die Häufigkeit zervikaler Sterilität schwanken in der Literatur zwischen 3,1 % und 70 % (Übersicht Beck 1972). Die Gründe hierfür sind vor allem in unterschiedlichen Definitionen zu suchen. Von zervikaler Sterilität im engeren Sinne sollte nur dann gesprochen werden, wenn bei einer Frau mit normalem biphasischen Zyklus Spermien eines sicher fertilen Mannes in der periovulatorischen Zyklusphase den Zervikalmukus nicht durchdringen können.

Die Ursachen zervikaler Sterilität sind in der Tab. 5 aufgeführt. Die zervikale Hypersekretion und das Ausbleiben der charakteristischen praeovulatorischen Mukusveränderungen sind im wesentlichen hormonell bedingt. Iatrogene Ursachen finden sich als Folge zu ausgedehnter Konisationen oder Verschorfungen.

Die zervikale Hypersekretion ist meist vegetativ-nervös bedingt. Ob die Hypersekretion selbst oder die ihr möglicherweise zugrundeliegenden psychischen Probleme die Sterilität auslösen, läßt sich schwer entscheiden. Von einigen Autoren werden bisher nicht erfaßte biochemische Veränderungen des Mukus mit Störungen des

Tab. 5: Ursachen zervikaler Sterilität

---

1. Ausbleiben der charakteristischen periovulatorischen Mukusveränderungen
2. Die zervikale Hypersekretion
3. Hyperazidität des Zervixschleimes
4. Mikrobiologische und entzündliche Faktoren
5. Immunologische Faktoren
6. Übertritt spermientoxischer Substanzen in den Mukus
7. Ungünstige Wirkung, verschiedener für die Ovulationsauslösung verwendeter Substanzen auf den Zervixschleim
8. (Probleme der Kapazitation und Dekapazitation)

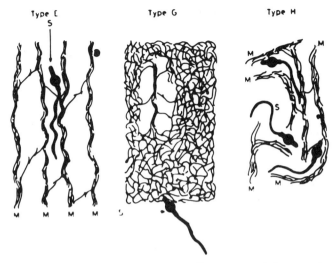

Abb. 1: Mizellare Struktur der Mukoide. E Östrogentyp, G Gestagentyp, H Hyperöstrogen-Typ (Odeblad 1968)

chemotaktischen Spermientransportes bei Hypersekretion angenommen (Abb. 1). Die Behandlung zervikaler Hypersekretion ist schwierig: Verschorfung zu ausgedehnter Ektropien, Sedierung, parazervikale Novocain-Injektionen u. a. bringen meist nur vorübergehenden Erfolg. In besonders gelagerten Fällen kann eine psychotherapeutische Behandlung angezeigt sein.

Ob es eine isolierte Hyperazidität des Zervixschleimes gibt, die zur Sterilität führen kann, ist nicht völlig geklärt. Der Zervikalmukus ist normalerweise leicht alkalisch (pH 7,5 bis 8,2). In der Mehrzahl der Fälle dürfte ein Abfall zervikaler pH-Werte durch bakterielle Infektionen und nicht durch Störungen der Zervikalsekretion bedingt sein. Die Bedeutung entzündlicher Faktoren für die Sterilität sollte nicht unterschätzt werden. Bakterien vermögen sowohl selbst als auch durch ihre Toxine und die begleitende Entzündung, Spermien zu schädigen. Einige pathogene Keime können Spermien phagozytieren, sie agglutinieren oder in ihren Energiestoffwechsel eingreifen. Dasselbe trifft für die leukozytäre Entzündung zu. Andererseits kann durch die bakterielle Infektion der Zervix die Zusammensetzung des Mukus so verändert werden, daß Kaye et al. (1954) von einem „hostile mucus" sprechen. Spermizide Eigenschaften konnten u. a. bei

E. coli und Proteus vulgaris nachgewiesen werden. Bei E. coli wurde außerdem eine Agglutination von Spermien beobachtet. Streptokokken der Viridans-Gruppe und haemolytische Streptokokken besitzen eine fakultativ-spermizide Wirkung und führen zu einer Motilitätsminderung der Spermatozoen. Durch Mykoplasmen soll eine Adsorption der Spermien an die Mykoplasmen verursacht werden, ähnlich einer Antigen-Antikörperreaktion. Viren können ebenfalls eine Spermaagglutination hervorrufen. Die häufigsten Infektionen im Bereich des weiblichen Genitales sind jedoch durch Trichomonaden und Pilze bedingt. All diese Infektionen erfordern eine spezifische Behandlung.

Über die Ausscheidung spermatoxischer Substanzen in den Zervikalmukus ist relativ wenig bekannt. Eigene Untersuchungen über den Rhodanidgehalt des Zervixschleimes bei Nichtraucherinnen und Raucherinnen, sowie über den Übertritt von Alkohol in den Zervikalmukus ergaben, daß die Rhodanidkonzentrationen im Zervikalmukus bei Raucherinnen nicht wesentlich erhöht sind. Alkohol tritt nach exogener Zuführung sehr rasch in den Zervikalmukus über; die gemessenen Werte lagen oft höher als im Blut. Die gefundenen Konzentrationen beider Noxen führten jedoch nicht zu einer meßbaren Beeinträchtigung der Spermienmotilität.

Immunologische Faktoren als mögliche Ursache einer ungeklärten Sterilität sind in den letzten Jahren zunehmend in das Blickfeld des klinischen und wissenschaftlichen Interesses gerückt. Bereits 1899 hatten Landsteiner und Metchnikoff unabhängig voneinander nachgewiesen, daß Meerschweinchen gegen parenteral injizierte Spermien Antikörper bilden können. Heute wissen wir, daß sowohl der Mann gegen die eigenen Spermien als auch die Frau gegen Spermien und Samenplasma des Partners Antikörper bilden kann. Agglutinierende, immobilisierende und zytotoxische Antikörper kommen vor. Bei den agglutinierenden Antikörpern finden sich Kopf zu Kopf, Schwanz zu Schwanz und Schwanzende zu Schwanzende-Agglutinationen. Die Angaben über die Häufigkeit der Antikörperbildung der Frau gegen Spermien schwanken in der Literatur erheblich. Schwimmer et al. (1967) fanden bei Patientinnen mit primärer Sterilität in 37,5 %, bei sekundärer Sterilität in 50 % und bei Prostituierten in 72,9 % Spermaantikörper. Masson et al. (1970) konnten bei 207 sterilen Ehepaaren in 44,4 % Spermaantikörper mit dem Hämagglutinations-Test und in 53,3 % mit dem Spermaagglutinations-Test nachweisen. In einer etwa gleich großen Kontrollgruppe fanden sich nur in 4,4 % Spermaantikörper. Ein Vergleich beider Testmethoden mit dem Sims-Huhner-Test ergab jedoch nur in 62 % übereinstimmende Ergebnisse. Weil die Spermaagglutinations-Reaktion nicht spezifisch ist, sollte man bei der Diagnose immunologischer Sterilität stets mehrere Untersuchungsmethoden anwenden. Der Nachweis von Spermaantikörpern vom agglutinierenden und immobilisierenden Typ kann nur bei anhaltenden positiven Titern über drei Jahre als relevant für die Fertilität gesehen werden. Eine Behandlung immunologischer Sterilität ist praktisch nicht möglich.

Vaginale Ursachen der Sterilität

Anatomische Anomalien und Entzündungen der Vagina spielen die entscheidende Rolle. Gynatresien und Aplasien stellen oft unüberwindliche Konzeptionshindernisse dar. Atresien finden sich nach Verletzungen, Verätzungen und selbst nach schweren eitrigen Kolpitiden. Doppelmißbildungen stellen meist kein Konzeptionshindernis dar. Die Behandlung ist rein chirurgisch.

Entzündliche Veränderungen im Bereich der Scheide bedürfen einer gezielten Therapie; ihre Prognose ist meist gut.

Literatur

Beck, K. J.: Cervicale Faktoren als Ursache der Sterilität; Der Gynäkologe **3**, 141, (1971)

Beck, K. J.: Die Kapazitation von Spermien; Fortschr. Med. **95**, 2353, (1977)

Beck, K. J., Cleven, E., Müller, H. E.: Untersuchungen über die vaginale und cervicale Keimbesiedlung von Diabetikerinnen im Hinblick auf mögliche Sterilitätsfaktoren; Geburtsh. u. Frauenheilk. **33**, 960, (1973)

Beck, K. J., Hinckers, H. J.: Untersuchungen über den Übertritt von Alkohol in den Cervicalmucus und seine Bedeutung für die Sterilität der Frau; Geburtsh. u. Frauenheilk. **32**, 585, (1972)

Beck, K. J., Korte, W.: Die hormonelle Behandlung der durch Endometriose bedingten Sterilität; Der Gynäkologe **5**, 33, (1972)

Beck, K. J., Schlebusch, H.: Untersuchungen über das Vorkommen von Rhodanid im Cervixschleim, Speichel und Serum von Raucherinnen und Nichtraucherinnen und seine Beziehung zur Sterilität der Frau; Geburtsh. u. Frauenheilk. **31**, 1184, (1971)

Bernhard, P.: Über die Ursachen der Sterilität der Frau; Zbl. Gynäk. **67**, 793, (1943)

Bickenbach, W., Döring G. K.: Die Sterilität der Frau. 3. Aufl. Thieme, Stuttgart, 1967, pp.

Bunster, E.: Trompa de Falapio y esterilidad de causa tubaria; Kraft, Buenos Aires, 1951, pp.

Estes, W. L.: Ovarian implantation. The preservation of ovarian function after operation for desease of the pelvic viscera, Surg. Gynec. Obstet. **38,** 394, (1924)

Kaye, B. M., Cohen, M. R., Mac Lean, H.: Significance of cervical bacteria in infertility; Obstet. and Gynec. **3,** 644, (1954)

Landsteiner, K.: Zur Kenntnis der spezifisch auf Blutkörperchen wirkenden Sera; Zbl. Bak. **25,** 546, (1899)

Liedholm, P.: Der heutige Stand der Tubar-Chirurgie; Gemeinschaftstagung dt. Ges. z. Stud. d. Fertil. und Steril. mit der österr. Ges. z. Stud. d. Steril. u. Fertil., Kiel 26. – 27. 5. 1979

Martius, H.: Operationstechnische Ratschläge bei der Sterilitätsbehandlung der Frau; Proc. 2. World Congr. Fertil. Steril. Neapel 1956

Masson, D., Lehmann, F., Breckwoldt, M., Krebs, D.: Sperma-Antikörper als mögliche Ursache einer ungeklärten Sterilität; Geburtsh. u. Frauenheilk. **30,** 103, (1970)

Metchnikoff, E.: Etudes sur la résorption des cellules; Ann. Inst. Pasteur **13,** 737, (1899)

Mettler, L.: Pelviskopische Korrektur des Tubenfaktors. Technik und Ergebnisse; Gemeinschaftstagung dt. Ges. z. Stud. d. Fertil. u. Steril. mit der österr. Ges. z. Stud. d. Steril. u. Fertil., Kiel 26. – 27. 5. 1979

Mohr, J., Lindemann, H.-J.: Intrauterine Veränderungen bei habituellem Abort; Gemeinschaftstagung dt. Ges. z. Stud. d. Fertil. u. Steril. mit der österr. Ges. z. Stud. d. Steril. u. Fertil., Kiel 26. – 27. 5. 1979

Odeblad, E.: Types of human cervical secretions; Acta Europ. Fertil. **1,** 99, (1969)

Schultze, G. K. F.: Der gegenwärtige Stand der Bekämpfung der weiblichen Unfruchtbarkeit; Dtsch. med. Wschr. **68,** 997, (1942)

Schwimmer, W. B., Ustay, K. A., Behrmann, S. J.: An evaluation of immunologic factors of infertility; Fertil., Steril. **18,** 167 (1967)

Swolin, K.: Elektromikrochirurgie und Fertilitätsoperation; Gemeinschaftstagung dt. Ges. z. Stud. d. Fertil. u. Steril. mit der österr. Ges. z. Stud. d. Steril. u. Fertil., Kiel 26. – 27. 5. 1979

Tuffier, Th., Letuelle, M.: Transposition de l'ovaire pourvu de son pédicule vasculaire dans l'uterus apres ablation des salpinges Presse méd. **32,** 465, (1924)

Diagnostik und Therapie der weiblichen Sterilität
– Psychosomatische Ursachen

M. Stauber

Bis zur Jahrhundertwende wurde in erster Linie die Unfruchtbarkeit einer Ehe der Frau angelastet. Ein Blick in die Medizingeschichte ergibt zahlreiche Hinweise für Demütigungen der Frau in einer kinderlosen Ehe. In der forensischen Gynäkologie des Mittelalters war die Sterilität der Frau ein Grund zur Scheidung, eine Verfahrensweise, die bis ins 20. Jahrhundert hinein noch in der Türkei und in Indien üblich war. Übrigens ist es auch heute in erster Linie die Frau, die die Initiative zu einem Arztbesuch wegen Kinderlosigkeit ergreift.

Wenn wir nun die Kinderlosigkeit vom psychosomatischen Standpunkt aus betrachten, so ist es kaum möglich, sie in eine weibliche und eine männliche Sterilität aufzuteilen. Ich werde deshalb auch auf Probleme eingehen, die den Partner oder die partnerschaftlichen Beziehungen betreffen.

Zu unserem Modell einer Sterilitätssprechstunde: Hier wird versucht, gynäkologische, andrologische und psychosomatische Aspekte gleichrangig in Diagnostik und Therapie zu berücksichtigen. Es handelt sich um die Kinderwunschsprechstunde an der Frauenklinik Charlottenburg der Freien Universität Berlin, in dem diese Zusammenschau seit vielen Jahren verwirklicht wird. Dieses Behandlungskonzept geht aus dem Untersuchungsschema hervor.

Die gynäkologischen, die andrologischen und die psychosomatischen Untersuchungsschritte laufen parallel in einer Spezialsprechstunde ab. Liegen z. B. bereits bei der Erstuntersuchung psychosomatisch auffällige Befunde vor, wie funktionelle Sexualstörungen oder der fehlende Kinderwunsch eines der beiden Partner, so unterbrechen wir den Fortgang der somatischen Untersuchungsschritte und machen uns Gedanken über psychotherapeutische Möglichkeiten. So haben sich z. B. eine Reihe von Patientinnen mit Vaginismus, Orgasmusstörungen usw. als ersten Behandlungsschritt in der Sterilitätsbetreuung einer erfolgreichen Psychotherapie unterzogen. Ebenso werden die männlichen Partner auf die meist vorliegende Psychogenese ihrer Impotenzsymptomatik aufmerksam gemacht und einer Behandlung zugeführt, bevor die routinemäßige Fertilitätsdiagnostik begonnen wird. In der weiteren Sterilitätsdiagnostik

Tab. 1: Untersuchungsschema steriler Ehepaare an der Frauenklinik Charlottenburg der FU Berlin

	ANAMNESE	INSPEKTION PALPATION	HORMONALE FUNKTION	TUBENFUNKTION	PATHOLOGISCHE BEFUNDE reparabel | irreparabel Therapie	OHNE BEFUND
VORWIEGEND SOMATISCHE BETREUUNG ♀	KW-Dauer prim./sek.Sterilität Kontrazeption usw. extragen. Hindernisse	Fehlbildung Kolpitis Tumore usw.	BTK (Ovul.) Cervixschleim Endometrium H-Analysen	Pertubation HSG Laps.	medikamen-tös, operativ, hom. Insem. | evtl. Adoption	evtl. Psychogenese
PSYCHO-SOMATISCHE BETREUUNG	Partnerbeziehung "Vita sexualis" KW-Motivation	Symptomliste ♀ Selbstbild Partnerbild-Interaktion Symptomliste ♂ Selbstbild Streßbogen z,j, Spermiogramm	P R O F I L ♂	Befundbrücksichtigung in Arzt-Patient-Beziehung, evtl. Konfrontation Klärung-Deutung-Exploration biographische Anamnese	psychologische Führung Verarbeitungshilfe-Kontaktangebot Gespräch über Adoption, Insemination	Prüfung der Indikation psycho-therapeutischer Verfahren evtl. Pause, Urlaub, AT analyt. Kurztherapie Ehepaarth. Psychoanalyse Vermeidung des fix. KW
VORWIEGEND SOMATISCHE BETREUUNG ♂	Mumps ven.Erkr. Hydrocele usw. extragen.Hindernisse	Hypoplasie Hernien Variocele usw. Entzündungen	SPERMIOGRAMM Spermienzahl Motilität Morphologie Fruktose H-Analysen	IMMUNOLOGIE (♀ + ♂) Immob.-Aggl.Test (POSTKOITALTESTE) (HODENBIOPSIE)	medikamen-tös, operativ, hom. Insem. | evtl. Adoption het. Insem.	evtl. Psychogenese

und -therapie werden die Ergebnisse der zusätzlich durchgeführten psychosomatischen Untersuchungen – wie Persönlichkeitstestprofile, Symptomliste und biographische Anamnese – bei der Indikation der organischen Untersuchungen berücksichtigt. Außerdem wirken sich die Befunde hieraus sinnvoll auf die Arzt-Patient-Beziehung aus.

Diese direkte Einbeziehung psychosomatischer Untersuchungsschritte in die Routinediagnostik ermöglicht es häufig, auf unnötige somatische diagnostische Schritte zu verzichten. Auch bei der Indikation tiefergehender Eingriffe, wie bei Sterilitätsoperationen, homologen oder heterologen Inseminationen, lassen sich neurotische Motivationen der Patientinnen besser abschätzen. Mir fällt hier z. B. eine Patientin ein, die nur deshalb immer wieder zur homologen Insemination drängte, weil sie sich dem genitalen Verkehr zu ihrem inzwischen unbewußt abgelehnten Mann entziehen wollte.

Einige Ergebnisse aus ca. 2500 betreuten sterilen Paaren lassen darauf schließen, daß psychosomatische Ursachen nicht selten für eine Sterilität verantwortlich zu machen sind.

Bei 2223 Paaren unserer Sprechstunde hatten wir auf Grund einer Nachuntersuchung festgestellt, daß bei Ausschöpfung aller therapeutischen Möglichkeiten 718 Schwangerschaften erzielt wurden. Man kann also davon ausgehen, daß jedes 3. Kinderwunschpaar zu einer Schwangerschaft gelangt.

Besonders interessant war für uns die Frage: Mit welchen therapeutischen Maßnahmen wurden diese Schwangerschaften erzielt?

Wie ich in meinem Buch „Psychosomatik der sterilen Ehe" dargelegt habe, ist der weitaus größte Teil der Graviditäten – es sind etwa 50 % – ohne irgendeine Behandlung eingetreten. Viele dieser Schwangerschaften haben wir nach einer Behandlungsunterbrechung oder nach einem Urlaub registriert. Weitere knapp 25 % der Schwangerschaften sind nach oder während der Diagnostik eingetreten. Es verbleibt lediglich etwa ein Viertel der Schwangerschaften, die mit einer endokrinologischen, operativen oder sonstigen Therapie in Zusammenhang gebracht werden können.

Die Analyse der eingetretenen Schwangerschaften läßt sich nun unter dem Aspekt der therapeutischen Erfolge genauer aufschlüsseln. Etwa nur ein Viertel aller Graviditäten sind nach aktivem therapeutischem Einfluß registriert worden. Auch nach diagnostischen Eingriffen, wie der Tubendiagnostik – also Pertubation, Hysterosalpingographie oder Laparoskopie – traten vermehrt Schwangerschaften ein. Einmal kann man sich vorstellen, daß diese Eingriffe Mikroverklebungen in der Tube lösen und somit ein organischer Effekt besteht. Zum anderen glauben wir jedoch auch, daß durch die Mitteilung einer intakten Tubenfunktion ein ermutigender Ansatz besteht, der zu einem Nachlassen der durch die Kinderlosigkeit hervorgerufenen inneren Spannung führen kann. Beim größten Teil unserer Frauen handelte es sich aber um von der Diagnostik und Therapie völlig unabhängig eingetretene Schwangerschaften. Auffallend ist hier der hohe Anteil der Schwangerschaften, die sich bereits im ersten Zyklus nach der Aufnahme in die Sterilitätssprechstunde einstellten.

Es läßt sich also angeben, daß die überwiegende Anzahl aller Schwangerschaften ohne unser therapeutisches Zutun eintritt, und wie wir festgestellt haben, meist vor oder nach einer abgeschlossenen somatischen Behandlung. In diesen Gruppen der spontanen Graviditäten sowie unter den psychotherapeutisch betreuten sterilen Paaren sind vor allem die psychosomatischen Sterilitäten zu suchen. Auch bei den hormonbehandelten Patientinnen und Patienten finden sich psychogene Sterilitäten, da die sekundäre Amenorrhoe und die Anovulation oft das somatische Korrelat emotioneller Konflikte darstellen. In Einzelfällen konnte auch durch die suggestive Wirkung von Placebos eine Ovulation beobachtet werden.

Um den gesamten Anteil der psychosomatischen Sterilität besser einschätzen zu können, wurden auch die Sterilitätsursachen der Paare mit unerfüllt gebliebenem Kinderwunsch untersucht und in die Berechnung einbezogen. Als Ergebnis dieser minutiös durchgeführten retrospektiven Untersuchung besteht bei der Frau in 36,4 % ein isoliertes somatisches Konzeptionshindernis, der Mann ist in 25 % der Fälle infertil. Bei 10,3 % der sterilen Paare liegen somatische Konzeptionshindernisse bei beiden Partnern vor. 28,3 % der sterilen Paare sind frei von ausreichenden somatischen Ursachen und wurden der funktionellen und damit psychogenen Sterilität zugeordnet. Man darf also annehmen, daß jedes 4. Paar, das eine Kinderwunschsprechstunde aufsucht, aus psychischen Gründen steril ist.

Bereits diese Zahlen sprechen dafür, daß eine Berücksichtigung psychosomatischer Gesichtspunkte bei der Betreuung der Paare in der gynäkologischen Sprechstunde unerläßlich ist.

Wir haben nun noch eine große Zahl psychogen steriler Paare genauer mit psychosomatischen Mitteln untersucht. Eindrucksvoll waren vor allem die kasuistischen Beobachtungen, die deutlich machten, welche Konfliktstoffe eine psychogene Sterilität bedingen können. Auf Grund zahlreicher Explorationen haben wir häufig bei unseren Patientinnen eine unbewußte Ablehnung einer Schwangerschaft, eine innere Abwehr der Mutterrolle gefunden. Diese Ablehnung ist häufig verschlüsselt im Symptom einer Anovulation oder einer sekundären Amenorrhoe. Neben diesem hormonellen pathogenetischen Weg kann sich die innere Ablehnung einer Schwangerschaft auch durch Tubenspasmen, also auf neurovegetativem Weg ausdrücken.

Besonders interessant ist die Tatsache, daß die psychogene Sterilität eine Frau vor dem Ausbruch einer Schwangerschaftspsychose bewahren kann. Autoren wie Rubenstein (1951) und Benedek (1952) haben hierzu gezeigt, wie die funktionelle Sterilität für eine Reihe von psychisch gestörten Frauen einen Schutzmechanismus bedeuten kann. Durch die voreilige Applikation von ovulationsauslösenden Mitteln würde man bei solchen Patientinnen gegen die innere Ablehnung der Mutterrolle behandeln, die wiederum einen Schutz vor einer Schwangerschaftspsychose darstellen kann.

Bei der psychosomatischen Sterilität fällt häufig auch ein neurotischer Kinderwunsch auf, d. h. das Kind soll oft als Substitut für eigene unerfüllte Wünsche dienen – z. B. soll das Kind das erreichen, was man selbst nicht erreicht hat oder ein Kind soll der Mutter zur Überwindung ihrer Depression – ihres sich Alleingelassenfühlens – dienen. Goldschmidt und De Boor (1976) sprachen hier von der Messiaserwartung, die einige solcher Eltern von einem möglichen Kind hegen. Ein solcher auffällig neurotischer Kinderwunsch führt häufig zu einem späteren überfürsorglichen Verhalten der Mutter ihrem Kind gegenüber. Wir haben in einer Nachuntersuchung Anhaltspunkte hierfür gewonnen und glauben deshalb, daß man den überwertigen Kinderwunsch innerhalb einer Kinderwunschsprechstunde berücksichtigen sollte.

Um genauere Auskunft über Persönlichkeitsstrukturen von Kinderwunschpatientinnen und -patienten zu erhalten, haben wir einen psychoanalytisch orientierten Test, den Glessen-Test von Beckmann und Richter (1972), routinemäßig eingesetzt. Wir verwendeten dabei die Selbstbeurteilungsbögen sowie Beurteilungsbögen des Partners.

Das Mittelwertprofil von ca. 300 Patientinnen haben wir hierzu ausgewertet und mit den Werten einer Normalpopulation verglichen. Nach diesem Profil schätzt sich die durchschnittliche Kinderwunschpatientin im Selbstbild bedrückt, ängstlich und selbstkritisch – also depressiv – ein. Weiterhin empfindet sie sich negativ sozial resonant, das heißt, sie fühlt sich in ihrer Wirkung auf die Umgebung unattraktiv, mißachtet und unbeliebt. Der Mann aus sterilen Ehen zeigt ein ähnliches, wenn auch etwas abgeschwächtes Bild. Man darf daraus interpretieren – und dies ließ sich in mehreren Kasuistiken genauer zeigen –, daß der nicht erfüllte Kinderwunsch eine erhebliche Störung im Selbstwertgefühl der Patientinnen darstellt und mit den äußeren Zeichen einer depressiven Stimmungslage einhergeht.

Zur Abwehr der narzistischen Kränkung haben wir vor allem bei Patientinnen mit psychogener Sterilität zwei Mechanismen beobachtet: Einmal die „Verleugnung", die vielen dieser Patientinnen trotz mitgeteilter pathologischer Befunde völlig unrealistische Hoffnungen auf eine Erfüllung ihres Kinderwunsches beläßt, und sie oft von einem Spezialisten zum anderen treibt. Wir haben bemerkt, daß vor allem Kinderwunschpatienten einen großen Ärzteverschleiß haben und keine Mittel scheuen, der Kränkung des nicht erfüllbaren Kinderwunsches auszuweichen. Der zweite beobachtete Abwehrmechanismus ist die „Projektion". Diese Patientinnen schieben ihre innere Unzufriedenheit oft auf die für sie insuffizienten Ärzte oder auch auf den subfertilen Partner.

Auffällig bei psychogen sterilen Paaren ist es auch, daß ihre Partnerbeziehung häufig idealisiert wird. Zur genaueren Bestimmung haben wir hier die Selbst- und Partnerbilder des Giessen-Testes herangezogen, da diese von Einstellungen, Haltungen und Rollen beider Partner determiniert werden. Sie sind nach Beckmann und Junker (1973) als Resultat von Interaktionen typischer Ehepaarstrukturen aufzufassen.

Wie aus diesen Ehepaarprofilen zu entnehmen war, sind Mann und Frau nach übereinstimmenden Urteilen ängstliche depressive Menschen. Beide zeigen wenig soziale Resonanz, sie fühlen sich in ihrer Wirkung auf die Umgebung unattraktiv, mißachtet und unbeliebt. Diese Ehepaarstruktur erscheint uns aufgrund von umfangreichen faktorenanalytischen Untersuchungen typisch für die funktionell sterile Ehe. Untersuchungen an Einzelfällen bestätigten uns in dieser Annahme. Es handelt sich um ein anklammernd-symbiotisches

Beziehungsmuster. Diese Beziehungsform ist zwar stabil, sie beruht jedoch darauf, daß ein Partner das Verhalten des anderen determiniert, während sich der andere anpaßt.

Ein weiteres zur Diagnostik der funktionellen Sterilität wichtiges Ergebnis haben wir aus unseren „Symptomlisten" erhalten. Vor allem Patientinnen mit funktioneller Sterilität geben gegenüber einem Vergleichskollektiv überdurchschnittlich viele psychosomatische Symptome und vor allem signifikant mehr Sexualstörungen an. Es hat sich gezeigt, daß ein gehäuftes Auftreten allgemein psychosomatischer Symptome bei Kinderwunschpatientinnen auf eine psychogene Sterilität hinweist.

Ich habe bereits darauf hingewiesen, daß man bei der Betrachtung psychosomatischer Zusammenhänge in der sterilen Ehe nicht isoliert die sterile Frau betrachten sollte. Es sind hier ebenfalls Probleme wichtig, die den Partner oder die partnerschaftliche Beziehung betreffen.

Besonders eindrucksvoll stellten sich in unserer Sterilitätssprechstunde psychisch bedingte männliche Fertilitätsstörungen dar. Unter psychogenen Fertilitätsstörungen verstehen wir vor allem pathologische Spermiogramme auf Grund emotioneller Konflikte. Da derartige Störungen in der andrologischen Praxis gewöhnlich nicht bekannt sind, darf ich hierzu ein kurzes Beispiel anführen.

Bei einem 37jährigen Patienten erbrachte die andrologische Erstuntersuchung eine Normozoospermie. Die Sterilitätsuntersuchungen bei seiner Frau waren ebenfalls frei von pathologischen Befunden. Das routinemäßig durchgeführte Kontrollspermiogramm zeigte jedoch eine deutliche Subfertilität. Eine 8 Wochen später vorgenommene Kontrolluntersuchung ergab eine unerwartete, hochgradige Oligoasthenoteratozoospermie. Eine somatische Ursache konnte ausgeschlossen werden. Die gezielte Aussprache mit dem Patienten zeigte uns einen eifrigen, im Beruf um Bestleistungen bemühten Mann, dessen Ehrgeiz durch die Ehefrau noch geschürt wurde. Es fiel auf, daß die zunehmende Subfertilität zeitlich mit einem massiven beruflichen Streß zusammenfiel. Der Patient litt stark darunter, daß er den Anforderungen seines Chefs nicht genügen konnte und in der Firma mehr und mehr als Versager galt. Kurz darauf kam es zu einer Aufwärtsbewegung an seinem Arbeitsplatz, die die ersehnte Rehabilitierung brachte. Im Monat darauf wurde seine Frau schwanger. Wir haben deshalb nochmals ein Kontrollspermiogramm durchgeführt, das wieder Normozoospermie zeigte.

Nachdem uns immer wieder solche Fälle in der Sterilitätssprechstunde begegnet sind, in denen ein Patient z. B. in Folge von Terminarbeit, Examina oder familiären Belastungen deutliche Spermaqualitätsminderungen aufwies, haben wir einen Fragebogen entwickelt, der jedem Partner routinemäßig vor der Durchführung eines Spermiogramms vorgelegt wird. Hierbei werden neben spermiogenesehemmenden somatischen Noxen (wie z. B. Nikotin, Infektionskrankheiten usw.) psychische Stressoren erfaßt, wie berufliche oder familiäre Belastungen. Bei einem Zusammentreffen von pathologischem Spermiogramm mit psychosozialem Streß ergibt sich nach Ausschluß somatischer Ursachen der Verdacht auf eine psychogene Fertilitätsstörung, die dann im Gespräch weiter zu klären ist. Die Korrelation von Spermiogrammen mit dem erwähnten andrologisch-psychosomatischen Fragebogen hat gezeigt, daß ein signifikanter Zusammenhang zwischen Spermaqualität und subjektiv erlebtem psychosozialem Streß besteht.

Zum Schluß möchte ich noch auf den größten Teil unserer sterilen Paare eingehen, nämlich auf die $\frac{2}{3}$, deren Kinderwunsch frustran geblieben ist. Was geschieht mit ihnen? – In einer Untersuchung über die Auswirkung und Verarbeitung eines nicht erfüllten Kinderwunsches, die ich gemeinsam mit Herrn Schulz-Ruhtenberg durchführte, kamen wir zu aufschlußreichen Ergebnissen:

Gegenüber einem Vergleichskollektiv zeigt der Großteil der Paare mit frustranem Kinderwunsch erhebliche psychische Verarbeitungsschwierigkeiten. Einmal registrierten wir eine signifikante Zunahme psychosomatischer Symptome, wie z. B. sexuelle Funktionsstörungen oder Unterbauchbeschwerden. Überraschend war für uns auch, daß wir bei beiden Partnern gehäuft Unzufriedenheit in der beruflichen und partnerschaftlichen Situation registrierten. Auch im sozialen Bereich bestanden vermehrt Isolierungstendenzen. Testpsychologisch war eine starke Neigung zur depressiven Stimmungslage sowie ein deutlich herabgesetztes Selbstwertgefühl auffällig. Einige dieser Paare schienen die generative Impotenz sogar wie einen partiellen Tod zu erleben, der diese Verarbeitungsschwierigkeiten erklärbar macht.

Für die Praxis heißt dies, daß auch nach Abschluß der Sterilitätsbehandlung bei solchen Paaren eine ärztlich-psychologische Führung erforderlich ist. Hierdurch kann der Gefahr der neurotischen Verarbeitung des unerfüllt gebliebenen Kinderwunsches begegnet und somit die häufig beobachtete Einschränkung der Lebensqualität vermieden werden.

Das Ziel meiner Ausführungen ist es, deutlich zu machen, in welch hohem Maß beim Sterilitätsproblem psychische Faktoren bei beiden Partnern eine Rolle spielen. Das betrifft nicht nur den großen Anteil funktioneller Sterilitäten, sondern fordert auch ein psychosomatisches Einfühlungsvermögen vom behandelnden Arzt bei der Indikation und Durchführung der somatischen Behandlungsschritte. Beim Therapieerfolg spielt die Arzt-Patientin-Beziehung eine wichtige Rolle. Bereits eine vermehrte Zuwendung – ein sogenanntes „tender-loving-care" nimmt einen Teil der inneren Spannung der Kinderwunschpatientinnen. Die ganzheitliche Betrachungsweise der ehelichen Sterilität ist unserer Meinung nach die Grundlage der Sterilitätsbehandlung. Sie trägt zum Verständnis des individuellen Sterilitätsproblems bei und verhindert Schäden, die oft durch voreilige und einseitige somatische Therapien eintreten können.

Literatur

Beckmann, D., H. E. Richter: Giessen-Test, Huber, Bern, Stuttgart, Wien, (1972)

Beckmann, D., H. Junker: Ehepaarstrukturen im Giessen-Test (GT), Z. Psychoth. Med. Psychol., **23,** 140, (1973)

Benedek, T.: Infertility as a psychosomatic defense, Fertil. Steril., **3,** 527, (1952)

Goldschmidt, O., C. De Boor: Psychoanalytische Untersuchung funktionell steriler Ehepaare, Psyche, **61,** 10, 899, (1976)

Lübke, F.: Diagnostische Aspekte des Sterilitätsproblems, Deutsches Ärzteblatt, **67,** 2089 FF und 2143 FF, (1970)

Rubenstein, B.: An emotional factor in infertility, Fertil. Steril. **2,** 80, (1951)

Schulz-Ruhtenberg, C., M. Stauber: Zur Verarbeitung des frustranen Kinderwunsches, Unveröff. Ergebnisse.

Stauber, M.: Psychosomatik der sterilen Ehe, Grosse-Verlag Berlin, (1979)

Diagnostik und Therapie des Abortus imminens

P. Berle

Der Abort stellt eine der häufigsten Komplikationen in der Schwangerschaft dar. Eine unübersehbare Zahl an Publikationen liegt vor, nur wenige haben jedoch klinische Relevanz erlangt. Es kann nicht Aufgabe dieses Referates sein, möglichst viele dieser Erkenntnisse wiederzugeben. Vielmehr sehe ich die Bedeutung der Fortbildung darin, vorwiegend praktisch relevante Entwicklungen aufzuzeigen.

Das Referat gliedert sich in 3 Abschnitte:

1. Eine allgemeine Übersicht über Inzidenz, Risikofaktoren und Folgen des Abortus imminens,
2. Diagnostik des Abortus imminens.
   a) Beurteilung der biochemischen Methoden
   b) Beurteilung und Darstellung der biometrischen Methoden
   c) Vergleich der klinischen Wertigkeit beider Methoden.
3. Aspekte der Therapie.

1. Allgemeine Übersicht

In der prospektiven Studie der Dt. Forschungsgemeinschaft über Schwangerschaftsverlauf und Kindesentwicklung (Knörr 1975) traten Blutungen innerhalb der ersten 4 Monate – und damit ein Abortus imminens – in 21,2 % aller Schwangerschaften auf, bei denen sich im weiteren Verlauf eine erhöhte Frühgeburtenrate von 13,4 gegenüber 7,9 % im Vergleichskollektiv zeigte. Der Abortus imminens stellt somit einen Risikofaktor für eine drohende Frühgeburt in der Folgezeit derselben Schwangerschaft dar. Die immer wieder auftauchende Frage der erhöhten Mißbildungsrate beim Abortus imminens wird in dieser sorgfältigen Studie dahingehend beantwortet, daß Blutungen in der Frühschwangerschaft nicht mit einer erhöhten Mißbildungsrate einhergehen. Diese Erkenntnisse legitimieren uns, den Abortus imminens sorgfältig zu behandeln und berechtigen uns nicht, ihm tatenlos gegenüberzustehen.

Als Ursache für Spontanaborte werden u. a. Chromosomenaberrationen verantwortlich gemacht, die sich 10mal häufiger als bei Spontanaborten als bei Schwangerschaftsabbrüchen fanden. Aber auch exogene Einflüsse wie Störungen des Stoffaustausches zwischen befruchtetem Ei und Tube oder Störungen der Implantation werden als Ursache für Blutungen in der Frühschwangerschaft diskutiert. Möglicherweise hat auch die Funktion des Corpus luteum eine Bedeutung, wenn auch Abortiveier nach Corpus luteum-Insuffizienz nicht gehäuft vorkommen. Allerdings finden sich nach Behandlung einer Corpus luteum-Insuffizienz mit etwa 40 % wesentlich höhere Abortraten. Wie weit qualitative Veränderungen der Spermatozoen für einen Abortus imminens oder ein Abortivei verantwortlich sein können, wird z. Zt. noch kontrovers diskutiert.

2. Diagnostik

Bis vor kurzem standen nur wenige Hilfsmittel zur Verfügung, um zuverlässig und frühzeitig zu erkennen, welcher Abortus imminens in einen Abort einmündet oder welcher als prognostisch günstig angesehen werden kann. Auch war es nicht möglich, bei stationärer Aufnahme eines Abortus imminens ad hoc ein Abortivei oder einen missed abortion bis zur 11. oder 12. Woche auszuschließen. Im Einzelfall war es häufig erst möglich, eine definitive Diagnose zu stellen, wenn die Cervix sich öffnete und sich damit ein irreversibler Zustand eingestellt hatte. Bis zu diesem Zeitpunkt konnten therapeutisch kostbare Tage oder auch Wochen verstreichen. Das Ziel mußte somit sein, eine Methode zu entwickeln, mit der bei oder auch vor Eintritt der klinischen Symptomatik eines Abortus imminens eine gestörte Schwangerschaft erkannt werden kann, zumal die Incidenz eines Abortiveies zwischen 28 und 80 % liegen kann.

a) Zur Abgrenzung einer intakten Schwangerschaft gegenüber einer missed abortion oder gegenüber einem Abortivei werden HCG, HPL, Oestradiol, Oestriol und Progesteron im Serum bestimmt. Über die Wertigkeit dieser einzelnen Proteohormone und Steroide für die Diagnostik und für die Prognose eines Abortus imminens herrscht eine erhebliche Meinungsvielfalt. Einige Autoren (Gerhard u. Runnebaum 1977) favorisieren das HCG und das Progesteron, andere (Strecker et al 1977) halten das HCG und das Oestradiol für geeigneter. Wieder andere Autoren (Kunz und Keller 1976) glauben, auch im HPL einen guten Parameter für die Prognose gefunden zu haben. Vor der 11. Woche besitzt das HPL allerdings keine Bedeutung (Berle und Behnke 1977). Wir haben selbst Mittelwertsvergleiche angestellt und dabei erst in der 12. bis 14. Woche post menstruationem statistisch signifikant erniedrigte Werte beim Abortus imminens gefunden. Bei gleichzeitiger Berücksichtigung des späteren Schicksales der Schwangerschaft mußten wir allerdings feststellen, daß bis zur 13. Woche kein signifikanter Unterschied auszumachen war zwischen den späteren Aborten und den ausgetragenen Schwangerschaften. Das HPL ist nach meiner Auffassung für die Beurteilung der Prognose des Abortus imminens bis zur 13. Woche wertlos. Die Zuverlässigkeit der Aussage aus dem Serumspiegel von Oestradiol, Progesteron und HCG wird unterschiedlich bewertet. Gerhard und Runnebaum (1978) finden bis zur 10. Woche bei ihren Patienten mit Werten unterhalb des 99%igen Toleranzbereiches für HCG, HPL, Progesteron und Oestriol in keinem Fall eine Austragung der Schwangerschaft. Bei Berücksichtigung der falsch normalen Werte wagen diese Autoren allerdings kein abschließendes Urteil. Sie messen dem Progesteron die größere Bedeutung bei, während Strecker und Coautoren (1977) Oestradiol für zuverlässiger erachten. Kunz und Keller (1976) konnten aus HCG, HPL, Progesteron und Oestradiol bei Werten unter der normalen Streubreite eine Voraussage über den Abort beim HCG in 79 %, beim HPL in 81 %, beim Progesteron in 89 % und beim Oestradiol in 91 % voraussagen, während normale Werte von HCG in 71 %, von HPL in 61 %, von Progesteron in 60 % und von Oestradiol in 68 % eine intakte Schwangerschaft voraussagen ließen. Normale Hormonspiegel erlauben somit nur in jedem 2. Fall eine Voraussage über das Schicksal eines Abortus imminens. Die letzteren Autoren halten die Zuverlässigkeit der erniedrigten Werte von Progesteron und Oestradiol für vergleichbar mit derjenigen der beiden Proteohormone HCG und HPL. Welchem dieser Parameter soll man nun den Vorzug geben? In Anbetracht der sehr widersprüchlichen Angaben in der Literatur kann keine allgemeine Empfehlung gegeben werden. Die im Mittel in der Größenordnung von mindestens 25 % liegenden falschen Ergebnisse bei allen Parametern machen es notwendig, sich nicht nur auf einen einzigen Wert zu verlassen, sondern die Bestimmung zu wiederholen oder gar mehrere Hormone gleichzeitig bestimmen zu lassen. Alle diese Hormonbestimmungen haben jedoch den Nachteil, daß die Resultate nicht sofort zur Verfügung stehen und daß Tage vergehen können, bis die Ergebnisse vorliegen. Ein erheblicher Kostenfaktor ist zu berücksichtigen, wenn alle 4 Hormone beim Abortus imminens bestimmt werden sollen, um vielleicht durch Vergleich aller Werte ein besseres Bild über den Zustand des Throphoblasten zu erhalten. Aber würde sich der Kliniker tatsächlich bei einem pathologischen Wert des Progesteron und Normalwerten von HPL, HCG und Oestradiol dazu entschließen, eine Abrasio durchzuführen? Ich bezweifle dies. Insofern dürfte die Empfehlung der Bestimmungen möglichst vieler hormonaler Parameter auch nicht die Lösung sein, die der Kliniker benötigt. Semiquantitative Bestimmung des HCG im

Urin liefern ein schnelles und relativ zuverlässiges Ergebnis. Allerdings ist auch dieser Parameter für sich allein sehr unzuverlässig. Auch hier bedarf es zahlreicher Wiederholungsbestimmungen, ehe die Indikation zur Curettage gestellt werden kann.

b) Biometrische Methoden

Die Entwicklung der Ultraschalltechnik ermöglichte erstmals 1963 einen direkten Zugang zur Amnionhöhle, als Mac Vicar und Donald mittels Sonographie in der 6. Woche post menstruationem foetale Strukturen darstellen konnte. Als erster hat Donald den Amnionsack ausgemessen und ihn zur Schwangerschaftswoche korreliert. Systematische Untersuchungen in den späteren Jahren folgten, insbesondere von Hellmann et al (1973) und Robinson (1972, 1973, 1975). Sie führten neue Kriterien in die Diagnostik des Abortus imminens ein, nämlich das Volumen der Amnionhöhle, foetale Herzaktionen und die Scheitel-Steißlänge. Größere Untersuchungsreihen machten es möglich, diese einzelnen Kriterien in Abhängigkeit von der Schwangerschaftswoche zu untersuchen (Tab. 1). Ehe kindliche Strukturen nachweisbar sind, gilt das Wachstum der Amnionhöhle als Maß für eine intakte Schwangerschaft, wobei das Volumen normalerweise innerhalb 1 Woche um etwa 100 % zunimmt. Das Fehlen foetaler Strukturen bei gleichzeitigem Nachweis einer scharf abgegrenzten Amnionhöhle kann in der 7. bis 8. Woche post menstruationem ein Indiz für ein Abortivei sein. Ein missed abortion liegt vor, wenn foetale Strukturen nachweisbar sind, aber in der 9. bis 10. Woche keine Herzaktionen und keine Kindsbewegungen vorliegen. Die

Tab. 1: Sonographische Kriterien in der Frühschwangerschaft 6. – 12. Woche Post Mens

---

- 6. Woche Fruchtsack (Sitz, Abgrenzung, Abmessungen, Volumen)
- 7. Woche Fruchtsack, Herzaktionen
- 8. Woche Fruchtsack, Herzaktionen, Scheitel-Steißlänge
- 9. Woche Fruchtsack, Scheitel-Steißlänge, Herzaktionen, Kindsbewegung z. T. vorhanden
- 10. Woche Fruchtsack, Scheitel-Steißlänge, Herzaktionen, Kindsbewegung
- 11. Woche Fruchtsack, Scheitel-Steißlänge, Herzaktionen, Kindsbewegung
- 12. Woche Fruchtsack, Scheitel-Steißlänge, Herzaktionen, Kindsbewegung, biparietaler Durchmesser

---

Scheitel-Steißlänge bei einem toten Foeten ist nach Robinson ein Maß für den Zeitpunkt des Eintrittes des intrauterinen Fruchttodes. Robinson errechnete nach dieser Hypothese bei seinen sehr früh diagnostizierten missed abortion-Fällen eine Zeit vom Eintritt des intrauterinen Todes bis zum Beginn des Abortes im Mittel 32 Tage, minimal 10, maximal 72 Tage. Durch die Ultraschalltechnik ist es somit möglich geworden, der Patientin Wochen eines stationären Aufenthaltes mit all der Ungewißheit über das Schicksal dieser Schwangerschaft zu ersparen, und ihr schon sehr früh die psychische Belastung abzunehmen.

Die Industrie liefert heute Geräte mit einem Anschaffungspreis von etwa 60000–80000,– DM, die in der Lage sind, die genannten Kriterien sicher und zuverlässig darzustellen. Die ebenfalls angebotenen Geräte mit einem Anschaffungspreis von etwa 10000–20000,– DM sind für die Diagnostik in der Frühschwangerschaft z. Zt. noch nicht geeignet. Aus der wirtschaftlichen Situation heraus dürfte somit die Anwendung einer suffizienten Ultraschalltechnik in der Frühgravidität vorerst nur Zentren vorbehalten bleiben, wobei die Untersuchung in einer, höchstens zwei Händen liegen sollte. Gerade bei der Beurteilung der Prognose eines Abortus imminens in der 7. bis 9. Woche kommt es für die Zuverlässigkeit der Aussage auf die Erfahrung des untersuchenden Arztes an.

c) Vergleich der biochemischen und der biometrischen Methoden

Bei einem Vergleich der biochemischen und der biometrischen Methoden hat die Ultraschalltechnik den großen Vorteil, daß eine ad hoc Entscheidung am Krankenbett möglich ist. Die Messung der biochemischen Parameter im Serum erfordert Zeit. Häufig bedarf es mehrerer Tage, bis die Werte vorliegen. Auch wird es sich nur selten organisieren lassen, täglich sowohl Progesteron als auch Oestradiol zu bestimmen. Eine Ausnahme macht die semiquantitative Bestimmung des HCGs im Urin, deren Ergebnis nach 2 bis 3 Stunden vorliegen kann. Lichtenegger und Weiß (1975) fanden in einer retrospektiven Studie von 100 Abortus imminens-Fällen eine Treffsicherheit der HCG-Ausscheidung von 87,1 %, während die Treffsicherheit mit der Ultraschalltechnik bei 95 % lag. Die Kombination beider Methoden brachte dann nur noch einen diagnostischen Fehler von 0,58 %. Wenn diese Daten auch einer retrospektiven Studie entstammen, und daher mit einem gewissen Vorbehalt zu betrachten sind, so erlaubt diese Kombination von Ultraschalltechnik und HCG-Bestimmung im Urin eine schnelle und zuverlässige Aussage, wobei allerdings der Ultraschalltechnik ein ungleich höherer Aussagewert beizumessen ist. Trotzdem sollte die Diagnose eines missed abortion oder eines Abortiveies durch die Bestimmung mehrerer Parameter untermauert werden, bevor die Indikation zur Curettage gestellt wird. Wir haben aber die Erfahrung gemacht, daß die Ultraschalltechnik in der 10. Woche eine nahezu 100 %ige Aussage eines Abortiveies oder eines missed abortion erlaubt, so daß erfahrene Untersucher die Indikation zur Curettage ohne aufwendige Hormondiagnostik stellen können.

3. Aspekte der Therapie

Eine medikamentöse Therapie des Abortus imminens wurde versucht mit Oestrogenen, Gestagenen und Kombinationen beider Hormone, sowie mit β-Sympathicomimetika. Prospektive Studien, die die hormonale Therapie als gerechtfertigt belegen könnten, fehlen. Shearman (1963) konnte keinen Erfolg mit 17-Alpha-Hydroxyprogesteroncapronat gegenüber Placebopräparaten feststellen. In der behandelten Gruppe von 50 Patientinnen abortierten 18,5 %, in der Placebogruppe 21,7 %. Die Differenz dieser Werte war statistisch nicht zu sichern. Goldzieher (1964) sowie Klopper u. Macnaugthon (1965) versuchten in einer Doppeltblindstudie, den Behandlungserfolg verschiedener Gestagene beim habituellen Abort zu vergleichen. Auch diese Untersuchungen erbrachten keinen Unterschied in der Abortrate zwischen den beiden Gruppen. Wir selbst haben in den letzten Jahren versucht, mit einer prospektiven Studie den Erfolg oder Mißerfolg einer Hormontherapie vorwiegend mit Gestanon® zu belegen. Wir hatten aus den beiden Kollektiven der behandelten und nicht behandelten Gruppe matched pairs gebildet

Tab. 2: Datenbeschreibung der Kollektive bei Hormon-Behandlung des Abortus imminens

1. Aufnahmejahr
2. Stationäre Aufenthaltsdauer
3. Lebensalter
4. Parität
5. Gravidität
6. Anzahl der vorausgegangenen Aborte
7. Schwangerschaftswoche post menstruationem

Tab. 3: Effektivität der Hormon-Behandlung bei Abortus imminens

	Hormone	Keine Hormone (Placebos)	Insgesamt
Entlassen	96 (48 %)	100 (51,02 %)	196
Curettiert	58 (55,7 %)	46 (44,23 %)	104

und auf folgende Kriterien untersucht: Gravidität, Parität, Lebensalter, Tag der Aufnahme, stationäre Verweildauer, Zahl der vorausgegangenen Aborte, Schwangerschaftswoche post menstruationem (Tab. 2). Durch statistische Berechnungen konnte die Vergleichbarkeit beider Kollektive belegt werden, da beide Gruppen in allen Kriterien voneinander nicht verschieden waren. Die notwendigen erforderlichen statistischen Kriterien für einen relevanten Vergleich waren somit gegeben. 300 Patientinnen wurden wegen eines Abortus imminens aufgenommen, wobei alternierend Gestagene oder Placebopräparate verabfolgt wurden. Hiervon wurden 196 = 65,3 % mit intakter Gravidität entlassen. 104 das sind 34,7 % mußten curettiert werden (Tab. 3). Von den entlassenen Frauen waren 48 % mit Hormonen und 51 % mit Placebopräparaten behandelt worden, von den curettierten Patientinnen waren 55,7 % mit Hormonen und 44,23 % ohne Hormone behandelt worden. Ich meine, daß diese Untersuchungen, die z. Zt. publiziert werden, den Beweis dafür liefern, daß eine Hormontherapie sehr fragwürdig, wenn nicht ohne Effekt ist. Somit bleibt von den vielen Möglichkeiten der Therapie, die wir in den letzten Jahren zur Verfügung hatten, nur die Bettruhe, wobei diese Maßnahme möglicherweise über ein vermehrtes Herzminutenvolumen der Mutter zu einer verstärkten Uterusdurchblutung und damit zu einer besseren Versorgung des Feten führt. Die Bettruhe möglichst während stationärer Behandlung halte ich für lohnenswert, allerdings nur dann, wenn zuvor mittels Ultraschalltechnik eine intakte Gravidität nachgewiesen, bzw. ein Abortivei oder eine missed abortion ausgeschlossen worden ist.

Zusammenfassung

Von den in den letzten Jahren publizierten Parametern für die Diagnostik einer intakten Frühgravidität bis zur 11. Schwangerschaftswoche post menstruationem erscheint nach den heutigen Erkenntnissen die Ultraschalltechnik am zuverlässigsten. Bei der Beurteilung werden nicht nur das Volumen und die Größe der Amnionhöhle, sondern auch die foetalen Herzaktionen und foetalen Bewegungen zur Beurteilung herangezogen. Ebenso ist die Messung der Scheitel-Steißlänge ein gutes Kriterium für den Nachweis einer sich normal entwickelnden Schwangerschaft. Die biochemischen Bestimmungen von HCG, HPL, Progesteron und Oestradiol treten gegenüber den biometrischen Methoden in den Hintergrund. Die Zuverlässigkeit der mit biochemischen Methoden erhobenen Befunde wird von einzelnen Autoren sehr unterschiedlich bewertet. Die schnellste Methode ist die semiquantitative Bestimmung im HCG im Urin. Oestradiol und Progesteron scheinen die zuverlässigsten Parameter im Serum zu sein. Sie sollten dann für die Beurteilung herangezogen werden, wenn bei normalem Ultraschallbefund eine Diskrepanz zwischen der errechneten Zeit und dem foetalen Befund vorliegt oder wenn der Ultraschallbefund keine sichere Aussage erlaubt. Eine Therapie des Abortus imminens ist dann angezeigt, wenn mittels Ultraschalltechnik eine intakte Gravidität nachgewiesen werden konnte. Die Resultate der prospektiven Studie der Deutschen Forschungsgemeinschaft, nach der keine erhöhte Mißbildungsrate bei Blutungen in der Frühschwangerschaft vorliegt, läßt eine Therapie sinnvoll erscheinen. Dabei kann die Therapie allerdings nur in Bettruhe bestehen. Eine Hormontherapie ist nach den neuesten Erkenntnissen vermutlich ohne Effekt.

Literatur

Berle, P., K. Behnke: Besitzt die mütterliche HPL-Serumkonzentration beim Abortus imminens eine prognostische Aussage? Z. Geburtsh. u. Perinat, **181,** 211, (1977)

Berle, P., K. Behnke: Über Behandlungserfolge der drohenden Fehlgeburt. Geburtsh. u. Frauenheilk. **37,** 139, (1977)

Gerhard, I., B. Runnebaum: Aussagewert von HCG-, HPL-, Progesteron- und Östriol-Bestimmungen bei Frauen mit drohender Fehlgeburt. Geburtsh. u. Frauenheilk. **38,** 785, (1978)

Goldzieher, J. W.: Double-blind trial of a progestin in habitual abortion, J. Amer. med. Ass. **188,** 651, (1964)

Hellmann, L. M., M. Kobayashi, E. Cromb: Ultrasonic diagnosis of embryonic malformations. Am. J. Obstet. Gynecol. Nr. 5, Vol. **115,** 615, (1973)

Knörr, K.: Mögliche Einflußfaktoren auf die Entwicklung des Kindes, Arch. Gynäk. Bd. **219,** 272, (1975)

Klopper, A. I., M. Macnaugthon: J. Obstet. Gynaec. Brit. Cwlth. **72,** 1022, (1965)

Kunz, J., P. J. Keller: HCG, HPL, Oestradiol, Progesterone and AFP in Serum in patients with threatened abortion. Brit. J. of Obstet. Gynaec. Vol. **83,** 640, (1976)

Lichtenegger, W., P. A. M. Weiß: Die Treffsicherheit der Ultraschalluntersuchung sowie der quantitativen Bestimmung von Choriongonadotropin bei der Differentialdiagnose der gestörten Frühschwangerschaft. Geburtsh. u. Frauenheilk. **35,** 467, (1975)

MacVicar, J., I. Donald: Sonar in the diagnosis of early pregnancy complication. J. Obstet. Gynaec. Brit. Cwlth. **70,** 387, (1963)

Robinson, H. P.: Detection of Fetal Heart Movement in First Trimester of Pregnancy using Pulsed Ultrasound Brit. Medical J., **4,** 466, (1972)

Robinson, H. P.: Sonar Measurement of fetal Crown-Rump Length as Means of Assessing Maturity in First Trimester of Pregnancy. Brit. Medical J., **4,** 28, (1973)

Robinson, H. P.: „Gestation sac" volumes as determined by sonar in the first trimester of pregnancy. Brit. J. of Obstet. Gynaec. **82,** 100, (1975)

Shearman, R. P., W. J. Garrett: Double-blind study of the effect of 17-hydroxyprogesterone caproate on abortion rate. Brit. med. J. **1,** 292, (1963)

Strecker, J. R., R. Negulescu, H. Dahlén, K. Musch: Diagnostik von Überwachung der gestörten Frühschwangerschaft mit Bestimmung von Östron, Östradiol-17Beta, Östriol, Progesteron und HPL im Plasma und dem gestuften Schwangerschaftstest im Urin. Geburtsh. u. Frauenheilk. **37,** 509, (1977)

Hormonale Kontrazeption

J. Hammerstein

Pillenmüdigkeit: Ein individuelles, kein generelles Phänomen.

Vor 10 Jahren war unter Familienplanungsexperten die Ansicht verbreitet, daß die hormonale Kontrazeption den Zenit ihrer Popularität bereits überschritten hätte. Spätestens in den 80er Jahren, so glaubte man damals, würde sie aus ihrer Vorrangstellung durch Neuentwicklungen verdrängt sein. Aus Tab. 1 ist zu erkennen, daß diese Vorhersage nicht eingetroffen ist. Im Gegenteil, in den vergangenen 10 Jahren hat sich der weltweite Umsatz hormonaler Kontrazeptiva nochmals fast verdoppelt; auch der Abstand zu den intrauterinen Verhütungs-Methoden hat weiter zugenommen. Die Zahlen sähen freilich anders aus, wenn man verläßliche Anwendungsdaten aus der Volksrepublik China mit ihrem hohen Entwicklungsstand in der Geburtenregelung für die Weltstatistik zur Verfügung gehabt hätte. Wie man hört, ist dort die intrauterine Kontrazeption weiter verbreitet als die hormonale. Nicht zu übersehen ist aber auch das weltweite Vordringen der Sterilisierung zum wichtigsten Verfahren der Geburtenregelung im Verlauf der letzten 10 Jahre.

Tab. 1: Weltweite Verbreitung der wichtigsten Verfahren zur Empfängnisverhütung und Geburtenregelung: 1970 versus 1977 (Population Reports, Special Topic Monographs, 1978/2, M–38)

	1970 Millionen	1977 Millionen
Freiwillige Sterilisation	20	80
Orale Kontrazeption	30	55
Coitus condomatus	25	35
Intrauterinpessar	12	15
Diaphragma, Spermizide, Rhythmus, Coitus interruptus u. a.	60	60
Insgesamt	147	250
Schwangerschaftsabbruch (jährlich)	40	40

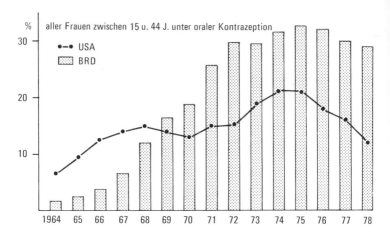

Abb. 1: Verbreitung der oralen Kontrazeption zwischen 1964 und 1978 in der Bundesrepublik Deutschland und den U.S.A.

Von einer generellen Pillenmüdigkeit kann man also nicht sprechen. In den einzelnen Ländern sind allerdings ganz unterschiedliche Tendenzen zu beobachten. Vergleicht man beispielsweise die Verbreitung der oralen Kontrazeption während der vergangenen Jahre in den USA und bei uns (Abb. 1), dann zeichnet sich seit 1975 in der Neuen Welt eine deutliche Abwendung von den hormonalen Verfahren ab, während sich die Anwendungsbreite bei uns seit 1972 auf 30 % aller Frauen zwischen 15 und 44 Jahren eingependelt hat. Der höchste Pillenkonsum wird mit 40 % aus den Niederlanden gemeldet. Zur richtigen Interpretation solcher Zahlenangaben ist zu berücksichtigen, daß der Prozentsatz der Frauen, die Empfängnisverhütung betreiben, nicht mit der Gesamtzahl aller Frauen zwischen 15 und 44 Jahren gleichgesetzt werden darf; er ist um ca. $\frac{1}{3}$ niedriger zu veranschlagen. Danach würden die hormonalen Verfahren bei uns also von mehr als 40 % aller Frauen mit Kontrazeptionswunsch bevorzugt werden.

Trotz dieser Situation kann eine langjährige Einnahme hormonaler Kontrazeptiva zunehmende Pillenverdrossenheit nach sich ziehen, die dann Anlaß zum Wechsel auf ein anderes kontrazeptives Prinzip sein sollte. Nach meinen Erfahrungen hat es wenig Sinn, in solchen Fällen zur Fortsetzung der oralen Kontrazeption zu raten. Meist haben sich im Unterbewußtsein der Frauen, nicht zuletzt durch die wechselbadartigen Kampagnen in den Massenmedien, so starke Emotionen gegen „die Pille" aufgestaut, daß alle Überredungskünste nichts fruchten. Und sind wir denn überhaupt noch berechtigt, einer Frau zur Langzeiteinnahme der Pille über viele Jahre zuzureden, wo wir doch wissen, daß die Quote ernstzunehmender Nebenwirkungen ganz allgemein mit fortschreitendem Alter zunimmt? Doch wohl kaum.

Orale Kontrazeption: Methode der Wahl für junge Frauen bis zur ersten Schwangerschaft.

Dessen ungeachtet steht außer Frage, daß die orale Kontrazeption für junge Frauen mit regelmäßigen Sexualkontakten bis zur ersten Schwangerschaft um so mehr die Methode der Wahl ist, als das Intrauterinpessar in diesem Lebensabschnitt häufig noch nicht angewandt werden kann. In dieser Phase optimalen Reproduktionsvermögens hat die kontrazeptive Zuverlässigkeit einen besonders hohen Stellenwert, und da sind die oralen Kontrazeptiva *bei richtiger Anwendung* allen anderen Verfahren überlegen (Tab. 2). Ergänzend sei in Erinnerung gerufen, daß die globalen Versagerquoten der traditionellen kontrazeptiven Verfahren (Spermicide, Condom, Diaphragma, Rhythmus etc.) mit Pearl-Indices zwischen 5 und 20 zu veranschlagen sind, das sind also 5–20 Schwangerschaften auf 1 200 Behandlungsmonate!

Tab. 2: Kontrazeptive Zuverlässigkeit der modernen Verfahren zur Empfängnis- und Schwangerschaftsverhütung

	Pearl-Index
Sterilisation	0,04 – 0,2
Ein- und Zweiphasenmethode	0,1 – 0,7
Depotgestagene (Dreimonatsspritze)	0,1 – 1,2
Minipille	0,8 – 2,7
Intrauterinpessar	0,9 – 3,0

Pillenpause: Der Schaden meist größer als der Nutzen.

Eine gewisse Vorsicht bei der Interpretation der Pearl-Indices ist allerdings am Platze. Auf der einen Seite lassen sich auch mit den traditionellen Verfahren an ausgewählten Kollektiven wesentlich bessere Resultate erzielen, was für die generelle Beurteilung freilich nur untergeordnete Bedeutung besitzt; auf der anderen Seite fällt die Schätzung der kontrazeptiven Zuverlässigkeit für die Pille deutlich ungünstiger aus, wenn den Berechnungen nicht die Resultate von kontrollierten Studien an einem von vornherein selektierten und optimal betreuten Patientenkollektiv zugrunde gelegt werden, sondern auch der erweiterte Patientenfehler der Gesamtpopulation mit berücksichtigt wird. Dazu gehören dann auch die ungewollten Schwangerschaften in der Pillenpause, die Unterbrechung der Einnahme wegen Erschöpfung des Tablettenvorrats oder wegen der fälschlichen Annahme sexueller Abstinenz für den laufenden Zyklus, u. a. mehr. Alle diese Versager schlagen bei der intrauterinen Empfängnisverhütung nicht zu Buche und sind bei einem echten Methodenvergleich mit einzukalkulieren. Für die orale Kontrazeption ist daher die Annahme von Pearl-Indices zwischen 2 und 4 bei ungünstig zusammengesetztem Patientenkollektiv durchaus realistisch. Es ist eine der vordringlichsten ärztlichen Aufgaben, hier aufklärend zu wirken, damit die Quote ungewollter Schwangerschaften aufgrund des erweiterten Patientenfehlers so klein wie irgend möglich

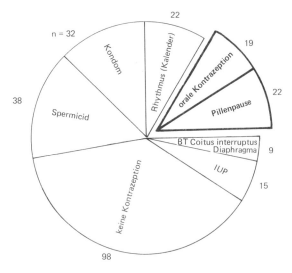

Abb. 2: Kontrazeptive Maßnahmen bei Eintritt von 255 ungewollten Schwangerschaften: Ergebnisse einer retrospektiven Befragung.

gehalten wird. Die Aufklärungsarbeit sollte insbesondere auf die Pillenpause, die sich in Deutschland bei Ärzten und Patientinnen unter oft fragwürdigen Vorstellungen noch großer Beliebtheit erfreut, gerichtet sein.

Es mag dahingestellt bleiben, ob die gelegentlich zu hörende Behauptung, daß mehr als ein Drittel aller deutscher Frauen, die nach Holland zum Schwangerschaftsabbruch fahren, während der Pillenpause schwanger geworden seien, epidemiologisch haltbar ist oder nicht. Daß ein nicht geringes Kontingent ungewollter Schwangerschaften auf das vorübergehende Absetzen der kontrazeptiven Medikation zurückzuführen ist, steht außer Frage. Dementsprechend ergab eine Befragung von 255 Frauen mit Schwangerschaftsabbruchbegehren ein Überwiegen der in der Pillenpause entstandenen Schwangerschaften gegenüber den direkten Versagern der oralen Kontrazeption (Abb. 2).

Die sich in den letzten Jahren international durchsetzende Forderung nach weitgehender Beschränkung der Pillenpause ist daher nachdrücklich zu unterstützen. Welch andere Berechtigung kann man dem absichtlichen Aussetzen der Hormoneinnahme heute noch zugestehen, als daß damit die Unversehrtheit der Zyklusregulation bei Frauen mit späterem Kinderwunsch überprüft werden soll? Ansonsten schadet diese Maßnahme eher als daß sie nützt, da verschiedene Regulationssysteme, z. B. die Gerinnung, der Renin-Angiotensin-Aldosteronregelkreis, der Tryptophanmetabolismus und die Transportvorgänge im Blut in Mitleidenschaft gezogen werden, und dadurch bestimmte Schutzmechanismen des Organismus vorübergehend an Stabilität einbüßen.

Auch die praktische Durchführung der Pillenpause entbehrt vielfach noch einer rationalen Basis. Für den Nachweis, ob der endokrine Regelkreis Hypothalamus/Hypophysenvorderlappen/Ovar während der Hormoneinnahme keinen Schaden erlitten hat, ist nur ein einziger Spontanzyklus, nach Möglichkeit mit Messung der Basaltemperatur, erforderlich. Lediglich bei unklaren Verhältnissen sollte die Pillenpause auf weitere Zyklen ausgedehnt werden. Der Nutzen einer solchen Verlängerung ist dann aber gegen die erhöhte Konzeptionsgefahr sorgfältig abzuwägen. Bei abgeschlossenem Familienbild, das sei unmißverständlich ausgesprochen, sollte die Pillenpause ärztlicherseits nicht mehr empfohlen werden.

Nur zu oft wird vor der Pillenpause versäumt, die Patientinnen auf alternative Schutzmaßnahmen hinzuweisen und sie darüber zu informieren, daß Ovulation und erste Regelblutung eine Woche später als gewohnt aufzutreten pflegen. Bleibt die Blutung ganz aus, darf nach Schwangerschaftsausschluß die orale Kontrazeption nicht einfach wieder aufgenommen werden. Wer zu Konsequenzen, also Klärung der Amenorrhoeursachen und Umstellung auf ein anderes Verfahren der Kontrazeption nicht bereit ist, sollte die Pillenpause überhaupt aus seinem diagnostischen Repertoire streichen. Vollends abwegig ist es, in solchen Fällen durch Cumorit® oder ähnliche Präparate Blutungen auszulösen und danach die Pille weiter zu verordnen.

Abschließend soll nicht unerwähnt bleiben, daß sich in jüngster Zeit die Stimmen mehren, die einen Kausalzusammenhang zwischen postkontrazeptiver Amenorrhoe und vorangegangener Hormonmedikation in Zweifel ziehen oder sogar ganz ablehnen. Sollte dies tatsächlich zutreffen, wäre der Pillenpause jedes rationale Fundament entzogen.

Zwischenblutungen: Ein mögliches Indiz für herabgesetzten Empfängnisschutz.

Eine Reduzierung der direkten Versagerquote sollte sich auch dadurch erreichen lassen, daß plötzliche Zwischenblutungen rechtzeitig als Ausdruck einer verminderten Wirksamkeit der kontrazeptiven Steroide interpretiert werden. Ursache dafür kann eine Induktion des arzneimittelabbauenden Enzymsystems in der Leber durch bestimmte Medikamente sein (Tab. 3). So war die zusätzliche Einnahme von Rifampicin und Carbamazepin bei zwei unserer neunzehn Pillenversager (Abb. 2, Tab. 4) Anlaß für die ungewollte Empfängnis. Ungewohnte Zwischenblutungen, nicht dagegen die relativ häufigen Zwischen- und Schmierblutungen zu Beginn der oralen Kontrazeption, sollten als möglicherweise erstes und einziges Hinweiszeichen an einen beschleunigten Steroidabbau in der Leber denken lassen.

Bei den anderen unter Enzyminduktion in Tab. 3 aufgeführten Arzneimittelgruppen handelt es sich einstweilen mehr um Vermutungen als um gesicherte Tatsachen. Auch der Zusammenhang mit gleichzeitiger Ampicillineinnahme ist noch umstritten; bisher ist nur über drei Konzeptionen unter diesem Antibiotikum berichtet worden. Malabsorption ist bei zwei unserer 19 Pillenversager als Ursache zu diskutieren, und zwar einmal im Zusammenhang mit starken Diarrhoen in Zyklusmitte, das andere Mal bei Gallenblasenerkrankung mit gestörtem Gallenabfluß. Auch dabei können Zwischenblutungen auftreten.

Tab. 3: Minderung der kontrazeptiven Zuverlässigkeit durch Medikamente und Interferenzen mit dem enterohepatischen Steroidkreislauf

Minderung der Kontrazeption
Zuverlässigkeit durch:
I. „Enzyminduktion":
   - Rifampicin
   - Barbiturate
   - Antikonvulsiva
   - Analgetika?
   - Tranquilizer?
   - Dihydroergotamin?
II. Interferenz mit dem enterohepatischen Steroidkreislauf:
   - Ampicillin
   - andere Antibiotika?
   - Cholestyramin?
   - Magen-Darmerkrankungen, insbesondere Malabsorption

Tab. 4: Aufschlüsselung von 41 Versagern der oralen Kontrazeption: Ergebnisse einer retrospektiven Befragung von 255 Frauen mit ungewollter Schwangerschaft (s. auch Abb. 2).

Direkte Versager der oralen Kontrazeption:	19
Enzyminduktion	2
Rifampicin	
Carbamazepin (Tegretal)	
Gastrointestinale Störungen	2
Wechsel auf niedriger dosiertes Präparat	1
Unzuverlässige Einnahme	9
Keine Gründe eruierbar	5
Mittelbare Versager der oralen Kontrazeption:	22
(Pillenpause, Tabletten ausgegangen etc.)	
Ausweichmaßnahmen:	
Schaumovula und Kondom	2
Schaumovula	1
Kondom	1
Keine	18

Wirkungsspektren der kontrazeptiven Steroide: Unterschiede allgemein überschätzt.

Groß ist die Unsicherheit, und fragwürdig sind vielerorts die Vorstellungen über die „richtige" Präparatewahl. Die qualitativen Unterschiede zwischen den einzelnen kontrazeptiven Steroiden werden allgemein überschätzt. Zur Erläuterung zunächst einige pharmakologische Vorbemerkungen.

Bei den kontrazeptiven Gestagenen unterscheidet man zwei Hauptgruppen, die 19-Norandrostanderivate (19-Norsteroide) und die Abkömmlinge des 17α-Acetoxyprogesterons (Progesteronderivate). Im Tierexperiment sind die Wirkungsspektren innerhalb der beiden Gruppen sehr ähnlich, zwischen den Gruppen bestehen aber deutliche Unterschiede (Tab. 5). Unter den 19-Norsteroiden bildet das weitverbreitete Levonogestrel insofern eine Ausnahme, als es wie die Progesteronderivate keine östrogene Partialwirkung besitzt und im Tierexperiment schwangerschaftserhaltend wirkt. Die weitgehende Übereinstimmung der Wirkungsspektren der übrigen kontrazeptiven 19-Norsteroide läßt sich zwanglos mit ihrem gemeinsamen Metabolismus über Norethisteron erklären. Dieses Gestagen ist also auch für Lynestrenol, Norethiseronacetet und Ethynodioldiacetat als die eigentliche Wirksubstanz anzusehen. Insofern sollte man von einem Präparatewechsel innerhalb der 19-Norsteroide keine echten Wirkungsverschiebungen erwarten. Zum Beispiel besitzen alle relevanten Vertreter dieser Gruppe eine mehr oder weniger starke androgene Wirkkomponente. Von klinischer Bedeutung ist, daß diese den Progesteronderivaten fehlt; Chlormadinonacetet und Cyproteronacetat verfügen sogar über antiandrogene Eigenschaften, die sich therapeutisch nutzen lassen (s. u.).

In ihren Wirkungen kaum voneinander unterschieden sind auch die beiden in den oralen Kontrazeptiva enthaltenen Östrogene, Äthinylöstradiol und Mestranol. Letzteres wird in der Leber durch Demethyllierung zu ersterem verstoffwechselt und kann erst danach von den intrazellulären Östrogenrezeptoren gebunden werden. Das höchstens geringfügig schwächere Mestranol ist heute nur noch in wenigen Präparaten enthalten. Es bietet keinen Vorteil gegenüber Aethinylöstradiol.

Wirkungsstärke der kontrazeptiven Gestagene: Am Menschen nicht zuverlässig meßbar.

Für einen gezielten Einsatz der oralen Kontrazeptiva wäre die genaue Kenntnis der Wirkungsstärke ihrer Gestagenkomponente von großem Vorteil. Bedauerlicherweise gibt es aber beim Menschen keinen Parameter, der einen Wirkungsvergleich zwischen den verschiedenen Gestagenen einigermaßen zuverlässig gestatten würde. Tierexperimentelle Daten sind hierfür wegen großer Speciesunterschiede bezüglich der Bioverfügbarkeit der Steroide wenig hilfreich. Vergleiche auf Milligrammbasis sind irreführend; sie haben nichts mit der Wirkungsstärke zu tun und sollten folglich unterlassen werden – auch in Firmenreklamen.

Tab. 5: Wirkungsstärke und Wirkungsspektrum der wichtigsten kontrazeptiven Gestagene. Oberhalb des Doppelstrichs: Progesteronderivate, unterhalb: 19-Norsteroide.

	Gestagenpotenz beim Menschen		Wirkungsspektrum im Tierexperiment						
	Transformationsdosis mg/Zyklus	Menstruationsverschiebungstests n. Greenblatt mg/Tag	Schwangersch. Erhaltung	Östrogene (Vaginal smear)	Androgene	Anti-Androgene	Anti-Östrogene	Hemmung der Gonadotropin-Ausschüttung	Beeinflussung der ACTH Ausschüttung
Progesteron	200 i.m.	1000	+	0	0	0	+	+	↑
Medroxyprogesteronacetat	40–70	20–30	++	0	(+)	(+)	+	++	↓
Megestrolacetat	35–50	5–10	+	0	0	0	+	+	↓
Chlormadinonacetat	20–30	4	+	0	0	+	+	+	↓
Cyproteronacetat	20–30	–	+	0	0	++	+	+	↓
Norethynodrel	150–200	14	0	++	0	0	0	++	↑
Norethindorn	100–150	15	0	+	0	+	+	↓	
Norethindronacetat	50–60	7,5	(+)	+	+	0	+	+	↑
Lynestrenol	35–70	10	(+)	+	+	0	+	+	↑
Ethynodioldiacetat	10–15	1	0	+	+	0	+	+	↑
Levonorgestrel	6	0,5	++	0	+	0	+	+	0

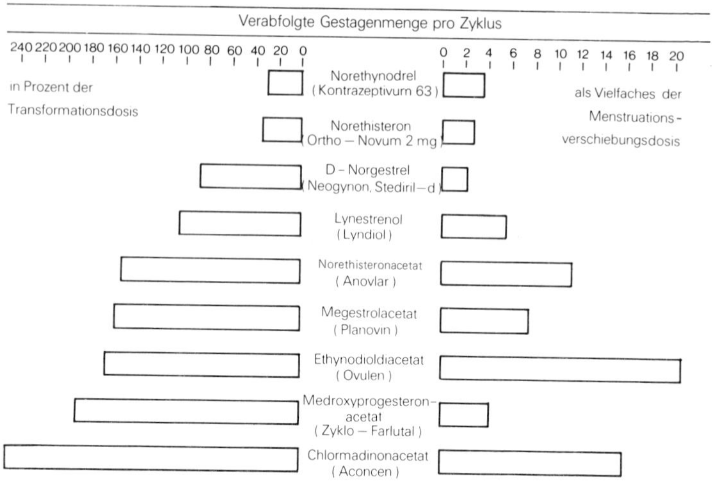

```
                          Verabfolgte Gestagenmenge pro Zyklus
240 220 200 180 160 140 120 100 80 60 40 20  0      0  2  4  6  8 10 12 14 16 18 20
```

	Norethynodrel (Kontrazeptivum 63)	als Vielfaches der Menstruations- verschiebungsdosis
in Prozent der Transformationsdosis	Norethisteron (Ortho – Novum 2 mg)	
	D – Norgestrel (Neogynon, Stediril–d)	
	Lynestrenol (Lyndiol)	
	Norethisteronacetat (Anovlar)	
	Megestrolacetat (Planovin)	
	Ethynodioldiacetat (Ovulen)	
	Medroxyprogesteron- acetat (Zyklo – Farlutal)	
	Chlormadinonacetat (Aconcen)	

Abb. 3: Gestagenpotenz verschiedener oraler Kontrazeptiva: Transformationsdosis versus Menstruationsverschiebungsdosis.

Mit der Transformationsdosis und dem Menstruationsverschiebungstest stehen zwei klinische Testverfahren zur Verfügung, die bestenfalls Annäherungswerte hinsichtlich der Gestagenstärke verschiedener Präparate liefern. Die mit den beiden Verfahren erhaltenen Daten sind aber nicht im entferntesten deckungsgleich; nicht einmal die Rangfolge der Gestagenpotenzen ist bei beiden Methoden identisch (Tab. 5). Dies sei anhand von Abb. 3, in der 9 Kontrazeptiva nach zunehmender Gestagenpotenz auf der Basis der Transformationsdosis (linke Seite der Abb.) angeordnet sind, verdeutlicht. Auf der rechten Seite sind die Gestagenpotenzen unter Zugrundelegung des Menstruationsverschiebungstestes angegeben. Mit den beiden Methoden kommt man also zu einer ganz unterschiedlichen Beurteilung der Gestagenstärke der fraglichen Pillenpräparate.

Da sich also Equivalenzdosen der verschiedenen Gestagene nicht exakt angeben lassen, tut man gut daran, innerhalb einer qualitativ gleichartig zusammengesetzten Präparategruppe zu wechseln, falls aus klinischen Überlegungen auf ein gestagen- oder östrogenbetonteres Präparat übergegangen werden soll (Tab. 6). In den Abb. 4–6 sind die oralen Kontrazeptiva mit den 4 gängigsten Gestagenen jeweils nach der Gestagen/Östrogen-Relation angeordnet.

Am Anfang einer jeden Tabelle steht das am meisten gestagenbetonte, am Ende das am meisten östrogenbetonte Präparat. Nachdrücklich ist darauf hinzuweisen, daß die unter Gestagen/Östrogen-Relation angegebenen Zahlen wegen der unterschiedlichen Wirkungsstärke der einzelnen Gestagene nicht von einer Gruppe auf die andere übertragen werden können. Ebensowenig ist es zulässig, beispielsweise die jeweils am Anfang der einzelnen Tabellen

Tab. 6: Empfohlener Präparatewechsel beim Auftreten von Nebenwirkungen.

Symptom	Östrogenbetonteres Präparat	Zweiphasen-Präparat	Gestagenbetonteres Präparat	„Mikropille" (< 50µg Östrogen /Pille)
Ausbleiben der Entzugsblutungen	+	+		
Hypomenorrhoe	+	+		
Durchbruchblutungen	+	+		
Candida-Kolpitis	+	+		
Trockene Scheide, Kohabitationsbeschwerden	+	+		
Hitzewallungen	+	+		
Abgeschlagenheit, Müdigkeit	+	+		±
Herabgesetzte Libido	±	+		±
Depressionen	±	+		±
Menorrhagien (zu lange Blutungen)		±	+	
Hypermenorrhoe			+	+
Mastopathie, Mastodynie			±[1]	+
Kopfschmerzen, Migräne			±[1]	±
Ödeme			±	+
Verstärkter Fluor albus, Mucorrhoe			±	+
Übelkeit, Erbrechen				+
Gewichtszunahme				+
Varikosis, schwere Beine				+
Hautpigmentationen				+

1 alternativ: Depotgestagene

Norethisteronacetat-haltige Kontrazeptiva

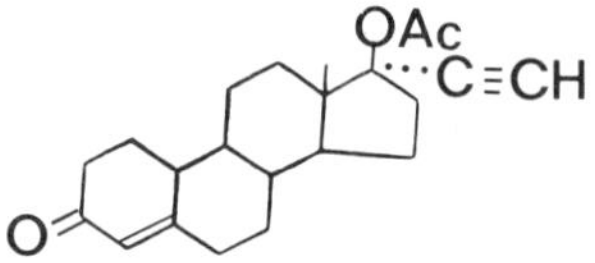

	Norehisteron-acetat µg	Äthinyl östradiol µg	Gestagen/ Östrogen µg/µg
Anovlar	4000	50	80
Etalontin	2500	50	50
Sinovula Stufe I	1000	50	30
Sinovula Stufe II	2000		
Orlest	1000	50	20
Neorlest	600	30	20

Norethisteron-haltige Kontrazeptiva

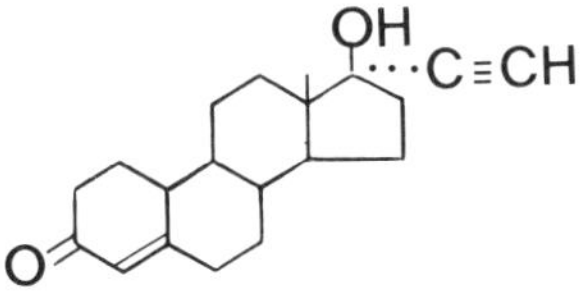

	Norethisteron µg	Äthinyl-östradiol µg	Mestranol µg	Gestagen/ Östrogen µg/µg
Ovysmen 1/35	1000	35		29
Ortho-Novum 1/50, Conceplan	1000		50	20
Ortho-Novum 2 mg	2000		100	20
Ovysmen 0.5/35, Conceplan mite	500	35		14
Ortho-Novum 1/80	1000		80	13

Abb. 4: Im Handel befindliche Norethisteronacetat- und Norethisteron-haltige orale Kontrazeptiva: Nach fallender Gestagen/Östrogenrelation geordnet (Erläuterungen im Text).

Lynestrenol-haltige Kontrazeptiva

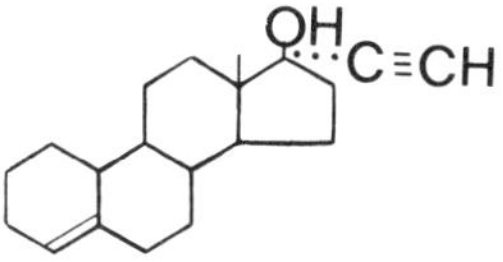

		Lynestrenol µg	Äthinyl-östradiol µg	Gestagen/Ostrogen µg/µg
Lyndiol Noracyclin Lynestrenol 2.5 comb.		2500	50	50
Yermonil		2000	40	50
Ovanon, Lynestrenol 2.5 sequenz,	Phase I Phase II	— 2500	50	34
Anacyclin Ovoresta Pregnon 28		1000	50	20
Ovoresta M		750	37.5	20
Fysionorm	Phase I Phase II	— 1000	50	13.6

Abb. 5: Im Handel befindliche Lynestrenol-haltige Kontrazeptiva: Nach fallender Gestagen/Östrogenrelation geordnet

stehenden gestagenbetonten Präparate hinsichtlich ihrer Wirkungsstärke einander gleichzusetzen. Am Beispiel der Norethisteron- und Norethisteronacetat-haltigen Kontrazeptiva (Abb. 4) läßt sich leicht nachweisen, daß man damit weit an den Realitäten vorbeizielen würde. Norethisteron ist, sowohl nach der Transformationsdosis als auch nach dem Menstruationsverschiebungstest zu urteilen, nur etwa halb so wirksam wie sein Acetat (Tab. 5). Man sollte folglich erwarten, daß die Gestagenkomponente in den Norethisteron-haltigen Kontrazeptiva entsprechend höher angesetzt ist. Das Umgekehrte ist indessen der Fall. Man kann also mit guten Gründen davon ausgehen, daß sich die Norethisteron-haltigen Kontrazeptiva bezüglich fallender Östrogen/Gestagen-Relationen direkt an die Norethisteronacetat-haltigen Präparate anschließen (Abb. 4). Danach wäre Anovlar am meisten gestagenbetont und Ortho Novum 1/80 am meisten östrogenbetont.

Levonorgestrel-haltige Kontrazeptiva

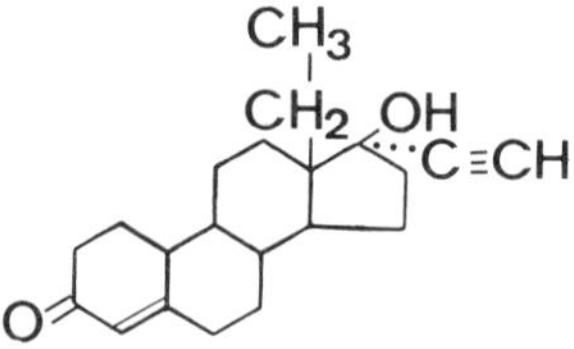

	Levonorgestrel μg	Äthinyl-östradiol μg	Gestagen/Östrogen μg/μg
Neogynon, Stediril	250	50	5
Microgynon, Stediril-d 30/150	150	30	5
Triquilar Stufe I Trinordiol Stufe II Stufe III	50 75 125	30 40 30	2.8
Ediwal, Neo-Stediril	125	50	2.5
Perikursal 21, Stufe I Sequilar Stufe II	50 125	50	1.7

Abb. 6: Im Handel befindliche Levonorgestrel-haltige Kontrazeptiva: Nach fallender Gestagen/Östrogenrelation geordnet

Kontrazeptiva mit Östrogengehalt kleiner als 50 μg („Mikropille"):
Beim Einstieg in die hormonale Kontrazeption zu bevorzugen.

In den Abbildungen 4–6 ist der absolute Gehalt der Pille an den beiden Wirkungskomponenten gegenüber ihrem Verhältnis zueinander vernachlässigt worden. Für eine Herabsetzung von Nebenwirkungen und Gefahren der hormonalen Kontrazeption ist aber gerade die Dosisfrage von vorrangiger Bedeutung. Denn es ist davon auszugehen, daß mit einer Herabsetzung des Östrogen- und Gestagengehalts in der Pille auch eine Verringerung der Nebenwirkungen und ernsten Komplikationen erreicht werden kann. Dementsprechend setzen sich weltweit Präparate mit einem Östrogengehalt unter 50 μg („Mikropille") immer mehr durch. Man sollte sie generell beim Einstieg in die hormonale Kontrazeption und bei Frauen in den 30er Jahren, wenn also die gefährlicheren Komplikationen zuzunehmen beginnen, bevorzugen. Sie sind in den Abbildungen 4–6 durch Fettdruck hervorgehoben. Eine Zusammenstellung der im Handel erhältlichen „Mikropillen" findet sich in Tab. 7. Für 3 der 4 gängigsten Gestagene gibt es also bereits zwei Mikropräparate mit unterschiedlicher Östrogen/Gestagen-Relation. Danach ist auch auf diesem niedrigen Dosisniveau noch eine Anpassung an klinische Bedürfnisse möglich (Tab. 6). Ein Ausweichen auf Präparate mit 50 µg Äthinylöstradiol ist nur noch selten nötig.

Größter Nachteil der niedrig dosierten Präparate ist die damit verbundene erhöhte Durchbruchblutungsneigung. Diesem Nachteil soll mit den gerade in den Handel gekommenen Dreistufenpräparaten Triquilar® bzw. Trinordiol® begegnet werden (Tab. 7). Ihre Besonderheit liegt in der vorübergehenden Erhöhung des Östrogengehalts in Zyklusmitte; davon ist eine erhöhte Stabilität des Endometriums zu erwarten. Es ist zu hoffen, daß sich die „Mikropillen" nicht zuletzt durch derartige Entwicklungen endlich auch in unserem Lande durchsetzen. In England liegt der Östrogengehalt jedes zweiten verordneten Pillenpräparats bereits unter 50 %! Daran sollten wir uns ein Beispiel nehmen.

Tab. 7: Hormonale Kontrazeptiva mit einem Östrogengehalt unter 50 µg pro Pille („Mikropille").

Hormonale Kontrazeptiva mit Östrogengehalt < 50 µg/Pille ('Mikropille')

Präparat	Gestagen µg	Äthinylöstradiol µg	Gestagen/ Östrogen µg/µg
Norethisteron			
1. Ovysmen 1/35	1000	35	29
2. Ovysmen 0,5/35; 1,0/35 Conceplan mite	500	35	14
Norethisteronacetat			
3. Neorlest	600	30	
Lynestrenol			
4. Yermonil	2000	40	50
5. Ovoresta M	750	37.5	20
Levonorgestrel			
6. Microgynon, Stediril-d 30/150	150	30	5
7. Triquilar Stufe I	50	30	
Trinordiol Stufe II	75	40	2.8
Stufe III	125	30	

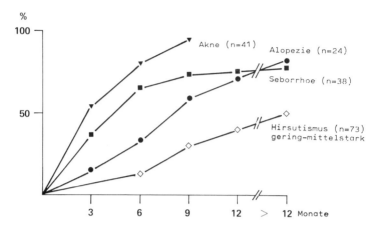

Abb. 7: Kumulative Erfolgsstatistik der Behandlung von Androgenisierungszeichen mit Diane® nach L. Moltz, J. Meckies & J. Hammerstein (Der Gynäkologe, 13, 1, 1980)

Gezielter Einsatz hormonaler Kontrazeptiva: Nur selten auf Anhieb möglich.

Bei Frauen mit Androgenisierungszeichen ist die Anwendung von Cyproteronacetat- und Chlormadinoacetat-haltigen oralen Kontrazeptiva wegen ihrer antiandrogenen Eigenschaften allen anderen Präparaten deutlich überlegen. Mit Diane® und Eunomin® stehen hierfür zwei wirksame Präparate zur Verfügung, von denen letzteres wegen seines ungewöhnlich hohen Östrogengehalts – 100 µg Mestranol pro Pille – mit Zurückhaltung zu beurteilen ist. Akne und Seborrhoe reagieren meist prompt, d. h. innerhalb weniger Wochen, auf Behandlung mit Diane®, während Hirsutismus und Alopecie erst nach mehreren Monaten anzusprechen pflegen (Abb. 7). Überhaupt darf man beim Hirsutismus die Erwartungen nicht zu hoch ansetzen, da es nur in etwa der Hälfte der Fälle zu einem befriedigenden Rückgang der Mehrbehaarung kommt.

Sonst gibt es keine wissenschaftlich fundierten Orientierungshilfen für eine maßgeschneiderte Präparatewahl bei der Erstanwendung. Soviel auch von östrogenen und gestagenen Konstitutionstypen in der Vergangenheit und gelegentlich auch noch in jüngster Zeit die Rede gewesen ist, eine solche Unterteilung entbehrt sowohl unter anthropologischen als auch endokrinologischen Aspekten jeder

Grundlage. Ein gezielter Einsatz hormonaler Verhütungsmittel auf der Basis besonderer Körpermerkmale bleibt Wunschtraum.

Auch für die echten Sequenzpräparate (Tab. 8) ergeben sich angesichts ihres mittelhohen Östrogengehalts nur noch wenige spezielle Indikationen. Bei psychischen Alterationen, speziell Depressionen und Libidoverlust, sowie bei schwachen bis aufgehobenen Entzugsblutungen kann die Umstellung auf ein Zweiphasenpräparat von Vorteil sein (Tab. 6). Dagegen ist es mehr als fraglich, ob bei Jugendlichen die Sequenzmethode den oralen Kombinationspräparaten tatsächlich überlegen ist, sieht man einmal von ihrem eher stimulierenden Effekt auf den Uterus ab. Das in diesem Zusammenhang häufig vorgebrachte Argument, mit einer zyklusgerechten Verabfolgung der Sexualhormone würde weniger tief in das endokrine Regulationsgefüge eingegriffen, ist nicht mehr aufrechtzuerhalten. Mit Hilfe des LH–RH-Tests konnte nämlich gezeigt werden, daß die Hypophy-

Tab. 8: Zusammenstellung der im Handel befindlichen Sequenzpräparate EE_2 = Äthinylöstradiol.

Sequenzpräparate (Zweiphasenpräparate)

Ovanon	Phase I:	7 Tage	50 µg EE_2	–
	Phase II:	15 Tage	50 µg EE_2	2.5 mg Lynestrenol
Fysionorm	Phase I:	7 Tage	50 µg EE_2	–
	Phase II:	15 Tage	50 µg EE_2	1.0 mg Lynestrenol
Eunomin	Phase I:	11 Tage	100 µg Mestranol	–
	Phase II:	10 Tage	100 µg Mestranol	2.0 mg Chlormadinonacetat

Tab. 9: Zusammenstellung der im Handel befindlichen Kontrazeptiva auf alleiniger Gestagenbasis.

Niedrigdosierte Gestagene („Minipille")

Micronovum Conceplan micro	350 µg	Norethisteron
Exlutona	500 µg	Lynestrenol
Microlut Micro-30-Wyeth	30 µg	Levonorgestrel

Depotgestagene („3-Monatsspritze")

Depo-Clinovir	150 µg	Medroxyprogesteronacetat
Noristerat	200 µg	Norethisteronoenanthat

se durch Ein- und Zweiphasenpräparate mit 50 µg Östrogengehalt gleich stark gebremst wird. Die „Mikropille" schneidet dagegen bei diesem Test günstiger ab; ihr sollte deshalb auch bei Jugendlichen der Vorrang gebühren.

Von den echten Zweiphasenpräparaten sind Stufenpräparate, die auch in der ersten Einnahmephase zusätzlich zu den Östrogenen in geringer Menge Gestagene enthalten, zu unterscheiden. Ihre Vorzüge gegenüber den üblichen Kombinationspräparaten sind schwer abzuschätzen, ihr Östrogengehalt ist relativ hoch, spezielle Indikationen sind nicht bekannt.

Kontrazeptive Methoden auf reiner Gestagenbasis („Minipille", „Dreimonatsspritze"): Ausweichverfahren mit begrenztem Indikationsbereich.

Kontrazeptive Verfahren auf reiner Gestagenbasis haben sich trotz eines größeren Präparateangebots (Tab. 9) nur bei einigen Indikationen durchgesetzt. Der Anteil der Minipille am Gesamtumsatz hormonaler Kontrazeptiva beträgt in den USA 0,2 % und dürfte bei uns nicht wesentlich höher liegen. Als besonderer Vorteil der Kontrazeption mit kleinsten Gestagenmengen ist hervorzuheben, daß die systemischen allgemeinen Nebenwirkungen unerheblich sind und ernste Komplikationen praktisch nicht vorkommen. Das endokrine Regulationsgefüge wird zwar bei dieser Sonderform der Empfängnisverhütung weniger eingreifend als bei der Ein- und Zweiphasenmethode in Mitleidenschaft gezogen, auch die Ovulationsfähigkeit bleibt meist erhalten; trotzdem wird die Stabilität des Zyklus nicht selten so sehr beeinträchtigt, daß Schmier- bis Durchbruchblutungen, größere Zyklustempoanomalien und Amenorrhoen die Folge sind.

Ein Ausbleiben der Blutungen kommt um so häufiger vor, je geringer das gynäkologische Alter, je kürzer also der Abstand zur Menarche bei Therapiebeginn ist. Damit scheidet die Minipille aber als kontrazeptives Prinzip der ersten Wahl bei Adoleszenten aus. Nachteilig kommt hinzu, daß der Empfängnisschutz sofort nachläßt, wenn die Pille mit mehr als zwei Stunden Verspätung eingenommen worden ist. Zusätzliche Schutzmaßnahmen sind dann für mindestens zwei Tage erforderlich. Die Minipille sollte daher nur gewissenhaften Patientinnen verordnet werden, von denen eine exakte Einnahme erwartet werden kann. Anderenfalls gerät das Verfahren schnell in Mißkredit.

Tab. 10: Kontrazeption mit niedrigdosierten Gestragenen („Minipille"): Indikationen und Kontraindikationen

---

Besondere Indikationen:
   Stillperiode
   Kurzfristige Kontrazeption
   Perimenstruelle Migräne
   Unverträglichkeit der Ein- und Zweiphasenkontrazeption
   (Adoleszenz)

Kontraindikationen:
   Unregelmäßige Lebensführung
   Zuverlässige Tabletteneinnahme nicht gewährleistet
   Sichere Kontrazeption erforderlich

Vorsicht bei:
   Kontraindikationen gegen Östrogeneinnahme
     Brustkrebs
     Endometriumkrebs
     Thrombo-Emboliedisposition
     Mastopathie
     Endometriose
   Ausgeprägten Zyklusstörungen

Die besonderen Indikationen für die Minipille gehen aus Tabelle 10 hervor. Ihr Nutzen bei längerem Stillen steht außer Zweifel, da die Milchleistung im Gegensatz zu allen anderen hormonalen Verfahren nicht beeinträchtigt wird. Nur die intrauterine Empfängnisverhütung stellt bei dieser Situation eine echte Alternative dar. Auch für kurzfristige Überbrückungsphasen ist die Minipille gut geeignet. Sie hat sich ferner bei Frauen mit perimenstrueller Migräne und als Ausweichverfahren bei allgemeiner Unverträglichkeit der üblichen oralen Kontrazeptiva bewährt.

Die aus Tabelle 10 hervorgehenden Kontraindikationen bedürfen keiner Erläuterung. Dagegen ist zur Rubrik „Vorsicht bei Kontraindikationen gegen Östrogeneinnahme" der Hinweis erforderlich, daß die endogenen Östrogenspiegel unter der Minipille auf das Vierfache der Normalwerte ansteigen können. Dadurch entstehen Gesundheitsrisiken, denen man durch einen Wechsel auf die Minipille nicht selten gerade aus dem Wege gehen will. Auch die relativ häufigen Mastodynien unter der Minipille lassen sich mit der Zunahme der Östrogensekretion zwanglos erklären. Insgesamt sind aber gesteigerte Östrogenspiegel – meist in Verbindung mit herabgesetzten Progesteronwerten – unter der Minipille nicht sehr häufig.

Bei den Depotgestagenen steht uns seit kurzem neben dem Depo-Clinovir® auch noch das Noristerat® zur Verfügung (s. Tab. 9). Auf der einen Seite besitzt es wohl nicht ganz die Zuverlässigkeit des schon lange im Gebrauch befindlichen Medroxyprogesteronacetats, andererseits bringt es aber auch weniger Blutungsdurcheinander und Amenorrhoen mit sich. Nach anfänglichen Mißerfolgen gehen die Anwendungsempfehlungen für Noristerat jetzt dahin, die ersten drei Injektionen in achtwöchigen Abständen zu verabfolgen, ehe auf Dreimonatsintervalle übergegangen werden kann. Ob sich das Präparat gegenüber dem ohnehin selten angewandten Depo-Clinovir durchsetzen wird, bleibt abzuwarten. Diesem gebührt der Vorrang, wenn es auf eine Unterdrückung der endokrinen Östrogenproduktion ankommt, also postoperativ beim Mammakarzinom der jungen Frau, bei Mastopathie und Endometriose (Tab. 11). Bei zyklusabhängiger Migräne, Pillenmüdigkeit und unzuverlässiger Pilleneinnahme (Debilität etc.) dürften die Präparate gleichwertig sein. Beim Uterus myomatosus ist generell wegen nicht kalkulierbarer Metrorrhagien Vorsicht geboten; ein Anwendungsversuch mit Depotgestagenen ist nur empfehlenswert, wenn noch keine Blutungsanomalien bestanden haben. Zurückhaltung ist ferner bei Frauen mit Kinderwunsch in absehbarer Zeit angezeigt, da die Wiederherstellung der Fertilität wegen der bekannten Fernwirkung von Me-

Tab. 11: Kontrazeption mit Depotgestagenen („Dreimonatsspritze"): Indikationen und Kontraindikationen

Spezielle Indikationen:
Hormonabhängige Kopfschmerzen u. Migräne
Mastopathie, Mastodynie
Mammacarcinom, postoperativ
Sonstige Kontraindikation gegen Östrogene
Unzuverlässige Pilleneinnahme (Debilität etc.)
Pillenmüdigkeit
(Endometriose)
(Uterus myomatosus)

Kontraindikationen:
Depressionen
Frigidität
Hypermenorrhoe, organische Blutungsstörungen
Adipositas
Zyklusstörungen, speziell Amenorrhoe
Kinderwunsch in absehbarer Zeit
(Diabetes)

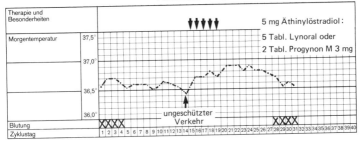

Abb. 8: Schematische Darstellung des postkoitalen Östrogenstoßes zur Schwangerschaftsverhütung

droxyprogesteronacetat um viele Monate hinausgezögert werden kann. Für Noristerat® gilt diese Einschränkung nicht. Unter den sonstigen Kontraindikationen sind besonders Depressionen, Frigidität und Tendenz zur Gewichtszunahme zu beachten.

Postkoitale Geburtenregelung: Östrogenstoß nur im äußersten Notfall.

Der postkoitale Östrogenstoß zur Verhinderung der Implantation eines befruchteten Eis ist ärzlicherseits nur bei den dringlichsten Notfällen, z. B. nach Stuprum, vertretbar. Mit 5–6 mg Ethinylöstradiol wird dabei pro Tag nicht weniger als das 100-fache des Östrogengehalts der üblichen Pille verabfolgt (Abb. 8)! Die gastrischen und allgemeinen Nebenwirkungen sind entsprechend belastend, der zytologische Portioabstrich verschlechtert sich schon nach wenigen Tagen in einen Grad 3 nach Papanicolaou. Ob es darüber hinaus Fernwirkungen gibt, die erst nach Monaten oder Jahren manifest werden, ist unbekannt. Als Alternativverfahren sollte, wo immer möglich, die Einlage eines Intrauterinpessars innerhalb der ersten 72 h post coitum dem Östrogenstoß vorgezogen werden.

Fertilitätskontrolle beim Mann: Praktikable Verfahren noch in weiter Ferne

Immer wieder ist im letzten Jahrzehnt der Ruf nach einer Fertilitätskontrolle beim Mann laut geworden. Trotz intensiver Bemühungen in den vergangenen Jahren – die WHO hatte zu diesem Zweck eigens ein Task Force Programm eingerichtet – gibt es bei uns bisher keinen verheißungsvollen Ansatz für eine „Pille für den Mann". Androgene, Gestagene, Kombinationen von beiden und Antiandrogene haben gleichermaßen enttäuscht. Viele Aktivitäten sind inzwischen zum Erliegen gekommen. Ob das chinesische Präparat „Gossypol" aus Baumwollsamen kontrazeptiv zuverlässig wirksam und gleichzeitig unschädlich ist, werden die in China angelaufenen Großversuche erst noch erweisen müssen.

Zukunftsperspektiven: Kein Ersatz für orale Kontrazeptiva in Sicht.

Auch bei der Frau gibt es zur Zeit wenig Ansätze zur Neuentwicklung bzw. Verbesserung bereits bestehender kontrazeptiver Verfahren. Am interessantesten sind Versuche zur Vakzination des weiblichen Organismus gegen Placenta- bzw. Spermien-spezifische Eiweiße. Aber auch hier sind die Forschungen nach aufsehenerregenden Anfangserfolgen in Indien ins Stocken geraten. Da die Mittel für die Grundlagenforschung auf dem Gebiet der Fortpflanzung knapper geworden sind, muß man heute – anders als noch vor zehn Jahren – eher pessimistisch hinsichtlich weiterer Fortschritte auf dem Gebiet der Geburten- und Empfängnisregelung in die Zukunft blicken. Aller Anschein spricht dafür, daß die hormonale Kontrazeption ihre Vorrangstellung unter den reversiblen Verfahren der Empfängnisregelung auch während der 80er Jahre behaupten wird.

Nicht-hormonale Methoden der Kontrazeption

G. K. Döring

Eine nahezu 100 %ige Zuverlässigkeit haben unter allen Kontrazeptiva allein die Ovulationshemmer. Daraus folgt, daß – was die Zuverlässigkeit anbelangt – alle anderen Methoden bestenfalls „zweite Wahl" sind.

Da sich die Höhe der Versagerquote* als wichtigstes Kriterium bei der Auswahl einer Methode und bei der Beratung einer Patientin herausgestellt hat, ist in Tab. 1 ein etwas vereinfachtes Schema als *Übersicht über die gebräuchlichen Kontrazeptiva und ihre Zuverlässigkeit* angegeben.

Für den Arzt, der seine Patientinnen optimal beraten will, ist unter den nicht-hormonalen Kontrazeptiva die 2. Gruppe der „relativ zuverlässigen Methoden" die wichtigste. Die *Minipille* kann man hier

Tab. 1: kontrazeptive Methoden und ihre Zuverlässigkeit (nähere Erläuterungen siehe Text)

Gruppe	Versagerquote	Methode
I	0,2–0,5	Ovulationshemmer
II	2–3	Minipille
		Intrauterinpessar
		Temperaturmethode
		Schaum-Ovulum
III	5–10	Kondom
		Scheiden-Diaphragma
		Schaum-Spray
IV	15–25	Knaus-Ogino
		Billings
		alte chem. Mittel
		Coitus interr.

* Unter dem Begriff „Versagerquote" versteht man die Zahl der ungewollten Schwangerschaften, die in hundert Anwendungsjahren einer Methode beobachtet werden (auch PEARL-Index genannt).

außer acht lassen, weil sie zu den hormonalen Methoden gehört. In dieser Gruppe mit einer Versagerquote von 1–3 haben die *Intrauterinpessare* die größte Bedeutung, jedoch gehören auch die *Temperaturmethode* und wahrscheinlich auch das *Schaum-Ovulum* hierher. Wenn es nicht um die höchstmögliche Zuverlässigkeit geht, sondern mehr um das sogenannte „Child-spacing", das heißt einen optimalen Abstand zwischen den einzelnen Geburten, so kommen auch die Methoden der 3. Gruppe „mittlerer Zuverlässigkeit" in Betracht mit einer Versagerquote von 5–10. Dazu gehören in erster Linie das *Kondom,* dann das *Scheiden-Diaphragma* und wohl auch der *Schaum-Spray.*

Die Methoden aus der 4. Gruppe, der „unzuverlässigen Kontrazeptiva", sollten ärztlicherseits überhaupt nicht empfohlen werden. Die Versagerquote liegt zwischen 15 und 25 auf 100 Anwendungsjahre.

Beginnen wir mit den Intrauterinpessaren (IUP), die eine ausführliche Besprechung verdienen (s. Abb. 1). Es ist üblich, von verschiedenen Generationen Intrauterinpessaren zu sprechen. Die 1. Generation waren die alten Pessare, die vor 100 Jahren aufkamen und vor

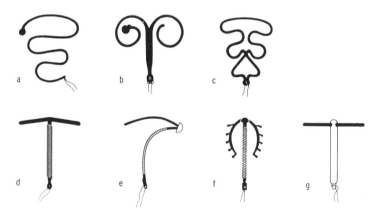

Abb. 1: Bei uns im Handel befindliche Intrauterinpessare:
„zweite Generation"   a) Lippes-Schleife; b) Saf-T-Coil;
                              c) Dana-Super
„dritte Generation"   d) Kupfer-T (Gyne-T); e) Kupfer-7
                              (Gravigard); f) Multiload
„vierte Generation   g) Biograviplan-Progestasert

45 Jahren wegen ihrer hohen Risiken diskriminiert worden sind. Leider fiel damals auch der Graefenbergring mit unter diese Verurteilung, obwohl er das eigentlich nicht verdient hatte.

Die 2. Generation der IUP kam Ende der 50er Jahre auf, zuerst in Japan und den USA, dann ziemlich rasch in der ganzen Welt. Sie bestanden anfangs aus Stahl oder Nylon, bis sich schnell das gewebefreundliche und röntgenschattengebende Polyaethylen durchsetzte. Von den mehr als 30 verschiedenen Typen der 2. Generation erfuhr die Lippes-Schleife die breiteste Anerkennung und um das Jahr 1970 war die Hälfte aller eingelegten IUP eine Lippes-Schleife.

Um das Jahr 1970 wurde die 3. Generation eingeführt, die sich dadurch auszeichnet, daß ein Teil des IUP mit dünnem Kupferdraht umwickelt ist. Von der fortwährenden Abspaltung von Kupfer-Ionen versprach man sich einen zusätzlichen kontrazeptiven Effekt.

Als 4. Generation schließlich bezeichnet man die IUP, die ein Gestagen enthalten. Durch die ständige Abgabe geringer Gestagenmengen wird ein zusätzlicher Mini-Pillen-ähnlicher Effekt erwartet.

Voraussetzung für die Applikation ist die zuverlässige Desinfektion von Vagina und Portio sowie die Verwendung steriler Handschuhe, steriler Instrumente und eines sterilen IUP.

Die *Verbreitung* hat bei uns einen großen Sprung vorwärts gemacht nach der Einführung der kupferhaltigen IUP. Nach verläßlichen Schätzungen trugen im Jahre 1978 etwa 800 000–900 000 Frauen ein IUP. Das ist etwa ein Viertel der Frauen, die Ovulationshemmer anwenden und ca. 7 % aller Frauen im geschlechtsreifen Alter.

Über die *Wirkungsweise* gibt es verschiedene Theorien, die auf Tierversuchen basieren. Nach wie vor ist zu sagen, daß durch die Anwesenheit eines IUP im Cavum uteri die Nidation behindert wird. Es handelt sich also genau genommen nicht um eine Empfängnisverhütung, sondern um eine Schwangerschaftsverhinderung, wenn man sich der Mehrzahl der Gynäkologen und Juristen in aller Welt anschließt und die Nidation als Beginn der Schwangerschaft definiert.

Die *Zuverlässigkeit* der IUP hat sich seit der Lippes-Schleife nicht nennenswert geändert. Bei der Lippes-Schleife nahm die Versagerquote pro 100 Anwendungsjahre mit den Jahren ab: Sie betrug im 1. Jahr 2,6, im 3. Jahr 1,1 und im 5. Jahr 0,8. Die Angaben über die Versagerquote der kupferhaltigen IUP schwanken zwischen 1,6 und 2,7.

Auch bei den gestagenhaltigen IUP liegt die Versagerquote nach den verfügbaren Unterlagen zwischen 1,9 und 2,5. Obwohl noch nicht viele Erfahrungsberichte vorliegen, scheint die neueste Variante der kupferhaltigen IUP, das Multiload, deutlich besser abzuschneiden mit einer Versagerquote von 0,3 bis 1,0.

Wie bei den Ovulationshemmern wäre das Kapitel IUP erfreulicher, wenn es keine Nebenwirkungen gäbe. Ich bin der Meinung, daß man bezüglich der Nebenwirkungen und Risiken nicht den Kopf in den Sand stecken sollte, wie das gelegentlich geschieht, sondern man sollte die wichtigsten Zahlen darüber aus der Weltliteratur kennen und bei der Beratung seiner Patientinnen beherzigen.

Die Gefahr einer *Uterusperforation* ist gering. Sie betrug bei der Lippes-Schleife etwa 1 auf 2000 Einlagen und soll bei den meist benutzten Pessaren der 3. Generation eher noch niedriger sein.

Schwerwiegend sind *Entzündungen im Bereich der Adnexe*. Bereits vor mehr als 10 Jahren berichtete Tietze über eine Salpingitishäufigkeit von 2,5 % bei IUP-Trägerinnen. Tatum gab 1977 eine 5-fach erhöhte Salpingitisquote an im Vergleich zum Durchschnitt der Frauen. Westrom und Mitarbeiter haben 1976 eine große Zahl von IUP-Trägerinnen mit dem Laparoskop kontrolliert und fanden generell eine 3-fach erhöhte Salpingitishäufigkeit, die allerdings bei Frauen, die nie schwanger waren, auf das 7-fache anstieg (benutzt wurden in dieser Studie Lippes-Loop, Dana-Super, Kupfer-T und Kupfer-7).

Ich brauche nicht zu erläutern, welche Konsequenzen diese erhöhte Salpingitis-Häufigkeit für junge Frauen haben kann, wenn sie sich später Kinder wünschen. Im Auftrag der FOOD and DRUG ADMINISTRATION hat Jennings 1974 über 39 *Todesfälle* innerhalb von 8 Jahren in den USA berichtet, deren Ursache in einem IUP gesehen wurde. In knapp der Hälfte der Fälle war als IUP das DALCON SHIELD benutzt worden, das seit Jahren aus dem Handel gezogen worden ist. Aber auch bei anderen IUP hat man Todesfälle durch septischen Abort beobachtet, wenn nach Eintreten einer Schwangerschaft das IUP nicht schleunigst entfernt wurde. Durch das Hochschlüpfen des Fadens werden Keime aus der Vagina ins Cavum uteri befördert, wo sie zu einem septischen Abort führen können. Die Gefahr des septischen Abortes ist es auch, die eine medizinische Indikation zum Schwangerschaftsabbruch abgibt, wenn es nicht mehr möglich ist, das IUP durch Ziehen an dem Faden zu entfernen.

Die auf Einzelbeobachtungen beruhende frühere Befürchtung, bei liegendem IUP käme es gehäuft zu *Mißbildungen,* wurde durch eine umfangreiche Arbeit von TATUM mit 300 ausgetragenen Schwangerschaften nicht bestätigt: Es bestand keine Erhöhung der Mißbildungsquote.

Im Falle einer Konzeption bei liegendem IUP entwickeln sich rund 5 % der Schwangerschaften *extrauterin.* Das führt zu der Empfehlung, bei einer Frau, die bereits eine Tube verloren und und bei der Kinderwunsch besteht, kein IUP zu applizieren. Bei den gestagenhaltigen IUP sind 50 % der Graviditäten Extrauteringraviditäten! Die *Kontraindikationen* der IUP sind folgende:

1. alle akuten, subakuten oder rezidivierenden Salpingitiden
2. Verdacht auf Frühschwangerschaft
3. Uterus myomatosus
4. Meno-Metrorrhagien unklarer Genese
5. Verdacht auf Uterus-Carcinom
6. Endometritis, Zervizitis, Kolpitis
7. Dauerbehandlung mit Antikoagulantien
8. komplette oder partielle Uterus-Doppelbildung
9. stärkere Hypoplasia uteri
10. starke Dysmenorrhoe
11. Verlust einer Tube und Kinderwunsch

Die Indikationen für die Entfernung des IUP sind gegeben:

1. bei Kinderwunsch oder sonst auf Wunsch der Patientin
2. bei Eintreten einer Schwangerschaft
3. bei extrem starken Menorrhagien mit sekundärer Anaemie
4. bei unerträglichen Schmerzen
5. bei Eintreten einer Salpingitis. Antibiotika-Therapie ohne Entfernung des IUP nur bei Frauen mit abgeschlossener Familienplanung.

In die Gruppe der „relativ zuverlässigen" Methoden gehört auch die *Temperaturmethode.* Da sie eine Zeitwahlmethode ist, wird sie häufig mit der Kalendermethode nach Knaus und Ogino in einen Topf geworfen, was jedoch nicht zutrifft: Während die Methode nach Knaus und Ogino zu den unzuverlässigsten Methoden gehört, bringt die Temperaturmethode ein ziemlich hohes Maß an Zuverlässigkeit.

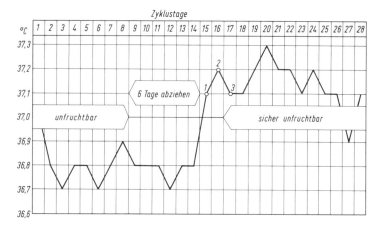

Abb. 2: Verlauf der Morgentemperatur (Basaltemperatur) bei einer geschlechtsreifen Frau mit Angabe der unfruchtbaren Tage (nähere Erläuterungen siehe Text)

Vor dem Aufkommen der Ovulationshemmer war die Temperaturmethode auch bei uns weit verbreitet, ich habe zeitweise hunderte von Frauen nach dieser Methode beraten und betreut. Zur Zeit hat sie in anderen Ländern größere Bedeutung als bei uns, im Sinne des NATURAL FAMILY PLANNING z. B. in den USA und in Canada. Die mit dem Rhythmus des Menstruationszyklus schwankende Körpertemperatur der Frau ist seit etwa 100 Jahren bekannt. Als Methode der Empfängnisverhütung wurde sie zuerst im Jahre 1934 von einem deutschen katholischen Pfarrer namens Wilhelm Hillebrand empfohlen.

Bei einer gesunden Frau im geschlechtsreifen Alter ist ein Kurvenverlauf wie in Abb. 2 typisch: niedrige Temperatur in der Follikelphase, Anstieg in der Zyklusmitte um 3–5 Zehntelgrad und erhöhte Temperatur bis zu den folgenden Menses. Aus vergleichenden Untersuchungen muß man annehmen, daß die Temperatur 1–2 Tage nach der Ovulation ansteigt. Vom 3. Tag der hyperthermen Phase bis zu den Menses ist bisher nie eine Konzeption beobachtet worden. Wenn ein Ehepaar sich nach dieser „strengen Form der Temperaturmethode" richtet, kann es mit einem sehr hohen Grad an Zuverlässigkeit rechnen (PEARL-Index um 1). Wenn man zusätzlich auch die unfruchtbaren Tage nach den Menses ausnutzen will, so muß man nach einigen Zyklen feststellen, wann (an welchem Zyklustag) die Temperatur frühestens angestiegen ist. Wenn von diesem Tag 6 Tage abgezogen werden, so können die verbleibenden postmenstruellen Tage als unfruchtbar gelten. In dieser postmenstruellen Zeit kommt es aber etwas häufiger zu Versagern (PEARL-Index = 3). Brauchbar ist auch der von Rötzer stammende Vorschlag, ganz allgemein die ersten 6 Zyklustage als unfruchtbar anzunehmen. Diese Regel ist kaum mit Versagern belastet. Manchmal macht es Schwierigkeiten den Temperaturanstieg zu beurteilen. Nach einer von der WHO aufgestellten Regel gilt: „Ein signifikanter Temperaturanstieg zeichnet sich dadurch aus, daß er innerhalb von 2 Tagen oder weniger eintritt und daß die Temperaturen von 3 aufeinanderfolgenden Tagen um mindestens 0,2 °C höher liegen als an den vorangegangenen 6 Tagen".

Wegen der geforderten Abstinenztage ist die Temperaturmethode für jüngere Leute nicht besonders gut geeignet. Die Domäne der Temperaturmethode sind disziplinierte, nicht zu junge Ehepaare und Ehepaare, die sich an die Anweisung der Enzyklika HUMANAE VITAE halten wollen.

Es gibt Gründe, auch das *Schaum-Ovulum* in die Gruppe der relativ zuverlässigen Methoden aufzunehmen. Dieses Mittel hat einige Jahre lang Kontroversen verursacht, weil behauptet wurde, es sei „so zuverlässig wie die Pille". Davon kann nicht die Rede sein, aber auf Grund der klinischen Erfahrungen gehört es wohl in die 2. Gruppe mit einem PEARL-Index zwischen 1 und 3. Lokal-chemisch wirkende Kontrazeptiva mit gutem Zuverlässigkeitsgrad wären sehr erwünscht, weil sie keine nennenswerten Nebenwirkungen verursachen und weil gegen ihre Anwendung keine Kontraindikationen bekannt sind. Als einzige leichte Nebenwirkung wird beim Schaum-Ovulum von einem Teil der Benutzerinnen über ein Wärmegefühl in der Vagina geklagt.

In der Gruppe der Kontrazeptiva mit „Mittlerer Zuverlässigkeit" hat das *Kondom* mit Abstand die größte Bedeutung. Seine Anwendung hat trotz der Einführung der Pille und der IUP kaum nachgelassen, und liegt bei mehr als 150–200 Millionen Exemplaren pro Jahr. Seine Anwendung ist unproblematisch, sofern nicht eine Abneigung gegenüber Vorbereitungshandlungen vor dem sexuellen Kontakt besteht. Seine Beliebtheit beruht sicher zum Teil auf der auch für Laien durchschaubaren Wirkungsweise und auf dem gleichzeitig vorhandenen Schutz gegen eine Ansteckung mit venerischen

Krankheiten. Es wird auch dann bevorzugt benutzt, wenn der Mann die Verantwortung für die Geburtenregelung übernehmen will. Schließlich wird das Kondom viel benutzt bei sehr seltenen sexuellen Kontakten.

Nennenswerte Nebenwirkungen oder Kontraindikationen sind nicht bekannt. Die Versagerquote liegt in internationalen Statistiken durchschnittlich um 6 auf 100 Anwendungsjahre.

Eine sehr geringe Rolle spielt bei uns heute das *Scheiden-Diaphragma,* das seinerzeit vor Einführung der Pille weit verbreitet war. In einigen Ländern soll seine Anwendung in letzter Zeit wieder zugenommen haben. Die Zuverlässigkeit liegt in der gleichen Höhe wie die des Kondoms. In vielen Ländern heißt es Mensinga-Pessar, weil es 1882 von dem Flensburger Arzt Mensinga eingeführt worden ist.

Nebenwirkungen sind nicht bekannt. Vergißt eine Frau, das Scheidendiaphragma wieder zu entfernen, so entsteht eine zwar foetide, aber harmlose Kolpitis, die nach Entfernung des Diaphragma schnell verschwindet.

Der *intravaginale Schaum-Spray* verdient eine gewisse Erwähnung, weil er nach entsprechenden Untersuchungen eine niedrigere Versagerquote hat als die älteren chemischen Verhütungsmittel. Die Versagerquote liegt bei etwa 10.

Tab. 2: benutzte Kontrazeption bei 500 ungewollten Schwangerschaften

60,2 %	keine Kontrazeption
6,3 %	Pille
5,7 %	Intrauterinpessar
7,3 %	Patentex oval®
7,1 %	Kondom

Verbreitung der Kontrazeptiva in den Jahren 1977/78

3,6 Mio	Pille
800 000	Intrauterinpessar
400 000	Patentex oval®
1,5 Mio	Kondom

Die „unzuverlässigen Kontrazeptiva" der 4. Gruppe sind vom Arzt wegen ihrer hohen Versagerquote keinesfalls zu empfehlen. Ein Wort zu der neuerdings diskutierten „Ovulations-Methode" des australischen Neurologen Billings, die seit Jahren zum Beispiel in den USA erprobt wird: Nach Billings ist eine zeitliche Abstinenz nur an den Tagen erforderlich, an denen eine Frau den Abgang von fadenziehendem Zervixschleim selbst beobachtet. Der Zusammenhang zwischen der Verflüssigung des Zervixschleims und der Fähigkeit der Spermien, in den Uterus einzudringen, ist lange bekannt. Ich halte die Billings-Methode für zuverlässiger als die Knaus-Ogino-Methode. Sie hat ihre besondere Bedeutung in Entwicklungsländern, wo es viele Analphabeten gibt, denn die Billings-Methode ist auch von ihnen anwendbar. Die Versagerquote ist aber mit 15 auf 100 Anwendungsjahre so hoch, daß man sie in Europa nicht empfehlen kann.

An der von mir geleiteten Abteilung werden seit Jahren alle Frauen, die mit dem Wunsch nach einem Schwangerschaftsabbruch zu uns kommen, gefragt, welche Methode der Kontrazeption sie im Monat der Konzeption benutzt haben (siehe Tab. 2). Dabei haben 60,2 Prozent aller Frauen angegeben, daß sie keine Empfängnisverhütung betrieben haben! Interessant sind die 7,3 % Schwangerschaften während der Anwendung von Patentex oval®. Man weiß ziemlich genau über die Verbreitung z. B. der Pille und des Patentex oval Bescheid: In den Jahren 1977/78 nahmen rund 3,6 Millionen Frauen die Pille und etwa 400 000 Frauen nahmen Patentex oval. Bei vergleichbarer Zuverlässigkeit beider Methoden müßte der Anteil der Schaum-Ovulum-Benutzerinnen in einem Kollektiv ungewollter Schwangerschaften nur etwa ein Zehntel der Quote der Pillenbenutzerinnen sein, was aber nicht der Fall ist. Die Patentex-oval-Benutzerinnen sind in unserem Kollektiv ungewollter Schwangerschaften gegenüber den Pillenbenutzerinnen etwa 10-fach überrepräsentiert. Diese Zahlen waren für mich der Anlaß, in meiner Tabelle der gebräuchlichen Kontrazeptiva und ihrer Zuverlässigkeit das Schaum-Ovulum in die 2. Gruppe der relativ zuverlässigen Methoden einzureihen. Die Tabelle zeigt, daß auch die IUP unter den ungewollten Schwangerschaften im Vergleich zur Pille 4-fach überrepräsentiert sind, wenn man zugrunde legt, daß die Verbreitung der Pille 4-mal so hoch angesetzt werden muß wie die Verbreitung der IUP. Diese Zahlen sind, was das IUP anbelangt, mit den Statistiken über die Versagerquote relativ gut verträglich. Neu ist für mich an den Zahlen dieser Tabelle das überraschend gute Abschneiden des

Kondoms. Wenn es stimmt, daß erheblich mehr Paare das Kondom benutzen als das IUP, dann wird man die bisher vorherrschende Meinung, das Kondom habe eine doppelt bis dreifach so hohe Versagerquote wie zum Beispiel das IUP, korrigieren müssen. Die seit den umfangreichen Untersuchungen über die Zuverlässigkeit des Kondoms verstrichenen rund 25 Jahre haben ohne Zweifel eine erhebliche Steigerung der Qualität und damit der Zuverlässigkeit des Kondoms gebracht. Wenn sich unsere Erfahrungen mit dem Kondom bestätigen lassen – und es gibt neue Zahlen der PRO FAMILIA, die dafür sprechen – dann wird man wohl zukünftig das Kondom besser in die 2. Gruppe der „relativ zuverlässigen Mittel" einreihen müssen.

Literatur

Billings, J.: The Ovulation Method. Advocate Press, Melbourne 1964

Döring, G. K.: Die Temperaturmethode zur Empfängnisverhütung. Thieme, Stuttgart, 7. Aufl. 1968

Döring, G. K.: Empfängnisverhütung, Thieme, Stuttgart, 7. Aufl. 1978
Döring, G. K.: Ist das Kondom heute besser als sein Ruf? Fortschr. d. Med. **98,** 111, (1980)

Jennings, J.: Report on safety and efficacy of the Dalcon Shield and other IUD's. FDA ad hoc Obstetric-Gynecology Advisory committee, October 1974 (Mimec)

Rötzer, J.: Kinderzahl und Liebesehe. Herder, Wien, 9. Aufl. 1978

Tatum, H. J.: Schmidt, F. H., Jain, A. K.: Management and outcome of pregnancies associated with the copper-T-intrauterine contraceptive device. Amer. J. Obstet. Gynec. **126,** 869, (1976)

Westrom L., Bengtsson, L. P., Mardh, P.-A.: The risk of pelvic inflammatory disease in women using intrauterine contraceptive devices as compared to non-users. Lancet II 1976, 221

Unerwünschte Wirkungen der Kontrazeption

H. P. G. Schneider

Nach kommerziellen Statistiken der Pharmaindustrie nehmen derzeit etwa 55 Mill. Frauen auf der gesamten Welt orale Kontrazeptiva ein. Die Pillenkontrazeption ist unter allen Verhütungsmaßnahmen an Zuverlässigkeit und Ästhetik nicht zu übertreffen. Mit der Dauer der Anwendung stehen diese hormonellen Verhütungsmittel jedoch im Verdacht, auch ernsthaftere Nebenwirkungen zu erzeugen und folgende Erkrankungen zum Teil mitzuverursachen:

Venenthrombose und Embolie der Arteria pulmonalis
Cerebrovasculäre Erkrankungen
Akuter Myokardinfarkt
Hypertonie
Gallenblasenerkrankungen
Benigne Cervixveränderungen
Benigne Veränderungen der Mamma

Sämtliche heute verfügbaren Studien stellen fest, daß das Risiko, durch den Einfluß oraler Kontrazeptiva zu erkranken oder gar zu sterben, keinesfalls global beziffert werden kann. Es sind vielmehr weitere, prädisponierende, synergistisch wirksame Faktoren bekannt, welche das Erkrankungs- und Todesrisiko erheblich beeinflussen können. Nicht nur die subjektiven Nebenerscheinungen, sondern die in den Medien zum Teil dramatisierten, lebensbedrohenden Effekte der Pille haben eine lebhafte Diskussion ausgelöst und zu erheblicher Verwirrung und Verunsicherung von Laien und Ärzteschaft beigetragen. In der Pionierphase der oralen Kontrazeption hatte Pincus in Doppelblindversuchen bereits auf die Relativität der subjektiven Nebenerscheinungen hingewiesen:

Bei entsprechender Aufklärung und Warnung hatte Pincus selbst bei Einnahme von Placebos eine fast dreifache Steigerung der Nebenwirkungen beobachtet, während bei der Einnahme der Ovulationshemmer mit vorheriger Warnung die Nebenwirkungen fast vierfach häufiger waren als bei Frauen, die die Pille ohne vorherige Aufklärung einnahmen. Schon hieraus geht hervor, welche Bedeutung ein fundiertes Wissen der allgemeinen Ärzteschaft für ein vernünftiges Abwägen der Risiken einer so weit verbreiteten hormonalen Behandlungsmethode hat. Das Dilemma ist jedoch, daß sich unser heutiges Wissen um diese Risikofaktoren erst im Zuge der breiten

Tab. 1: Größere statistische Analysen über kontrazeptive Methoden

	Jahr	Anzahl der Patientinnen	Art der Analyse
1.) Boston Collaborative Drug Surveillance Program: Lancet i : 1399, (1973)	1972	885	retrospektiv
2.) The Royal College of General Practitioners Pitman Medical, London (1974)	1968	23606	prospektiv
3.) Vessey M. et al. J. biosoc. Sci. 8 : 373 (1976)	1968–1975	17000	prospektiv

Anwendung dieser Hormone entwickeln konnte. Es steht uns heute eine große Serie statistischer Analysen zur Verfügung, von denen jedoch nur wenige einen den Erfordernissen entsprechenden Umfang angenommen haben. Darunter finden sich eine retrospektive und zwei prospektive Studien (Tab. 1).

Welche schwerwiegenden Nebenwirkungen und medizinischen Risiken der Kontrazeptiva können heute als gesichert angesehen werden? Zur Beantwortung dieser Frage sollen die in den prospektiven Studien ermittelten krankmachenden Wirkungen oraler Kontrazeptiva diskutiert und ihre prädisponierenden, medizinisch faßbaren Risikofaktoren dargestellt werden.

Das Risiko der Anwendung oraler Kontrazeptiva wird bestimmt

1. durch die Wechselbeziehungen im Endokrinium;
2. die biologische Wirkung synthetischer Steroide;
3. die biologische Wirkung hormonaler Kontrazeptiva (z. B. Kombinationen von Östrogenen und Gestagenen;)
4. die klinischen Aspekte, Nebenwirkungen und Kontraindikationen und
5. psychotrope Wirkungen.

Im Vordergrund unserer Betrachtungen sollen die praktischen, klinischen Aspekte der Nebenwirkungen und Kontraindikationen stehen. Ich werde auf die biologischen Wechselbeziehungen im Stoffwechsel soweit eingehen, wie es unsere Diskussion um die Risikofaktoren erfordert.

Gefäßthrombose

Die überwiegende Zahl aller mit der Pille in Zusammenhang gebrachten Komplikationen betrifft Erkrankungen des Gefäßsystems, die überwiegend durch Gerinnungsstörungen ausgelöst werden. Nachdem bereits Jordan im Jahre 1961 auf Zusammenhänge zwischen Thromboembolie und Pilleneinnahme hinwies, ohne jedoch einen verbindlichen Beweis antreten zu können, sind später in den britischen Studien von Vessey und des Royal College sowie durch Sartwell (1969) in den Vereinigten Staaten die Risiken der Venenthrombose 4,4–5,6-fach erhöht geschätzt worden. Nach dem Bericht des Royal College sind insbesondere die tiefen Beinvenenthrombosen betroffen mit einer 5,7-fachen Steigerung im Vergleich zu den oberflächlichen Beinvenenthrombosen, die nur 1,5-fach erhöht gefunden wurden. Diese Royal-College-Studie hat die meines Erachtens wertvollste statistische Information über die thromboembolische Erkrankung hervorgebracht. Dieses ist bedingt durch die Entscheidung des British Committee on the Safety of Drugs im Dezember 1969, während die prospektive Studie des Royal College be-

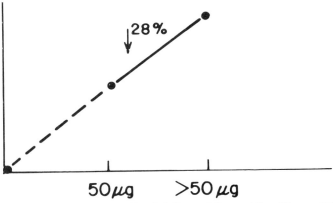

Abb. 1: In der Studie des Royal College of General Practitioners fiel das Thromboembolierisiko nach herabgesetzter Oestrogendosis um 28 % ab (1967)

reits im Gange war, die Höchstmenge des in der Pille enthaltenen Östrogens auf 50 µg zu beschränken. Es sind also prospektive Daten gewonnen worden vor 1969 mit höheren Östrogendosen und nach 1969 mit geringeren Östrogenmengen. Während eine höhere Östrogendosis als 50 µg bei 112 Frauen tiefe Beinvenenthrombosen hervorgerufen hat, waren es bei Beschränkung auf 50 µg nur 80 auf 100 000 Pillenbenutzerinnen pro Jahr. Dies entspricht einer Abnahme des Risikos von 28 % (Abb. 1).

In den Untersuchungen von Vessey et al (1970) und Green und Sartwell (1972) fand sich ein erhöhtes postoperatives Thromboembolierisiko bei Frauen, die vor größeren selektiven, insbesondere abdominalchirurgischen Eingriffen noch die Pille einnahmen. Dieses erhöhte Risiko sinkt nach Unterbrechung der Medikation und ist nach 4 Wochen nicht mehr nachweisbar. Radioaktive Fibrinogeneinbaustudien wurden von Sagar und Mitarbeitern (1976) durchgeführt, um klinisch latente Thrombophlebitiden bei jungen Frauen mit notfallchirurgischen Eingriffen postoperativ zu erkennen. Bei 6 von 31 Pillenbenutzerinnen konnte diese Erkrankung nachgewiesen werden, jedoch in keinem Fall unter 19 Nichtbenutzerinnen.

Andere Faktoren, die die Häufigkeit der Thrombophlebitis beeinflussen, sind Fettsucht, genetische Ursachen (dreifache Häufung bei Müttern und ihren Schwestern [Vessey und Doll]), Blutgruppe (niedriger bei Gruppe 0, höher bei Gruppe A, [Jick 1969]), chronische Erkrankungen und Immobilität.

Die überwiegende Zahl aller uns heute vorliegenden Untersuchungen stellen einen deutlichen Zusammenhang zwischen Pillengebrauch und thromboembolischen Erkrankungen fest. Die statistischen Kriterien erlauben sowohl Rückschlüsse hinsichtlich der Höhe der relativen Risiken, der Reproduzierbarkeit der Ergebnisse, des zeitlichen Zusammenhangs und auch der Dosiswirkungsbeziehungen. Biologisch erklärbar sind die Untersuchungen durch den nachgewiesenen Einfluß der weiblichen Sexualsteroide auf die Koagulationskaskade und das Fibrinolyse-System. Dabei bestehen folgende Auffassungen: Es werden adverse Effekte der Östrogene auf das Anti-Thrombin-III beschrieben, das natürlich vorkommende Anti-Koagulans, von dem angenommen wird, daß es zu 75 % für die Blutverflüssigung verantwortlich ist. Außerdem werden adverse Effekte auf das fibrinolytische System des vaskulären Endotheliums beschrieben. Die Einflüsse auf Vitamin-K-abhängige Faktoren wie VII und X sind nur geringfügig, insbesondere, wenn man sie zu den

Anstiegen vergleicht, die während der Schwangerschaft beobachtet werden. Da aber die Schwangerschaft nicht wirklich mit einem signifikant erhöhten Thromboserisiko verbunden ist, kommt solchen Veränderungen keine klinische Bedeutung zu.

Cerebrovasculäre und coronare Arterienerkrankung

Auf dem gleichen Wirkungsmechanismus beruht auch eine Häufung cerebraler Insulte und des Myocardinfarktes bei Pillenbenutzerinnen.

Aus der Bostoner Studie wird ein relatives Risiko der Thromboembolie von 11 angegeben, die geschätzte Anfallsrate, bezogen auf Benutzer aller Kontrazeptiva, ist 60 pro 100 000 Benutzer pro Jahr. Das relative Risiko eines cerebralen Insultes im Vergleich zu Nichtbenutzerinnen ist 26. Rauchen ist in dieser Frauengruppe nur schwach mit cerebralen Blutungen assoziiert. Das relative Risiko für die Entwicklung eines Myocardinfarktes von Pillenbenutzerinnen gegenüber Nichtbenutzerinnen ist 14 (Tab. 2; Jick et al., 1978).

Neueste Ergebnisse aus der amerikanischen Walnut Creek-Studie (Petitti und Wingerd, 1978) bestätigen die Bostoner Ergebnisse und beobachten eine 5,6-fach höhere Inzidenz subarachnoidaler Blutungen bei Pillenbenutzerinnen. Bei Raucherinnen ist das gleiche Risiko 5,7-fach gegenüber Nichtraucherinnen erhöht. Bei Frauen jedoch, die rauchen und die Pille einnehmen, wurde ein 21,9-faches Risiko für subarachnoidale Blutungen gefunden. Selbst nach Unterbrechung der Pilleneinnahme bleibt dieses Risiko fünffach erhöht gegenüber Frauen, die nie die Pille eingenommen haben. Es gab in der Walnut Creek-Studie auch Hinweise auf eine Erhöhung des Risikos mit der Einnahmedauer. Keine Unterschiede in der Häufigkeit von Coronararterienerkrankungen bei Pillengebrauch wurden in 6

Tab. 2: Epidemiologie thromboembolischer Erkrankungen bei Pillenbenutzerinnen

	Pille*	Rauchen*	Alter (>35a)*
Thromboembolie	11	idem	höher
Cerebraler Insult	26	schwach	höher
Myokardinfarkt	14	idem	höher

*RR = relatives Risiko; n = >60.000 patients
Jick et al., 1977 (Boston Collaborative Drug Surveillance Study)

verschiedenen Studien in den 60er Jahren gefunden (Medical Research Council, 1967; Inman and Vessey, 1968; Vessey and Doll, 1968; Markush und Seigel, 1969; Sartwell et al., 1969; Vessey und Doll, 1969). In den 70er Jahren folgten jedoch Hinweise auf einen Zusammenhang zwischen ischämischen Herzerkrankungen und oraler Kontrazeption. Zunächst fand Oliver 1974 Angina pectoris und Herzinfarkte bei 145 Frauen unter 45 Jahren nach 18-jährigem Gebrauch (1953–1971). 98 % dieser Frauen hatten jedoch prädisponierende Faktoren wie Hypercholesterinämie, diastolischen Hochdruck sowie Rauchen von mehr als 20 Zigaretten pro Tag. 1975 stellten dann Mann und Inman erstmals einen Zusammenhang zwischen Alter der Pillenbenutzerin und erhöhtem Myocardinfarktrisiko fest. Sie fanden eine zweifach höhere Gefährdung für die Altersgruppe 40 bis 44 Jahre. In einer späteren Publikation 1976 mit erweitertem Beobachtungsgut haben diese Autoren dann das Risiko dieser Gruppe der 40- bis 44-Jährigen von 4,7 auf 2,8 heruntergerechnet. Dabei bemerkten sie, daß eine erhöhte Gefährdung der Pillenbenutzerinnen nur vorkam in Kombination mit einem oder mehreren folgender Faktoren:

Hochdruck, Typ II Hyperlipoproteinämie, Rauchen, Fettsucht, Diabetes oder vorangegangener Bluthochdruck in der Schwangerschaft. Die Task Force über orale Kontrazeption des amerikanischen College of Obstetricians and Gynecologists (1976) folgerte, daß die Pilleneinnahme per se nicht das Risiko der Coronararterienerkrankung erhöht, sondern daß zusätzliche Risikofaktoren hinzutreten müssen.

Der amerikanische Population Council hat 1977 eine Statistik über die jährlichen Todesraten nichtsteriler Frauen veröffentlicht. Danach finden sich auf die Altersgruppe 20 bis 24, 30 bis 34 und 40 bis 44 verteilt deutliche Risikounterschiede von Nichtpillenbenutzerinnen zu Pillenbenutzerinnen, die nicht rauchen, leicht rauchen oder schwer rauchen. Danach ist die pilleneinnehmende Nichtraucherin im höheren Alter geringer gefährdet als die Nichtpillenbenutzerin; ein Hinweis für die Selektion unter den Pillenbenutzerinnen. Auf der anderen Seite jedoch besteht kein Zweifel, daß schweres Rauchen für die Pillenbenutzerin ein fast vierfach gesteigertes Sterberisiko in der Altersgruppe über 35 Jahre bedeutet (Tab. 3; Jain, 1977).

Ein Zusammenhang zwischen Rauchen und der Häufigkeit von Myocardinfarkten ist unbestritten. Das Rauchen von Zigaretten mit hohem oder niedrigem Nikotingehalt verursacht einen Anstieg des systolischen und diastolischen Blutdruckes, der Herzfrequenz, aber

Tab. 3: Jährliche Todesrate nicht-steriler Frauen*

Methode der Fertilitätskontrolle	Altersgruppe		
	20–24	30–34	40–44
keine	5.2	14.0	21.9
Pille Nichtraucherin	1.4	2.2	6.9
leichte Raucherin	0.7	4.4	23.1
schwere Raucherin	4.4	16.4	82.7
Abort allein	2.5	5.2	6.6

*pro 100.000
Jain, Population council (1977)

keine Veränderung der Systolendauer; folglich wird der myocardiale Sauerstoffbedarf erhöht. Da Rauchen gleichzeitig die Carboxyhämoglobinspiegel erhöht, wird auch das Sauerstoffangebot an das Myocard reduziert. Die Inhalation von Kohlenmonoxyd sorgt zudem für eine Linksverschiebung der Oxyhämoglobin-Dissoziationskurve und ruft auf diese Weise eine stärkere Bindung des Sauerstoffs an das Myocard hervor. Rauchen beeinträchtigt darüber hinaus die Lungenfunktion und trägt damit zu arterieller Hypoxie bei. Hierdurch wird ebenfalls die Menge des dem Myocard verfügbaren Sauerstoffs reduziert (Arnow, 1976). Eine Dosiswirkungskurve zwischen Rauchen und Myocardinfarkt wurde am deutlichsten in der 5. Lebensdekade gefunden und war ausgeprägter bei Frauen als bei Männern. (Miettinen, Neff und Jick, 1976)

Nicht unerwähnt bleiben soll in diesem Zusammenhang die Beobachtung von Jick in der Bostoner Gruppe, daß Raucherinnen eine frühere Menopause als Nichtraucherinnen erleben (Tab. 4).

Tab. 4

Im Alter von 44–47 Jahren
finden sich postmenopausale Frauen (%):

Nichtraucher	Ex-Raucher	Raucher 10–20	>20 Zig.
35*	36	43	49

Jick et al., 1977
*age standardized proportions

Hypertension

Das Royal College of General Practitioners (1974) konnte keine Steigerung des Blutdrucks im 1. Jahr der Pilleneinnahme feststellen. Nach fünfjähriger Einnahme jedoch war eine 2,5 bis 3-fache Steigerung der Hypertensionsfälle zu beobachten. Die Schlußfolgerung heißt, daß nach 5 Jahren etwa 5% aller Pillenbenutzerinnen einen Hochdruck entwickeln. Diese Blutdruckerhöhung war reversibel nach Absetzen der Medikation.

Die beobachteten Blutdruckveränderungen waren mit Alter und Gewicht und nicht mit der Pillenzusammensetzung oder Dosierung korreliert. Die Reversibilität der Blutdruckerhöhung bei einer kleinen Gruppe von Pilleneinnehmerinnen legt eine Assoziation nahe (Laragh, 1971).

Der Wirkungsmechanismus ist jedoch heftig umstritten. Die Hypertension ist Veränderungen des Renin-Angiotensin-Aldosteronsystems zugeschrieben worden. Dabei sollen die disponierten Patientinnen eine höhere Empfindlichkeit gegenüber dem Mineralocorticoid entwickelt haben oder nicht in der Lage sein, den im Schema dargestellten negativen Rückkopplungseffekt nach Reninausschüttung in Gang zu bringen (Crane et al., 1971; Abb. 2).

Nach Untersuchungen von Pipkin et al. (1978) soll die Verwendung eines Angiotensin-II-Antagonisten Saralasin, der bei Kontrolluntersuchungen durch Ausschaltung von Angiotensin blutdrucksenkend wirkt, keinen Effekt bei Frauen besitzen, die unter der Pille eine Hypertension über 3–12 Monate entwickelt hatten. Diese Untersuchungen sprechen gegen eine unmittelbare Beteiligung des Renin-Angiotensin-Systems an der Pathogenese der pilleninduzierten Hypertension.

Progesteron und 17-Hydroxyprogesteronabkömmlinge haben keinen Effekt auf den Blutdruck (Spellacy und Birk, 1974). Deshalb werden die Effekte den Östrogenen und den aus 19-Nortestosteronabkömmlingen verstoffwechselten Östrogenen zugeschrieben. Man erkennt, daß eine höhere Dosierung von Nortestosteronazetat bei gleichbleibendem Östrogenanteil in der Tat auch zu einer stärkeren Blutdrucksteigerung führt (Tab. 5).

Fettstoffwechsel

Eine große Zahl epidemiologischer und experimenteller Studien hat die Grundlage geschaffen für die Auffassung, daß erhöhte Beta- und

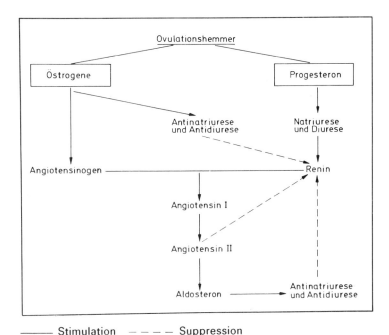

—— Stimulation — — — Suppression

Abb. 2: Wirkung von kontrazeptiven Steroiden auf das Renin-Angiotensin-Aldosteron-System (nach *Werning*, 1972)

Präbetalipoprotein-Konzentrationen mit einem erhöhten Risiko ischämischer cardiovaskulärer Erkrankungen verbunden sind, während erhöhte Alpha-Lipoproteinspiegel offenbar den gegenteiligen Effekt haben.

Wird Äthinylöstradiol in der üblichen Pillendosis von 50 µg oral verabfolgt, so werden die Alpha-Lipoproteine bzw. das HDL Choleste-

Tab. 5: Hochdruck unter oraler Kontrazeption

1 mg NEA + 50 µg AeOe	$8.19/10^{3}$*
3 mg NEA + 50 µg AeOe	$12.30/10^{3}$*
4 mg NEA + 50 µg AeOe	$13.88/10^{3}$*

*Frauenjahre
Royal Coll. Gen. Pract. (1977)

rin und die Triglyceride (hauptsächlich präbeta- oder VLDL-Cholesterin) um 30–40 % gesteigert. Während 20 µg Äthinylöstradiol eine Erhöhung der Triglyceride und Phospholipide bei im Wesentlichen unveränderten Cholesterinspiegeln bewirken, führt die zusätzliche Gabe von 10 mg Nortestosteronazetat zu einer weiteren Erhöhung der DL-Fraktion mit hohen Anteilen von Cholesterin in Kombination mit einem Abfall der HDL, so daß ein „atherogener Effekt" entsteht. Interessanterweise bewirkt die Gabe eines natürlichen Östrogenesters, 2 mg Östradiolvalerianat, ein völlig anderes Verteilungsmuster der Serumlipide mit Abfall der Triglyceride und einem begleitenden Anstieg des HDL, was als „atheroprotektiver Effekt" zu deuten ist (Abb. 3).

Die langfristige Wirkung von Östrogenen auf den Lipid- und Lipoproteinstoffwechsel ist komplex und bislang nur unvollständig geklärt.

	Östrogenbehandlung		Effekt	Autor
	Dauer	Art		
atherogen	6 Wochen	20 µg AeOe s. i. d zusätzlich 10 mg NorTAc	Triglyceride Phospholipide Gesamtcholesterin alle Komponenten	Goran Samsioe 1978
atheroprotektiv	6 Monate	2 mg Oe$_2$-Val.	Triglyceride LDL, VLDL HDL	Larsson Cohn 1978
		2 mg Oe$_2$-Val.	HDL 10–15 %	
		50 µg AeOe	Triglyceride (VLDL) HDL 30–40 %	
atherogen	6 Wochen	4 mg Oe$_2$-Val.	wie kurzfristig AeOe	Goran Samsioe 1978

Abb. 3: Lipidstoffwechsel und Menopause

Tab. 6

Serum HDL-Cholesterin Konzentration in Abhängigkeit körperlicher- und Umweltfaktoren (Bradley et al. 1978)

Faktor	Zahl der Frauen	HDL-Chol. ($X \pm s.d.$) mg/dl
Alter (Jahre)		
21–29	446	57.0 ± 14.5
30–39	1438	59.0 ± 14.5
40–49	1621	62.5 ± 16.9
50 +	1473	67.0 ± 18.5
Relatives Gewicht		
< 0.90	1463	66.8 ± 16.9
0.90–1.04	2030	63.1 ± 16.2
1.05–1.19	853	59.9 ± 16.6
1.20 +	632	53.1 ± 15.4
Zigaretten (pro Tag)		
keine	3446	63.7 ± 16.8
< 20	535	62.7 ± 16.2
20	483	57.3 ± 15.8
30	371	57.5 ± 18.1
40 +	143	56.9 ± 16.3
Alkohol (drinks pro Tag)		
keinen	874	59.3 ± 15.7
≤ 2	3863	62.7 ± 16.9
3 +	241	68.9 ± 19.0

Informationen aus der Walnut-Creek-Studie (Bradley, 1978) weisen denn auch auf den ungünstigen Einfluß der Gestagene auf das HDL-Cholesterin hin als mögliche Ursache für die Erhöhung des Myocardinfarktrisikos im höheren Alter.

Aus der gleichen Walnut-Creek-Studie werden auch Vergleichsdaten geliefert, die die epidemiologischen Faktoren charakterisieren, die einen wesentlichen Einfluß auf die Fettstoffwechselparameter nehmen. Hierzu gehören insbesondere das Alter, höheres Gewicht und Zigarettenkonsum, während Alkoholgenuß eher zu einer Steigerung der HDL-Cholesterinspiegel führt im Sinne eines atheroprotektiven Effektes (Tab. 6).

Zuckerstoffwechsel

Die bereits genannten großen amerikanischen und britischen epidemiologischen Studien haben auch ergeben, daß die Glukosetoleranz primär bei einer großen Anzahl Pillenbenutzerinnen herabgesetzt wird. Dies gilt insbesondere für den oralen und weniger für den intravenösen Glukosetoleranztest. Es werden auch eine Erhöhung der Wachstumshormonspiegel und ein kompensatorischer Insulinanstieg beobachtet. Veränderungen der Glukosetoleranz treten insbesondere bei Frauen mit einer genetischen Disposition oder einem klinisch latenten Diabetes auf (Spellacy, 1969).

Unter oraler Kontrazeption entstehen Abweichungen des Tryptophan-Stoffwechsels der Leber, wodurch es zu Veränderungen des Kohlehydrat-Haushaltes und der Glukosetoleranz kommt (Spellacy et al., 1972).

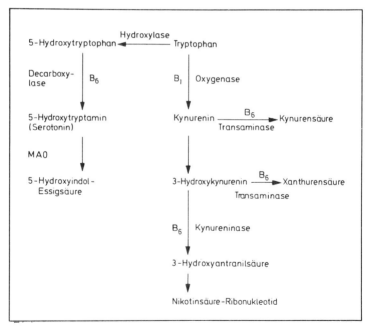

Abb. 4: Veränderungen des Tryptophan-Stoffwechsels unter Östrogen-Einwirkung. Enzyminduktion der Tryptophan-Oxygenase. Vermehrte Bildung und Ausscheidung von Xanthurensäure. Verminderte Bildung von Serotonin (nach *Patt,* 1976)

Tab. 7

Hormonale Kontrazeption und Diabetes

a. KH-Toleranz herabgesetzt.
   Insulinsekretion vermehrt, jedoch relativ selten
b. Oraler GIT häufiger abnorm als intravenöser (Oestrogene)
c. Senkung der Nierenschwelle für Glucose
   renale Glucosurie
d. STH im Plasma steigt an
   Erhöhung der Plasmatriglyceride und/oder -cholesterin
e. Diabetesmanifestation selten
f. Latenter Diabetes → Weckung des Insulinbedarfs → selten
g. Sequenzpräparate günstiger als Kombinationspräparate
h. Methode kann empfohlen werden

Östrogene führen zu einer Induktion der Tryptophan-Oxygenase in der Leber, so daß der Tryptophan-Abbau auf den Nikotinyl-Ribunokeotid-Stoffwechsel abgeleitet wird (Brin, 1971). Östrogene bewirken außerdem gegenüber Vitamin B_6 eine competitive Hemmung der Kynureninase und führen damit zur Anhäufung vorgeschalteter Metaboliten, also beispielsweise der Xanthurensäure. Dieser Effekt wird durch eine Abnahme der Pyridoxin-Konzentration verstärkt. Durch Zunahme der Xanthurensäure wird vermehrt Insulin an dieses Stoffwechselprodukt gebunden. Insulin erfährt dadurch eine Einbuße seiner hypoglykämischen Wirksamkeit. Die Zufuhr von Vitamin B_6 hat eine signifikante Verbesserung der unter kontrazeptiven Steroiden verminderten Glukosetoleranz zur Folge (Spellacy et al., 1972; Abb. 4).

Eine Diabetesmanifestation unter Pilleneinnahme ist somit sehr selten und beim klinisch latenten Diabetes wird auch nur sehr selten eine Weckung des Insulinbedarfs beobachtet. Sequenzpräparate und insbesondere kombinierte Präparate mit niedriger Östrogendosis erweisen sich als günstig. Die hormonale Kontrazeption kann insgesamt bei Diabetikern empfohlen werden, ausgenommen im fortgeschrittenen Alter mit seinen erhöhten cardiovasculären Risiken (Tab. 7).

Neoplasmen

Bedenken, die orale Kontrazeption könne carcinogen sein, wurden genährt durch tierexperimentelle Erfahrungen besonders bei Nagern, die nach Gabe unphysiologisch hoher Dosen von Östrogenen eine Häufung von Tumoren der Ovarien, der Mammae, der Hypophyse und der Cervix uteri aufweisen (Lacassagne, 1932, 1936; Gardner, 1939, 1948; Meissner, Sommers und Sherman, 1957; Jabara, 1962).

Niemand war bis zum heutigen Tage in der Lage, bei Primaten mit Östrogenen Krebs auszulösen, unabhängig von Behandlungsdauer sowie Art und Dosis des Hormons (G. O. Schichter und Speert, 1941; Engle, Krakower und Hoagensen, 1943; Pfeiffer und Allen, 1948).

Das Committee on Safety of Medicine hat 1972 die Frage neoplastischer Veränderungen nach kontrazeptiven Steroiden mit pharmakologischen Dosen in einem Dosiswirkungsansatz mit drei verschiedenen Konzentrationen an weiblichen Ratten und Mäusen untersuchen lassen. Dabei wurden Dosen gewählt, die dem 2- bis 5fachen, dem 50- bis 150fachen und dem 250- bis 450fachen Äquivalent der Pillendosis für die Frau entsprechen. Obwohl diese Hormonmengen über die gesamte Lebensspanne der Nager verabfolgt wurden, fand sich kein Hinweis für einen karzinogenen Effekt.

Die bei der Frau im Vordergrund der Betrachtung stehenden Tumoren betreffen die Cervix uteri, die Brust, das Endometrium, benigne Tumoren von Uterus und Ovar sowie Lebertumoren.

Cervixtumoren

Hier sei besonders auf die Untersuchungen des Royal College (1974) hingewiesen, bei denen eine geringere Zahl von Cervixcarcinomen bei Pillenbenutzerinnen gefunden wurde als bei Nichtbenutzerinnen; aber auch hier sind Rückschlüsse nur mit Zurückhaltung erlaubt wegen der zu geringen Zahl der Beobachtungsfälle. Andere Untersucher konnten weder hinsichtlich des Cervixcarcinoms noch des Carcinoms in situ und der Dysplasie einen Zusammenhang mit der oralen Kontrazeption nachweisen (Boyd und Doll, 1964; Wied et al., 1966; Boyce et al., 1972; Worth und Boyes, 1972).

Rinehart und Felt (1977) haben die gesamte verfügbare Literatur von 615 Autoren auf die Assoziation zwischen oraler Kontrazeption und neoplastischen Veränderungen der Brust, der Cervix, des Uterus und der Leber untersucht. Unter Einschluß aller Toxizitätsstudien an Tieren und nach Sichtung aller epidemiologischen Studien beim Menschen kamen die Autoren zu dem Schluß, daß kein klarer Zusammenhang zwischen oraler Kontrazeption und irgendeiner Form von Krebs besteht. Eine Studie von Spencer, Millis und Hayward aus dem Jahre 1976 an Frauen mit nachgewiesenem Mamma-Carcinom und vorangegangener Pillenkontrazeption ergab, daß hinsichtlich Tumorstadium und Grad der Tumorentwicklung kein Unterschied bestand zwischen Benutzerinnen der Pille und Frauen ohne Pilleneinnahme. Die Pillenbenutzerinnen hatten jedoch seltener und weniger ausgeprägt axilläre Metastasen. Diese Beobachtungen sprechen dafür, daß die Pille auf keinen Fall die Propagation des Mamma-Carcinoms fördert, sondern eher einen entwicklungshemmenden Effekt ausübt.

Gutartige Veränderungen der Brust

Eine Populationsstudie von Nomura und Comstock (1976) hat eine Serie von Voruntersuchungen bestätigt, die ebenfalls keinen Zusammenhang zwischen Pillengebrauch und gutartigen Brustveränderungen finden konnten. Es wurden die Anamnesen von 320 Frauen im Alter von 20 bis 49 Jahren erarbeitet einschließlich histopathologischem Befund der Mammaveränderungen, dazu eine vergleichbar große Zahl von Kontrolluntersuchungen. Dabei bestand allenfalls eine Assoziation zwischen nicht-kontrazeptiven Östrogenen und Mamma-Tumoren, d. h. Stilböstrol und die konjugierten Östrogene sowie Östrogene anderer Herkunft. Im Gegensatz zu den Pillenkombinationen handelte es sich um Östrogene ohne Gestagenzusatz (Tab. 8). Wenn auch pathologisch-anatomische Veränderungen nicht zunehmen, so kommt es doch zu einer vermehrten Sekretion der Brust unter der Pilleneinnahme. Während in der Allgemeinbevölkerung etwa 0,9 % aller Frauen eine spontane Galaktorrhoe ha-

Tab. 8: Oestrogene und gutartige Brusterkrankungen

Gruppe	Fälle	Kontrollen
AeOe – NET	24	23
AeOe – NG	7	10
AeOe – kombinierte Produkte	31	33
Me – kombinierte Produkte	56	45
Typus unbekannt (Orale K.)	11	11
Stiolbestrol	9	0
Konjugierte Oestrogene	12	7
Typus unbekannt (nicht orale K.)	12	7

Briggs & Briggs, 1978

ben, wird unter und nach oraler Kontrazeption eine mehrfache Zunahme beobachtet. Bei bestimmten Tumoren der Brustdrüse ist wiederholt eine Störung der Prolaktinsekretion beschrieben worden. Bisher konnte jedoch die Rolle dieses Hormons weder bei gut- noch bei bösartigen Tumoren eindeutig geklärt werden. Möglicherweise besteht eine indirekte begünstigende Wirkung auf Mamma-Tumoren, die über eine Zyklusstörung zustandekommt. Gegen eine carcinogene Wirkung von Prolaktin spricht die Beobachtung, daß die Durchtrennung des Hypophysenstiels, die eine Hyperprolaktinämie bewirkt, ebenso wie eine Hypophysektomie eine Regression des Tumors nach sich zieht. Da jedoch gleichzeitig sämtliche tropen Achsen der Hypophyse gestört sind und eine Atrophie hormonsezernierender Organe resultiert, können hier auch andere Entstehungsmechanismen vorliegen. Die östrogenbedingte Erhöhung der Prolaktinsekretion kann als eine fehlende Hormonspezifität des Prolaktinrezeptors erklärt werden.

Endometriumkarzinom

Auf diese Problematik wird insbesondere unter dem separaten Thema ‚Hormone und Krebsentstehung' eingegangen. Hier sei nur bemerkt, daß sowohl die Studien von Reeves und Kaufmann (1977) wie auch von Silverberg, Makowski und Roche (1977) Zusammenhänge aufgezeigt haben zwischen 8jähriger, nicht unterbrochener Einnahme von Oracon®, einer amerikanischen Sequenzpille, und dem gehäuften Auftreten von atypischen adenomatösen Hyperplasien des Endometriums und gut differenzierten Adenocarcinomen. Diese Untersuchungen erscheinen außerordentlich fragwürdig und sind Opfer erheblicher statistischer Voreingenommenheiten. Zum Beispiel wurden in diese Untersuchungen Frauen mit dysgenetischen Gonaden, polyzystischen Ovarien und Diabetes eingeschlossen, von denen wir wissen, daß sie eine erhöhte Tumordisposition haben. Außerdem enthält Oracon hohe Mengen Äthinylöstradiol: für 16 Tage 100 μg Äthinylöstradiol und für weitere 5 Tage 100 μg Äthinylöstradiol mit 25 mg Dimethylöstrenolon, eine völlig ungenügende Dosis eines sehr schwachen Gestagens. Hier besteht sicherlich ein erhebliches biologisches Ungleichgewicht zwischen Östrogenen und Gestagenen. Im übrigen gelten die gleichen Grundsätze wie generell für die Anwendung von Östrogenen auch nach der fertilen Altersperiode. Für die Tumorgenese sicherlich entscheidend ist der Mangel an gestagener Gegenwirkung gegen die Proliferationsreize der Östrogene.

Tab. 9: Lebertumoren unter oraler Kontrazeption

Pathologische Klassifikation	Anzahl
Adenom	42 (64%)
Fokale noduläre Hyperplasie	15 (23%)
Hamartom	7 (11%)
Hepatom	1 (2%)

Briggs & Briggs, 1978

Benigne Tumoren von Uterus und Ovar

Das Royal College hat 1974 beobachtet, daß myomatöse Veränderungen unter Pillenbenutzerinnen seltener waren als in den Kontrollen, am seltensten bei Frauen, die Pillen mit einem hohen Gestagengehalt einnahmen. Vessey et al. (1976) haben diese Beobachtungen bestätigt. Das Royal College (1974) wies auch auf eine signifikante Reduzierung gutartiger Ovarialtumoren bei Pillenbenutzerinnen hin. Dieser protektive Effekt wurde von Vessey und Mitarbeitern nicht gefunden, die jedoch lediglich histologisch nachgewiesene benigne Ovarialtumoren in ihre Berechnungen eingeschlossen haben, während das Royal College auch eine Abnahme funktioneller zystischer Veränderungen mitbewertet hat.

Lebertumoren

In der „Pillen-Ära" sind nach bisherigen Mitteilungen im Schrifttum 50 Fälle von Lebertumoren beschrieben worden (Christopherson, 1976; Edmondson, 1976; Fillippini, 1976). Es handelt sich um Leberadenome, herdförmige knotige Hyperplasien, Leberhamartome und ein Leberzellcarcinom (Tab. 9). Bei einigen Patientinnen hatten zum Zeitpunkt der Menstruation Blutungen in den Tumor und in die Bauchhöhle zur Laparotomie geführt. In anderen Fällen ließen sich bei unklaren Mittelbauchbeschwerden größere Leberadenome arteriographisch darstellen.

Die angewandten kontrazeptiven Präparate enthielten überwiegend, aber nicht ausschließlich, Mestranol, dessen Demethylierung zu Äthinylöstradiol in der Leber stattfindet.

Es ist jedoch darauf hingewiesen worden, daß die Kriterien für die Klassifikation oft nicht definiert sind und daß verschiedene Terminologien für zwei pathologische Entitäten verwendet wurden: Die fokale knotige Hyperplasie und das Leberzelladenom. Dabei ist die fokale knotige Hyperplasie in der chirurgischen Literatur zwischen 1940 und 1960 wiederholt beschrieben worden, obwohl sie sehr selten ist.

Im Gegensatz dazu sind Leberzelladenome praktisch nie vor 1960 beschrieben worden. An der Mayo-Klinik fanden sich z. B. zwischen 1907 und 1954 keine Adenome bei chirurgischen Interventionen oder Autopsien.

Nach 1960 sind jedoch Leberzelladenome als die häufigste Form benigner Leberveränderungen beschrieben worden, obwohl praktisch keine Beweise für eine Zunahme einer fokalen knotigen Hyperplasie bestehen. Deshalb wurde das Leberzelladenom mit der oralen Kontrazeption in Zusammenhang gebracht, während die fokale knotige Hyperplasie ohne Beziehung dazu zu sein scheint.

Die Annahme eines neoplastischen Effektes durch die Metabolisierung von Mestranol ist jedoch ebenso spekulativ wie der eines Kausalzusammenhangs zwischen Östrogenapplikation und Lebertumor überhaupt. Vergleicht man die geringe Zahl kasuistischer Beiträge mit der hohen Einnahmefrequenz der Pille und betrachtet man den Aussagewert der retrospektiv ohne verbindliche Kriterien ausgewiesenen Kontrollen, so ist ein Risiko weder nachgewiesen noch widerlegt. Deshalb ist der Schluß gerechtfertigt, daß auf die hormonale Kontrazeption verzichtet werden sollte, wenn die Diagnose eines Leberzelltumors gestellt wird.

Allgemeine Leberfunktion

Es gibt ein großes Spektrum von Leberfunktionen, die durch die hormonale Kontrazeption beeinflußt werden. Dabei handelt es sich um eine Vielzahl vorwiegend akuter Reaktionen dieses Organs auf die Steroidapplikation mit unterschiedlicher nosologischer Wertigkeit. Hierzu gehören die Veränderungen der Plasmaproteine wie z. B. des proteingebundenen Jods oder des thyroxinbindenden Globulins sowie des steroidbindenden Globulins, insbesondere des cortisolbindenden Transcortin. Dabei ist an einigen typischen Beispielen festzustellen, daß trotz deutlichen Anstiegs des proteingebundenen Jods und andererseits einer Einschränkung des sog. T_3-Tests weder hyper- noch hypothyreote Reaktionen auftreten. Die Produktionsrate von Cortisol und die Reaktionsfähigkeit der Nebennierenrinde auf ACTH bleiben ebenfalls unbeeinflußt. Das kupferbindende Coeruloplasmin und das eisenbindende Transferrin werden östrogenabhängig gesteigert. Die Stimulation dieser Transportproteine muß bei der Auswertung von Laboratoriumsergebnissen berücksichtigt werden.

Die Häufigkeit eines Ikterus unter der Einnahme kontrazeptiver Präparate wird mit 1:10000 angegeben (von Oldershausen, 1968).

Es handelt sich also um ein seltenes Ereignis. Schon länger ist bekannt, daß solche Ikterusfälle auch nach Einnahme in 17-α-alkylierten Steroiden, z.B. von 17-α-Methyltestosteron auftreten können (Werner et al., 1950); auch die nicht alkylierten Östrogene bewirken den gleichen Effekt. Nach Absetzen dieser Präparate verschwindet der Ikterus. In ähnlicher Form wie unter der Steroidtherapie ist während der Spätschwangerschaft das Auftreten eines Ikterus als Ausdruck einer intrahepatischen Cholestase möglich. Bei nachfolgenden Schwangerschaften kommt es zum Rezidiv der Symptome (intrahepatische Cholestase, Retention von konjugiertem Bilirubin, Erhöhung der alkalischen Phosphatase, Pruritus). Die intrahepatische Schwangerschaftscholestase stimmt klinisch und in den Laborergebnissen mit dem cholestatischen Ikterus unter hormonalen Kontrazeptiva überein. Der steroidinduzierte Ikterus tritt besonders häufig auf, wenn vorausgehend bereits eine intrahepatische Schwangerschaftscholestase bestanden hat. Diese Beobachtungen sprechen dafür, daß eine Disposition für die Entstehung der Erscheinungen von Bedeutung ist. Das Royal College errechnete 1974

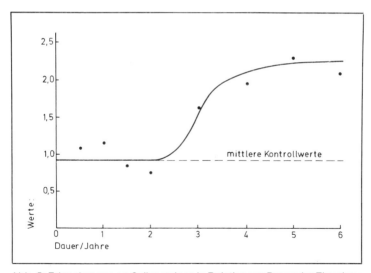

Abb. 5: Erkrankungen an Gallensteinen in Relation zur Dauer der Einnahme hormonaler Kontrazeptiva *(The Royal College of General Practitioners.* 1974)

nach mehr als vierjähriger Anwendungszeit der hormonalen Kontrazeption einen Anstieg der Gallenstein-Erkrankungsrate von 1 auf 2 Fälle in 1000 Frauenjahren (Abb. 5).

Vom Tierexperiment kennen wir eine Abnahme der Gallensäuren-Konzentration unter Östrogengabe. Bei gleichbleibendem Cholesteringehalt erhöht sich die Gefahr der Konkrementbildung, da Cholesterin nur bei einer bestimmten Gallensäurekonzentration in Lösung bleibt.

Patientinnen mit einem Dubin-Johnson- oder Rotor-Syndrom, also einer Ausscheidungsstörung konjugierten Bilirubins, reagieren ebenfalls auf die Steroidgabe mit einem Bilirubinanstieg.

Solche Reaktionen treten auch nach alleiniger hochdosierter Östrogengabe auf. Dabei ist von Bedeutung, daß sich der pathogenetische Mechanismus am endoplasmatischen Retikulum und/oder der postmikrosomalen Strecke entfaltet. Der Aufnahmemechanismus für Bilirubin in der Leberzelle wird nicht beeinträchtigt. Dementsprechend nimmt beim Meulengracht-Syndrom die Hyperbilirubinämie nicht zu.

Nach Untersuchungen von Eisao et al. (1971) trat bei abgeklungenen Virus-Hepatitiden unter der Pilleneinnahme keine Steigerung der Transaminasen-Aktivitäten auf. Die Steroidgabe erfolgte in diesen Fällen 2 Wochen nach Normalisierung der Serumenzymwerte. Die Autoren stellen ebenfalls fest, daß sich die vorausgegangene kontrazeptive Behandlung nicht auf den klinischen Verlauf der Hepatitis auswirkte. Deshalb sind außerhalb der akuten Phase reversibler Hepatosen nach Normalisierung der Leberfunktionsproben keine Einwände gegen die Anwendung der Pille zu erheben.

Genetische Faktoren und Mißbildungsproblem

Mehrere Untersuchungen (Bank, Rutherford and Corbin, 1965; Peterson, 1969; Rice-Wray et al., 1971) haben keine erhöhte spontane Abortrate bei Schwangerschaften nach Pillenkontrazeption gefunden. Eine insgesamt höhere Abortrate wurde dagegen in der Royal College Studie (1974) gefunden; wurden jedoch nur die Patientinnen berücksichtigt, welche die Pilleneinnahme unterbrachen, um schwanger zu werden, so war im Vergleich zu Nichteinnehmerinnen auch in dieser Studie keine Aborthäufung mehr zu finden. Bekanntlich enden etwa 10 bis 15 % aller diagnostizierten Schwangerschaften mit einer Fehlgeburt. Die Zahl der sehr frühen und damit unbemerkten Keimverluste liegt mit über 30 % aller Konzeptionen noch deutlich höher (Hertig et al., 1959; Nishimura, 1963). In den allermeisten Abortfällen ist eine ursächliche Klärung nicht möglich. Chromosomenuntersuchungen von Schwangerschaftsgewebe nach Abortinduktion bei primär ungestörten Graviditäten ergaben in 3 % der Fälle pathologische Befunde (vergleiche Pawlowitzki, 1969). Bei spontanen Fehlgeburten bis zur 16. Schwangerschaftswoche werden dagegen etwa 50 % Chromosomenanomalien gefunden (vergleiche Knörr und Knörr-Gärtner, 1977). Hierbei kann die für eine ungestörte Keimentwicklung essentielle Gendosis entweder reduziert oder pathologisch gesteigert sein. Beides führt zumeist zum Untergang der Fruchtanlage. Die häufigsten Störungen sind autosomale Trisomien. Autosomale Monosomien sind nur selten beobachtet worden. Dagegen werden gonosomale Monosomien mit X/O Karyotyp weit häufiger gesehen. Es wird jedoch aus allen bisher bekannten Untersuchungen deutlich, daß Spontanaborte eine große Rolle als Regulativ der Natur spielen. Nur hierdurch ist gewährleistet, daß die Geburt eines Kindes mit chromosomalen Defekten ein „relativ" seltenes Ereignis ist (etwa 0,5 %).

Die Selektionsmechanismen jedoch, die bei gleicher Anomalie des Chromosomensatzes einmal zum Abort, ein anderes Mal zu einem ausgetragenen Kind führen, sind noch weitgehend unklar. Neben zahlenmäßigen Veränderungen einzelner Chromosomen, wobei Autosomen doppelt so häufig wie Gonosomen betroffen sind, können Fruchtanlagen mit Mehrfachchromosomensätzen, sogenannte Polyploidien, vorkommen. Ihr Anteil an der Gesamtabortrate liegt bei 12–25 % (vergleiche Knörr und Knörr-Gärtner, 1977). Am häufigsten werden Triploidien gefunden. Sie sind nicht mit dem Alter der Mutter korreliert (Niebuhr, 1974). Die Ursachen der Polyploidie können in einer Störung der Haploidisierung der Eizelle, aber auch des Spermiums liegen. Im ersten Fall spricht man von Digynie, im zweiten von Diandrie. Die Digynie ist wahrscheinlich weitaus häufiger als die Diandrie. Die Mechanismen sind weitgehend unklar. Niebuhr, 1974; Boué und Mitarbeiter, 1972, fanden Polyploidien insbesondere bei Patientinnen mit verlängerter Follikelreifungsphase; bereits 1968 hatte Shepard den Zusammenhang zwischen Polyploidien und verlängertem Menstrualzyklus herausgestellt. Offenbar spielt auch das Intervall zwischen Ovulation und Befruchtung eine Rolle (Thibault, 1977; Witschi und Laguens, 1966), so daß neben einer verzögerten Ovulation und Fertilisation auch die Alterung der Spermien von Bedeutung zu sein schein. Da beim Menschen experimentelle Untersuchungen zur Klärung dieser Zusammenhänge nicht durchgeführt werden können, sind exogene Faktoren auf vergleichbare Wirkungen untersucht worden. Dies geschah insbesondere am Beispiel der Ovulationshemmer. Nach Absetzen der Pille kommt es in den ersten Zyklen gehäuft zu einer verzögerten Follikelreifung. Nach allen Erfahrungen sind aber Polyploidien beim menschlichen Konzeptus deswegen nicht vermehrt, jedoch können möglicherweise Störungen der Follikelreifung und der Meiose mit Fehlverteilung der Chromosomen in Zusammenhang stehen.

Eine erhöhte Inzidenz chromosomaler Anomalien, insbesondere von Trisomien, die jedoch einheitlich letal waren, ist bei Abortfrüchten von Frauen nachgewiesen worden, die bald nach Absetzen der Pille schwanger wurden (Carr, 1967). Diese Abweichungen waren jedoch nicht nach Gebrauch der niedriger dosierten Pillen festzustellen (Jacobson, 1974; Vosbeck, 1975). Die Carr'sche Beobachtung ist schwer erklärbar, da sie nicht mit einem Anstieg der Abortrate zusammenfällt.

Eine Häufung sogenannter VACTERL-Anomalien (Rückenmark, Anus, cardiovasculäre Veränderungen, Trachea, Ösophagus, Radius und Hüfte) wurde durch Nora und Nora (1979) bei Müttern beobachtet, die im ersten Trimester nach Absetzen der oralen Kontrazeptiva schwanger wurden. Janerich, Piper und Glebatis (1974) haben eine Häufung von Hüftgelenksdysplasien bei einer ähnlichen Gruppe von Patientinnen beobachtet; Heinonen et al. (1977) berichteten über eine Häufung cardiovasculärer Anomalien bei Frauen, die orale Kontrazeptiva oder synthetische Gestagene in der frühen Schwangerschaft einnahmen.

20 von 224 Kindern mit angeborenen Herzfehlern aus der Nora und Nora-Untersuchung erhielten diese Steroide in einem ähnlichen Schwangerschaftsstadium. Bei 91 ausgetragenen Schwangerschaften von Frauen, die ebenfalls in der Frühschwangerschaft orale Kontrazeptiva eingenommen hatten, wurden jedoch keine Hüftanlagestörungen beobachtet (Vessey et al., 1976). In der Studie des Royal College (1974) fanden sich keine Zunahme von angeborenen Anomalien bei Einnahme von Sexualsteroiden in der Frühschwangerschaft (Übersicht bei Mühlenstedt, 1979).

Bis heute liegen also keine Beweise vor für eine tatsächliche Häufung angeborener Anomalien bei Kindern, deren Mütter entweder unmittelbar nach Absetzen der oralen Kontrazeptiva schwanger wurden oder entsprechende Sexualhormone in der Frühschwangerschaft eingenommen hatten.

Abwägung der Risiken unter der Pilleneinnahme

Um das relative Risiko der Pillenbenutzerin genauer werten zu können, hat das US Department of Health, Education and Welfare Ende der 60er Jahre eine Übersichtsstatistik über die jährliche Todesrate bezogen auf 100 000 Frauen veröffentlicht.

Das relative Todesrisiko von Nichtraucherinnen in den Jahren besonderer sexueller Aktivität etwa von 15–39 wird bei Pillenbenutzerinnen zwischen 0,3 und 3,0 angegeben. Im Vergleich dazu wurde das Risiko, bei einem Verkehrsunfall zu sterben, mit 27,5 Todesfällen pro 100 000 Frauen im Jahr ermittelt. Nach Geburt lebender Kinder sind es 17, nach einer Fehlgeburt 3,2 Frauen.

Vergleicht man die Mortalität der Pillenbenutzerinnen mit Frauen, die keine orale Kontrazeption betrieben haben, so stellt sich nach den Erfahrungen des Royal College (1977) heraus, daß ein 4,7faches Risiko aller Kreislauferkrankungen die Pillenbenutzerin trifft. Auf der anderen Seite ist das generelle Krebsrisiko der Pillenbenutzerin geringer als bei den Kontrollen. Diese Beobachtung legt den Gedanken nahe an eine gewisse biologische Selektion unter den Frauen, die sich zur Schwangerschaftsverhütung mit Sexualhormonen entschließen. In ähnlicher Weise kann auch das 1,7fach höhere Risiko der Pillenbenutzerinnen gesehen werden, die an Unfällen und Gewalteinwirkung sterben (Tab. 10).

Tab. 10: Weibliche Mortalität*

Ursache	Pillenbenutzer	Kontrolle	R
Alle Karzinome	15.8	21.1	0.8
Alle Kreislauferkrankungen	25.8	5.5	4.7
Unfälle und Gewalt	17.8	10.0	1.7
Andere Ursachen	3.0	7.8	0.4
Schwangerschaftskomplikationen	0	1.8	–
Alle Ursachen	58.0	40.9	1.4

*pro 100.000 Frauenjahre
Royal Coll. Gen. Pract. (1974)

Zusammenfassung

Die ernsthaften Komplikationen, die Frauen unter der Einnahme der Pille erleben, sind selten aber von besonderer Bedeutung. Ihre Häufigkeit kann durch eine Berücksichtigung der genannten internistischen Risiken und entsprechende Patientenauswahl reduziert werden (Tab. 11).

Bei Risikopatientinnen ist eine gesonderte Überwachung erforderlich. Nach den Leitsätzen des Wissenschaftlichen Beirates der Bundesärztekammer vom 11.9.1975 sind jedoch Art und Umfang der gesonderten Behandlung nicht festgelegt. Art, Ausmaß und Zeit bei dieser Sonderüberwachung sind nicht systematisch, sondern individuell zwischen Arzt und Patientinnen zu vereinbaren. Der hier dargestellte Katalog sollte als Diskussionsgrundlage eines zweckmäßigen Konzeptes für die Überwachung der Risikopatientinnen dienen:

1. Gynäkologische und allgemeinmedizinische Kontrollen im Abstand von 6 Monaten.
2. Gezielte diagnostische Untersuchungen wie Blutdruckbestimmungen, Bestimmungen der Serum-Lipide (insbesondere Cholesterin), Untersuchung auf Harn- und Blutzucker, zytologischer Abstrich, evtl. weitere spezifische Laboruntersuchungen (Leberenzyme).
3. Empfehlung der Selbstbeobachtung und Konsultation des Arztes bei Auftreten von Beschwerden oder verdächtigen Symptomen.
4. Begleitende Behandlung: Diät (salzarm, kohlehydratarm) bei Adipositas, Diabetes, Verordnung von Cholagoga (bei Gallenwegserkrankungen), aktive Venenbehandlung (physikalisch und medikamentös).
5. Bei der Verordnung von Kontrazeptiva sollten Präparate mit möglichst niedriger Östrogendosierung vorgezogen werden.

Tab. 11

Die Pille sollte bei folgenden Symptomen unbedingt abgesetzt werden:

- Kopfschmerzen und Migräne
- Sehstörungen
- Auftreten von Ödemen
- Blutdruckanstieg über Normwerte
- Juckreiz und Exantheme
- vor Operationen

Bei aller Bedeutung dieser Überwachung muß jedoch davor gewarnt werden, solche prädisponierenden Faktoren soweit zu betonen, daß sich Risikoängste auf seiten der Patientinnen neurotisch verstärken. Vielmehr sollte nach Darlegung des Risikos auf rationaler Ebene die Patientin in diese Entscheidung mit einbezogen werden, ob, in welcher Form und mit welchen Kontrollen eine orale Kontrazeption erfolgen soll.

Wenn mit den Bedürfnissen der einzelnen Patientinnen vereinbar, sollte die orale Kontrazeption grundsätzlich mit der 50 µg-Dosis eines Östrogens begonnen werden. Eine Verschreibung von oralen Kontrazeptiva bei hypertensiven Patientinnen ist abzulehnen, bei Diabetikerinnen jedoch unter entsprechenden Kontrollmaßnahmen zugelassen. Zurückhaltung würde ich bei jüngeren übergewichtigen Patientinnen üben; grundsätzlich würde ich übergewichtigen Patientinnen über 35 Jahre keine oralen Kontrazeptiva empfehlen. Raucherinnen sollten auf die besonderen Risiken hingewiesen werden und, falls sie 30 Jahre oder älter sind, raten wir zu einer anderen Form der Familienplanung. Orale Kontrazeptiva können Frauen über 35 verschrieben werden, wenn sie nicht rauchen und andere bekannte Risiken ausgeschlossen worden sind, und falls sie darüber aufgeklärt sind, daß eine mögliche aber ungewisse Chance einer koronaren Herzkrankheit besteht. Frauen, die während der Pilleneinnahme Kopfschmerzen entwickeln oder deren Kopfschmerzen sich verstärken, sollten die orale Kontrazeption unterbrechen. Frauen, die irgendwelche der genannten Risikofaktoren aufweisen und deren Kinderwunsch erfüllt ist, sollte die chirurgische Sterilisation angeboten werden. Die orale Kontrazeption sollte 4 Wochen vor einem chirurgischen Eingriff abgesetzt werden.

Alle diese genannten Überlegungen müssen einmünden in eine Risiko-Nutzen-Analyse. Eine orale Kontrazeption mit einer kombinierten Pille mit 50 µg oder höher dosierten Östrogenen kann als praktisch sicher angesehen werden, es wird eine Schwangerschaft auf 1000 Frauen im Jahr beobachtet.

Die Schwangerschaft selbst bedeutet ein erhebliches Risiko, das sich mit zunehmendem Alter verstärkt (71 Sterbefälle pro 100 000 Lebendgeburten bei Frauen im Alter von 35 bis 39, 124 pro 100 000 Frauen im Alter von 40 bis 44).

Die Bedeutung eines Schutzes vor Schwangerschaft und das Vermeiden einer mechanischen Beeinträchtigung des sexuellen Kontaktes ist schwierig abzuwägen, kann jedoch für die Partnerbeziehung von überwiegender Bedeutung sein.

Literatur

Andrews, W. C.: Oral Contraception. In: Contraception, Connel, E. B., Clinics in Obstet & Gynec. **6,** 3, (1979)

Aronow, W. S.: Effect of cigarette smoking and/or carbon monoxide on coronary heart disease. Chest. **70,** 514 (1976)

Banks, A. L., Rutherford, R. N., Coburn, W. A.: Pregnancy and progeny after use of progestinlike substances for contraception. Obst & Gynec. **26,** 760 (1965)

Boston collaborative drug surveillance program: Oral contraceptives and venous thromboembolic disease, surgically confirmed gallbladder disease and breast tumours. Lancet 1399 (1973)

Boué, J., Boué, A.: Anomalies chromosomiques dans les avortements spontanes. In: Chromosomal errors in relation to reproductive failure, A. Boué, C. Thibault, eds., pp. 29–56. Paris: INSERM 1973.

Boyce, J. G., Lu, T., Nelson, J. H., Joyce, D.: Cervical carcinoma and oral contraception. Obstet. & Gynec., **40,** 139, (1972)

Boyd, J. T., Doll, R.: A study of the aetiology of carcinoma of the cervix uteri. Brit. J. Cancer **18,** 419, (1964)

Bradley, D. D., Wingerd, J., Petitti, D. B., Krauss, R. M., Ramcharan, A.: Serum high-density-hipoprotein cholesterol in women using oral contraceptives, estrogens and progestins. New Engl. J. Med. **299,** 17, (1978)

Briggs, M., Briggs, M. (Hrsg.): Oral contraceptives, Vol. 2, Churchill Livingstone, Edinburgh, 37, (1978)

Brin, M.: Abnormal tryptophan metabolism in pregnancy and with the oral contraceptive pill. Am. J. Clin. Natr. **24,** 699, (1971)

Carr, D.: Chromosome anomalies as a cause of spontaneous abortion. Am J. Obstet. Gynecol. **97,** 283, (1967)

Christopherson, 1976, Zit. nach Andrews, W. C.: Oral Contraception. In: Contraception. Ed.: Connel, E. B., Clinics in Obstet. & Gynec. **6,** 3, (1979)

Crane, M. G., Harris, J. J., Windsor, W.: Hypertension, oral contraceptive agents and conjugated estrogen. Am. J. Ind. Med. **74,** 13, (1971).

Edmondson, H. A., Henderson, B., Benton, B.: Liver-cell adenomas associated with the use of oral contraceptives. New Engl. J. Med. **294,** 470 (1976)

Eisalo, A., Konttinen, A., Hietala, O.: Oral contraceptives after liver disease. Brit. Med. J. **3,** 561, (1971)

Engle, E. T., Krakower, C., Hoagensen, C. D.: Estrogen administration to aged female monkey with no resultant tumor. Cancer Research **3,** 858 (1943)

Fillippini, L.: Leberneoplasien und Ovulationshemmer. Schweiz. med. Wschr. **19,** 633, (1976)

Gardner, W. V.: Hormone imbalances in tumorigenesis. Cancer Research **8,** 397 (1948)

Gardner, W. V.: Estrogens in carcinogenesis. Arch. Pathol. **27,** 138 (1939)

Glober, G.: Postoperative thromboembolism and the use of oral contraceptives. Brit. Med. J., iii, 123, (1970)

Greene, G. R., Smith, H. E.: Thromboembolism and oral contraceptives: an epidemiologic case – control study. Am. J. Epidemiol. **90,** 365, (1969)

Greene, G. R., Sartwell, P. E.: Oral contraceptive use in patients with thromboembolism following surgery trauma or infection. Am. J. Public Health **62,** 680, (1972)

Heinonen, O. P., Slone, D., Monson, R. R., Hook, E. B., Shapiro, S.: Cardio vascular birth defects and antenatal exposure to female sex hormones. New Engl. J. Med. **296,** 67, (1977)

Hertig, A. T., Rock, J., Adams, EC., Menkin, M. C.: Thirtyfour fertilized human ova, good, bad and indifferent, recovered from 210 women of known fertility. Pediatrics **23,** 202, (1959).

Jabara, A.: Induction of canine ovarian tumours by diethylstilbestrol and progesterone. Australian J. Exp. Biol. **40,** 139, (1962)

Jacobson, C.: Cytogenetic study of immediate postcontraceptive abortion. Report of study under F. D. A. contract. pp. 70–74. Zit. nach Andrews, W. C. (l. c.) (1974)

Janerich, D. T., Piper, J. M. & Glebatis, D. M.: Oral contraceptives and congenital limb reduction defects. N. Engl. J. Med. **291,** *697, (1974)*

Jain, A. K.: Mortality risk associated with the use of oral contraceptives. Stud. in Fam. Plan. **8,** 50, (1977)

Jick, H. Dinan, B., Rothmann, K. J.: Contraceptives and non-fatal myocardial infarction. J. Am. Med. Assoc. **239,** 1403, (1978)

Jick, H.: Venous thromboembolic disease and ABO blood type. Lancet, i, 539, (1969)

Jordan, W. M.: Pulmonary embolism. Lancet, ii, 1146, (1961)

Knörr, K., Knörr-Gärtner, H.: Das Abortgeschehen unter genetischen Aspekten. Gynäkologe **10,** 3, (1977)

Laragh, J. H.: The pill, hypertension and the toxemias of pregnancy. Am. J. Obstet. & Gynec. **109,** 210, (1971)

Larsson-Cohn, U.: Effects of natural and synthetic estrogens on lipoprotein fractions. In: Female and Male Climacteric. eds. Van Keep, P. A. Serr, D. M., Greenblatt, R. B.: MTP Press, Lancaster, p. 94, (1979)

Lacassagne, A.: Apparition de cancers de la mamelle chez la souris male soumis a des injections de folliculine. C. R. Acad. Sci. (Paris), **195,** 630, (1932)

Lacassagne, A.: Hormonal pathogenesis of adenocarcinoma of the breast. Am. J. Cancer **27,** 217, (1936)

Larsson-Cohn, U.: Effects of natural and synthetic estrogens on lipoprotein fractions. In: Female and Male Climacteric, Current Opinion 1978, eds Van Keep, P., Serr, D. M. and Greenblatt, R. B. MTP Press Ltd., Lancaster, England, p. 94, (1979)

Mann, J. I., Inman, W. H. W.: Oral contraceptives and death from myocardial infarction. Brit. Med. J., ii, 245, (1975)

Markush, R. E., Seigel, D. G.: Oral contraceptives and mortality trends from thromboembolism in the United States. Am. J. Public Health **59,** 418, (1969)

Medical Research Council: Risk of thromboembolic disease in women taking oral contraceptives. Brit. Med. J. ii, 355 (1967)

Meissner, W. A., Sommers, S. C., Sherman, G.: Endometrial hyperplasia, endometrial cancer and endometriosis produced experimentally by estrogen. Cancer, **10,** 500, (1957)

Miettinen, O. S., Neff, R. K., Jick, H.: Cigarette smoking and nonfatal myocardial infarction: rate ratio in relation to age, sex and predisposing conditions. Am. J. Epidemiol. **103,** 30, (1976)

Niebuhr, E.: Triploidy in Man. Humangenetik **24,** 105, (1974)

Nishimura, H. (1963). Zit. n. Knörr, K., Knörr-Gärtner, H.: Das Abortgeschehen unter genetischen Aspekten. Gynäkologe **10,** 3, (1977)

Nomura, A., Comstock, G. W.: Benign breast tumor and estrogenic hormones: a population-based retrospective study. Am. J. Epidemiol. **103,** 439, (1976)

Nora, J. J. & Nora, A. H.: Birth defects and oral contraceptives. Lancet, i, 941, (1973)

Oldershausen, H. F. von: Schwangerschaftsikterus und ovulationshemmende Steroide. Dtsch. med. Wschr. **19,** 394, (1968)

Oliver, M. F.: Ischaemic heart disease in young women. Brit. Med. J., iv, 253 (1974)

Patt, V.: Leberfunktion bei hormonaler Kontrazeption. Fortschr. Med. **94,** 1900 (1976)

Pawlowitzki, J. H.: Chromosomenuntersuchungen bei Aborten. Dissertation, Universität Münster (1969)

Peterson, W. F.: Pregnancy following oral contraceptive therapy. Obstet. & Gynec. **34,** 363 (1969)

Pfeiffer, C. A., Allen, E.: Attempts to produce cancer in rhesus monkeys with carcinogenic hydrocarbons and estrogens. Cancer Research **8,** 97, (1948)

Pipkin, F. B., Hunter, J. C., Oats, J., Symonds, M.: Hypertension and oral contraceptives. Brit. Med. J., ii, 278, (1978)

Rinehart, W., Felt, J. C.: Debate on O. C. and neoplasia continues: answers remain elusive. Popul. Rep. A., 69, (1977)

Rice-Wray, E., Cervantes, A., Gutierrez, J., Marquez-Montes, H.: Pregnancy and progeny after hormonal contraceptives: genetic studies. J. Reprod. Med. **6,** 101, (1971)

Reeves, K. O., Kaufmann, R. H.: Exogenous estrogens and endometrial carcinoma. J. Reprod. Med. **18,** 297 (1977)

Royal College of General Practitioners: Oral contraceptives and thromboembolic disease. J. Coll. Gen. Practit. **13,** 267, (1967)

Royal College of General Practitioners: Oral contraceptives and health. An interim report. Pittman Corporation, London (1974)

Shepard, T. H., Gartler, S. M., Lagerberg, E. V., Price, B.: Chromosomal aberrations in 2 embryos from the same mother. Am. J. Obst. Gynecol. **120,** 48, (1968)

Silverberg, S. G., Makowski, E. L., Roche, W. D.: Endometrial carcinoma in women under 40 years of age: comparison of cases in O. C. users and non-users. Cancer **39,** 592 (1977)

Royal College of General Practitioners: Mortality among oral contraceptive users. Lancet, ii, 727, (1977)

Sagar, S., Stamatakis, J. D., Thomas, D. P., Kakkar, V. V.: Oral contraceptives, antithrombin III activity and postoperative deep vein thrombosis. Lancet, i, 509, (1976)

Samsioe, G.: Serum lipids and lipoproteins in bilaterally oophorectomized and hysterectomized women. In: Female and Male Climacteric, eds. Van Keep, P. A., Serr, D. M., Greenblatt, R. B., MTP Press, Lancaster, p. 95, (1979)

Sartwell, P. E., Stolley, P. D., Tonascia, J. A., Tockmann, M. S., Rutledge, A. H., Wertheimer, D.: Oral contraceptive use. Preventive Medicine **5,** 15, (1976)

Sartwell, P. E., Masi, A. T., Arthes, F. G., Greene, G. R., Smith, H. E.: Thromboembolism and oral contraceptives: an epidemiologic case – control study. Am. J. Epidemiol. **90,** 365, (1969)

Spellacy, W. N., Buhi, W. C., Birk, S. A.: The effects of vitamin B_6 on carbohydrate metabolism in women taking steroid contraceptives. Contraception **6,** 265, (1972)

Spellacy, W. N., Birk, S. A.: The effects of mechanical and steroidal contraceptive methods on blood pressure in hypertensive women. Fertil & Steril. **25,** 467, (1974)

Spellacy, W. N.: A review of carbohydrate metabolism and oral contraceptives. Am. J. Obstet. & Gynec., **104,** 448, (1969)

Spencer, J., Millis, R., Hayward, J. L.: Proceedings: Contraceptive steroids and breast cancer. Br. J. Surg. **63,** 655, (1976)

Task Force on Oral Contraception of the American College of Obstetricians and Gynecologists: Technical Bulletin Number 41, July 1975. Am. College Obst. & Gynecologists.

Thiebault, C.: Analyse comparée de la fécondation et de ses anomalies chez la brebis, la vache et la lapine. Ann. Biol. Anim. Bioch. Biophys. **7,** 5, (1967)

Vessey, M. P., Doll, R.: Investigation of relation between use of oral contraceptives and thrombembolic disease, a further report. Br. Med. J., ii, 651, (1969)

Vessey, M. P., Doll, R., Fairbairn, A. S., Glober, G.: Postoperative thromboembolism and the use of oral contraceptives. Brit. Med. J., iii, 123, (1970)

Vessey, M. P., Doll, R., Peto, R., Johnson, B., Wriggins, P.: A long-term follow-up study of women using different methods of contraception: an interim report. J. Biosoc. Sci., **8,** 373, (1976)

Vosbeck, E.: Cytogenetic morphological and clinical aspects of 453 cases of human spontaneous abortions. Ph. D. Dissertation, George Washington University School of Graduate Studies, Washington, D. C., (1975)

Werner, S. C., Hanger, F. W., Kritzler, R.: Jaundice during methyltestosterone therapy. Am. J. Med. **8,** 325, (1950)

Werning, C.: Das Renin-Angiotensin-Aldosteron-System. Thieme, Stuttgart, (1972)

Wied, G. L., Davis, M. E., Frank, R., Segal, P. B., Meier, O., Rosenthal, E.: Statistical evaluation of the effect of hormonal contraceptives on the cytologic smear pattern. Obstet. & Gynec. **27,** 327, (1966)

Witschi, E., Laguens, R.: Chromosomal aberrations in embryos from overripe eggs. Develop. Biol. **7,** 605, (1966)

Worth, A. J. & Boyes, D. A.: A case control study into the possible effects of birth control pills on pre-clinical carcinoma of the cervix. J. Obstet. & Gynec. Brit. Cmwlth. **79,** 673, (1972)

Petitti, D. B., Wingerd, J.: Use of oral contraceptives, cigarette smoking, and risk of subarachnoid hemorrhage. Lancet, i, 234, (1978)

Mühlenstedt, D.: Der Schwangerschaftsgelbkörper des Menschen. Med. Habilitationsschrift Univ. Münster (1979)

Hormonale und nicht-hormonale Therapie klimakterischer Beschwerden

H. Husslein

Wenn man heute dieses Thema abhandelt, wird man es etwas anders darstellen müssen, als dies noch vor einigen Jahren der Fall sein konnte. Damals war man mit der Empfehlung einer Hormontherapie eher zurückhaltend, und wenn man Hormone empfohlen hat, waren es am ehesten noch Gemische aus männlichen und weiblichen Hormonen oder es war eine Kombination von Hormonen und Psychopharmaka (Tab. 1). Heute setzt sich die Auffassung immer mehr durch, daß eine Hormontherapie sinnvoll ist, und daß es in erster Linie Östrogene sind, die zur Anwendung kommen sollen. Aber man soll diese Therapie auch nicht überbewerten, und man muß sich darüber im klaren sein, was man mit ihr erreichen kann und nicht glauben, daß man mit einer Hormonspritze oder ein paar Östrogentabletten alle Probleme des Klimakteriums aus der Welt schaffen könne.

Zwei Dinge sind notwendig:
1. Man muß sich im klaren sein, daß das klimakterische Syndrom kein einfaches Geschehen ist, sondern daß vielmehr mehrere Faktoren ätiologisch maßgeblich beteiligt sind (Tab. 2). Im endokrinen System kommt es zum Absinken des Östrogens und zum Anstieg des

Tab. 1: Behandlungsmöglichkeiten im Klimakterium

Sequenzpräparate	Östrogene	Kombinationen Östrogene und Psychopharmaka
Östrogen Gestagen Kombinationen	Äthinylöstradiol Konjugierte Östriol Stilbene Quinestrol Dienöstrol	
Gestagenpräparate		Kombinationen Östrogene und Androgene
		Sonstige, teils pflanzliche Präparate

Tab. 2: Ätiologie klimakterischer Symptome

---

1) Störung der hypothalamischen Steuerung
2) Echter Östrogen-Mangel
   a) Frühsymptome: Wallungen, Schweißausbrüche, atrophische Vaginitis
   b) Spätkonsequenzen: Stoffwechselstörungen in Erfolgsorganen
3) Psychologische Faktoren
4) Sozio-kulturelle Faktoren

FSH, und beim Ausfall des Ovars gerät die gesamte innere Sekretion in Unordnung. Im neurovegetativen System kommt es zur Verschiebung in sympathikotoner Richtung. Die Psyche ist immer beteiligt. Es gibt keine Veränderung im endokrinen System, die nicht auch eine Veränderung der Psyche zur Folge hätte (endokrines Psychosyndrom). Die Zusammenhänge sind sehr komplex, und untrennbar miteinander verbunden sind die hormonalen und vegetativen Regulationen und die Verbindungen zur Psyche. Man kann daher mit Hormontabletten nicht die ganzen Probleme des Klimakteriums lösen. Das fehlende Östrogen und das alternde Ovar sind nur ein Faktor, und sicher nicht immer der entscheidende für das Zustandekommen dieses bunten Symptombildes.

2. Es ist in jedem einzelnen Fall notwendig zu versuchen, anamnestisch zu eruieren, welche Faktoren im Vordergrund stehen (Östrogenmangel, psychische, sozio-kulturelle) und dementsprechend die Therapie auszurichten. Ohne Psychotherapie wird man bei der Behandlung des klimakterischen Syndroms nicht auskommen.

Wir neigen heute mehr der Auffassung zu, daß eine Hormontherapie sinnvoll ist und lassen uns dabei von folgenden Überlegungen leiten:

Bei der immer höheren Lebenserwartung der Frau ist es von besonderer Wichtigkeit, die Frau gerade in dieser Zeit in einem seelisch ausgeglichenen Zustand zu halten. Weiter ist zu erwähnen, daß das klimakterische vegetative Syndrom, das chrakterisiert ist durch eine Verschiebung in sympathikotoner Richtung, auf eine Östrogentherapie sehr gut anspricht. Man kann daher mit Östrogenen die vegetative Reaktionslage wieder gut ausbalancieren. Schließlich glaubt man, bestimmte somatische Veränderungen, die in einer gewissen Abhängigkeit von den Östrogenen sind, durch langfristige Zufuhr von Östrogenen hintanhalten zu können.

Tab. 3: Extragenitale Wirkungen der Östrogene

Physiologischer Effekt	Indikation
vegetative Äquilibrierung (Parasympathikotonie)	Klimakterium vegetativ-endokrines System
Weitstellung von Muskel- und Hautgefäßen	Durchblutungsstörungen
Senkung d. Cholesterinspiegels	Atherosklerose
Kalziumretention	Osteoporose Osteomalazie

Tab. 4: Östrogenmangel-Syndrome

Zielsysteme	Folgeerscheinungen	Endergebnis
Vegetativum	Hypersympathikotonie od. vegetative Ataxie	Ausfallserscheinungen Labilität Organbescherden
Psyche	depressive Tendenz	Depression Negativismus Leistungsabfall
Kreislauf	periph. Durchblutungsstörung	Myokardinfarkt
Stoffwechsel	Hypercholesterinämie negative Kalziumbilanz Störung d. Kohlehydr.-Stoffw.	Atherosklerose Osteoporose Adipositas
Urogenitalsystem	Atrophie von Vulva Vagina, Uterus Blasenepithel	Kraurosis muskuläre Insuffizienz Urethrozystitis
Endokrinium	Hypophyse: Überfunktion Thyreoidea: Dysfunktion allg. Imbalanz: relatives Überwiegen d. Androgene	Hyperthyreose Defeminisierung Virilisierung

Wenn wir im Klimakterium Östrogene verwenden, so streben wir in erster Linie ihre extragenitalen Wirkungen an (Tab. 3). Es sind dies die Erzielung einer Parasympathicotonie, die Weitstellung von Muskel- und Hautgefäßen und damit die Bekämpfung von Durchblutungsstörungen, die Senkung des Cholesterinspiegels und damit Bekämpfung der Arteriosklerose, die Kalziumretention zur Behandlung der Osteoporose und der Osteomalazie. Verschiedene andere physiologische extragenitale Effekte spielen im Klimakterium eine geringere Rolle.

Das Klimakterium ist charakterisiert durch einen Östrogenmangel, der zu den verschiedensten Östrogenmangelsyndromen führt (Tab. 4). Im Vegetativum findet sich die gesteigerte Sympathikotonie oder vegetative Ataxie mit dem Ergebnis der Ausfallserscheinung und der vegetativen Labilität. Im Bereich der Psyche herrscht die depressive Tendenz vor mit Neigung zu Depressionen, zu Negativismus und zum Leistungsabfall. Im Kreislaufbereich finden wir periphere Durchblutungsstörungen, paraoxysmale Hypertension, vermehrte Kapillarfragilität bis zur koronaren Insuffizienz. Im Stoffwechselbereich kann es zur Hypercholesterinämie, zur Einschränkung zusätzlichen Energieverbrauchs, zu einer negativen Kalziumbilanz, zur Störung des Kohlehydratstoffwechsels mit dem Endergebnis der Adipositas und der Osteoporose kommen. Im Bereich des Urogenitalsystems finden sich häufig Atrophiezustände an der Vulva, der Vagina, der Blasenmuskulatur, des Blasenepithels mit dem Ergebnis einer Kraurosis, eines Pruritus, einer muskulären Blasenmuskelinsuffizienz und der Reizzystitis. Im endokrinen System finden sich als Folgeerscheinungen Hyper- und Hypothyreose, die Defeminisierung bis zur Virilisierung, Vorherrschen kataboler Hormone und Abnahme der Proteinbildung. Diese verschiedenen Östrogenmangelsyndrome können zu beträchtlichen Ausfallserscheinungen und ernsten Krankheitszuständen führen. Eine Östrogentherapie bietet hier therapeutisch und prophylaktisch gute Aussichten.

Man macht der Östrogentherapie den Vorwurf, daß sie zufolge ihrer Wirkung auf den Uterus und das Endometrium die physiologische Involution dieser Organe verhindere und gelegentlich auch zum Wiederauftreten von Blutungen führe. Dieser Vorwurf ist nur dann berechtigt, wenn man Östrogene verwendet, die eine zu starke endometriotrope Wirkung haben. Meiner Meinung nach kommen für die Behandlung im Klimakterium in erster Linie das Östradiolvalerianat, die konjugierten Östrogene und das Östradiol in Frage (Tab. 5). Man

Tab. 5: Wirkungsspektrum parenteral zu verabreichender Östrogene

Wirkung	Substanz	
	Östradiolvalerianat konjug. Östrogene	Östriol
kolpotrop	mäßig	stark
endometriotrop	schwach	sehr schwach
dienzephal-gonadotrop	mäßig	schwach
dienzephal-vegetotrop	stark	mäßig
Verträglichkeit	sehr gut	sehr gut

muß wissen, was man im Klimakterium behandeln will und muß die Eigenschaften der einzelnen Östrogene kennen. Will man das vegetative Syndrom behandeln, muß man ein Östrogen mit einer starken zentralen Wirkung wählen. Will man bestimmte Atrophiezustände behandeln, empfiehlt sich das Östriol. Auch für eine Langzeittherapie kommt eher das Östriol in Frage, weil es eine sehr geringe endometriotrope Wirkung hat und damit die Blutungsneigung und wahrscheinlich auch das Carcinomrisiko geringer ist. Östriol hat eine sehr geringe Blutungstendenz (Tab. 6).

Der Östrogenabfall ist also in erster Linie die Rechtfertigung für die Östrogenzufuhr. Es besteht heute allgemeiner Konsens darüber, daß das klimakterische Syndrom dann nicht mehr als „natürlich oder physiologisch" angesehen werden kann, wenn es zu belastenden Beschwerden führt und der Patient darunter leidet. Ich möchte somit für die Östrogentherapie im Klimakterium folgende Indikationen herausstellen (Tab. 7).

Es sollte immer eine klare Indikation für die Östrogentherapie bestehen. Jede Frau sollte behandelt werden, wenn sie mit klimakterischen Beschwerden zum Arzt geht. Aber umgekehrt sollte die

Tab. 6: Blutungshäufigkeit bei oraler Einnahme verschiedener Östrogene in der Postmenopause

	Dosis mg	% der Patientinnen	% der Zyklen
konjugierte Östrogene	1,25	2–12	0,3
	0,6	1– 5	0,1
Östradiolvalerianat	2,0	3–10	0,3
	1,0	2– 5	0,1
Östriol	2,0	0,5–1,3	0,03
	1,0	0,2–0,8	0,015
	0,5	0,2–0,8	0,015
Stilböstrol	0,5	10–20	
Dienöstrol	2,0	5–20	
	0,5	4–12	
Quinestrol	0,025	5–12	

Fortschr. d. Med. Nr. 26/72 Lauritzen

Östrogentherapie nicht ohne Zustimmung und unter voller Mitarbeit der Patientin empfohlen werden; keine Patientin sollte dazu überredet werden.

Natürlich wäre es wünschenswert, bessere Kriterien zu haben, um zu erkennen, welche Patientin tatsächlich Östrogentherapie benötigt. Im Augenblick haben wir keine verläßlichen Kriterien, die aussagen, welche Patientin später wirklich an einem ernsten Östrogen-

Tab. 7: Indikation der Östrogen-Therapie

Präklimakterium	vegetative Beschwerden
Klimakterium	psychische Beschwerden
	atrophische Kolpitis
	Craurosis vaginae, vulvae
	Pruritus
	Urethrozystitis
	Harninkontinenz
	Osteoporose, Arthritis
	periphere Durchblutungsstörungen
	Koronarsklerose, Myokardinfarkt

mangelsyndrom leiden wird. Östrogenbestimmungen aus dem Scheidenabstrich oder aus Blut und Harn geben lediglich Auskunft über die momentane Situation. Die Entscheidung, ob eine Präventivtherapie durchgeführt werden soll, ist daher öfter eine subjektive als eine objektive.

Es erhebt sich weiter die Frage: Wie lange soll diese Behandlung durchgeführt werden?

Hier bestehen zwei Auffassungen:

Die erste besagt, es sollen nur ernste Symptome behandelt werden mit der niedrigstmöglichen Dosis für die kürzestmögliche Zeit. Die zweite Auffassung besagt, es soll eine Langzeittherapie sein, so lange wie es im Einzelfall vernünftig erscheint, etwa 8 bis 10 Jahre.

Der ersten Auffassung wird man sich anschließen, wenn man das Carcinomrisiko hoch einschätzt. Wenn man der Meinung ist, daß man die später auftretenden somatischen Veränderungen mit Östrogenen günstig beeinflussen kann, wird man sich für die Langzeittherapie entscheiden.

Nach der üblichen Verordnung wird während drei Wochen täglich eine Tablette Östrogen verabreicht, dann erfolgt eine Woche Pause, um dem Endometrium Gelegenheit zum Abbluten zu geben (Abb. 1). Nach Uterusexstirpation kann die Behandlung ohne Unter-

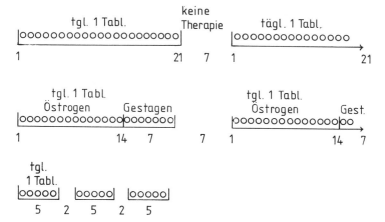

Abb. 1: Möglichkeiten der Östrogen-Applikation

brechung erfolgen. Es empfiehlt sich, nach Östrogenapplikation entweder regelmäßig oder zumindest in regelmäßigen Abständen immer wieder ein Gestagen zu verabreichen, um die Wirkung des „unopposed"-Östrogen zu inaktivieren. Es hat sich nämlich in prospektiven Studien gezeigt, daß bei der reinen Östrogentherapie bei hoher Dosierung bis zu 32 %, bei niederer Dosierung bis zu 18 % Hyperplasiezustände auftreten, zum Teil zystisch-glanduläre, zum Teil adenomatöse Hyperplasie. Wird gleichzeitig oder zumindest in regelmäßigen Abständen Progesteron verabreicht, sinkt die Frequenz der Hyperplasien auf 4 bzw. 3 % ab. Damit kann auch das möglicherweise gegebene Risiko eines Endometriumkarzinoms deutlich vermindert werden. Die Dosierung der Östrogene soll so niedrig wie möglich gehalten werden.

Es ist empfehlenswert, die Patientin über die Zeichen einer Östrogenüberdosierung zu informieren (Tab. 8). Solche Zeichen sind: Schmerzen in der Brust, zervikaler Fluor, Ödeme, Gewichtszunahme und natürlich atypische Uterusblutungen. Wenn solche Symptome auftreten, muß die Östrogendosis reduziert werden. Eine Östrogenüberdosierung ist wesentlich harmloser, wenn während der zweiten Zyklushälfte Progesteron verabreicht wird. Um sich über die Östrogendosis zu orientieren, kann man nach folgender Regel vorgehen: Wenn man im Anschluß an Östrogen Gestagen verabreicht und es kommt zur Blutung, liegt die Östrogendosis etwas zu hoch, kommt keine Blutung zustande, ist die Östrogendosis richtig.

Die Risiken der Östrogentherapie, insbesondere für ältere Frauen, sind (Tab. 9): die Thromboembolie, vaskuläre Erkrankungen, die Cholezystitis und natürlich das Endometriumkarzinom.

Tab. 8: Östrogen-Überdosierung

Symptome:
- Brustschmerzen
- Zervikaler Fluor
- Ödeme (Gewichtszunahme)
- Atypische Blutung

Tab. 9: Risiko der Östrogentherapie

1.) Thromboembolie
2.) Cholecystits – Cholelithiasis
3.) Ca. endometrii

Risikogruppen (Anamnese): Fettsucht, Diabetes, Hypertonie, Anovulation (Zyklusstörung), Sterilität, Nullipara, Raucherin, Hyperlipaemie

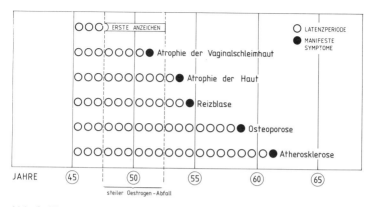

Abb. 2: Die ersten Anzeichen und Spätfolgen des Oestrogen-Defizit-Syndroms

Zusammenfassend gilt für die Östrogentherapie im Klimakterium:

1. Östrogentherapie sollte immer individualisierend, je nach dem Bedarf des Patienten verordnet werden,
2. die niedrigste effektive Dosis sollte bei jedem Patienten herausgefunden werden,
3. eine zyklische Verabreichung ist vorzuziehen, in der zweiten Zyklushälfte sollte zumindest zeitweise Progesteron verabreicht werden,
4. der Patient muß über seine Therapieform genau informiert werden, laufende halbjährliche Kontrollen sind erforderlich,
5. wenn eine atypische Blutung auftritt, ist eine diagnostische Curettage notwendig.

Zum Schluß noch einige Bemerkungen zu den somatischen Veränderungen im Senium. In der Anfangszeit des Klimakteriums steht hauptsächlich das klimakterische vegetative Syndrom im Vordergrund. Später (Abb. 2), also in der Zeit, die wir als das Senium bezeichnen können, treten bestimmte somatische Veränderungen auf. Hier ist es schon wesentlich schwieriger, sie in einen kausalen Zusammenhang mit dem Klimakterium zu bringen. Wenn man aber berücksichtigt, daß es im Klimakterium zu einer gesamten neurohumoralen Umstellung kommt, und wenn man die Häufigkeit im Auftreten dieser Störungen bei Mann und Frau und die altersmäßige Verteilung mit in Rechnung stellt, kann ein Zusammenhang mit dem Klimakterium kaum mehr zweifelhaft sein.

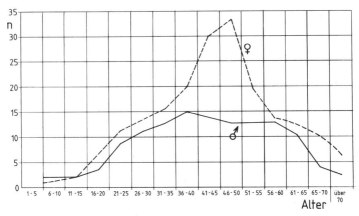

Abb. 3: Erstmanifestationsalter der prim.-chron. Polyarthritis u. Periarthritis destr.

Es besteht eine Beziehung zwischen gewissen rheumatischen Erkrankungen und dem Klimakterium. Am ehesten besteht sie beim primär chronischen Gelenkrheumatismus (Abb. 3). Diese Form zeigt einen deutlichen Unterschied im Befall zwischen Mann und Frau und einen Häufigkeitsgipfel im Klimakterium. Es ist nun nicht so, daß durch den Ovarausfall diese Erkrankung erstmals auftritt; sie bestand schon vordem, aber die Beschwerden verstärken sich im Klimakterium. Die Beziehung zur Ovarialfunktion läßt sich auch durch die Therapie aufzeigen. Mit Östrogenen kann man eine deutliche Besserung erzielen.

Eine Erkrankung, die in sicherem Zusammenhang mit dem Klimakterium steht, ist die Osteoporose. Sie ist die direkte Folge des Ausfalls der Keimdrüsen. Die Osteoporose tritt bei der klimakterischen Frau viel häufiger, sehr viel stärker und früher in Erscheinung als beim Mann. Die klimakterische Osteoporose ist daher die häufigste systematische Erkrankung des Knochensystems, die wir überhaupt kennen (Abb. 4 und Abb. 5). Eine Hormontherapie kann sehr rasch zur Beschwerdefreiheit führen. Hier sollen auch Androgene mit verabreicht werden. Östrogene verstärken die Kalzium- und Phosphatretention, Androgene verstärken durch anabole Wirkung den Eiweißanbau.

Unterschiedlich zwischen Mann und Frau ist die reine Fettsucht im Klimakterium (Abb. 6). Der Ausfall der Ovarialfunktion hat für die

IN BEIDEN KOLLEKTIVEN IST EIN HÄUFIGKEITSANSTIEG BEI FRAUEN AUF DAS 5- BIS 10FACHE UM DAS 50. LEBENSJAHR DEUTLICH ERKENNBAR.

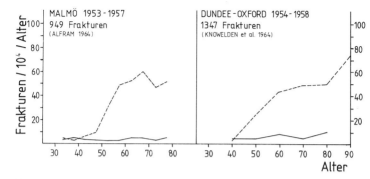

Abb. 4: Häufigkeit von Unterarmfrakturen bei Männern und Frauen in Abhängigkeit vom Lebensalter

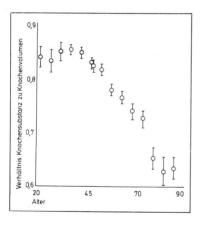

Deutliches Einsetzen des Knochenschwundes jenseits des 45. Lebensjahres (nach *Gallagher* und *Nordin* 1973).

Abb. 5: Relation von Knochensubstanz zu Knochenvolumen bei Frauen in Abhängigkeit vom Lebensalter

Entstehung einer Fettsucht aber lediglich die Bedeutung eines begünstigenden Faktors. Man wird sie besonders bei Frauen finden, die auch in früheren kritischen Phasen Anlage zur Fettsucht zeigten. Ein unmittelbarer Zusammenhang mit dem Hormonhaushalt ist sicher nicht gegeben, wohl aber eine gewisse Abhängigkeit von der dienzephalen Steuerung.

Als letztes sei noch das Verhalten des Blutdrucks kurz erwähnt (Abb. 7). Nach dem 50. Lebensjahr ist bei der Frau ein stärkerer und konstanter Blutdruckanstieg zu verzeichnen. Mehr als der Anstieg aber ist für das Klimakterium die Blutdruckunruhe charakteristisch. Ob eine Frau Beschwerden hat, hängt weniger von der Höhe des Blutdruckniveaus als vielmehr von der Höhe dieser Blutdruckunruhe ab. Damit in Beziehung steht natürlich die Arteriosklerose. Erkrankungen an Arteriosklerose sind bekanntlich während der Geschlechtsreife der Frau selten, erfahren aber einen sprunghaften Anstieg im Klimakterium, so daß man einen hormonalen Schutz der Arterie durch die Ovarialfunktion angenommen hat. Diese Tatsache scheint die prophylaktische Hormontherapie des Klimakteriums zu rechtfertigen, wenn es dadurch möglich wird, Veränderungen der Gefäßwände zu vermeiden.

Abschließend zu diesen somatischen Veränderungen im Senium möchte ich betonen, daß man zwar noch einen gewissen therapeutischen Effekt mit Östrogenen erzielen kann, wenn man mit der Behandlung erst beim Auftreten dieser Veränderungen beginnt, daß es aber viel sinnvoller ist, durch eine prophylaktische langfristige Verabreichung das Auftreten dieser Veränderungen hintanzuhalten. Daß dies möglich ist, behaupten zumindest diejenigen, die darüber bereits mehr Erfahrungen haben.

Zusammenfassend ist hervorzuheben: Die Östrogentherapie ist sinnvoll und segensreich, aber man darf dabei nicht vergessen, daß sie versucht, lediglich von einem einzigen Punkt aus, nämlich vom

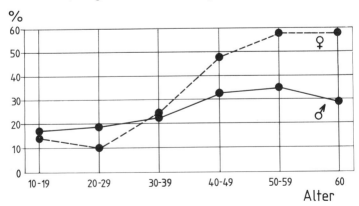

Abb. 6: Häufigkeitsverteilung der Übergewichtigkeit nach Alter und Geschlecht

Abb. 7: Blutdruckverhalten in Abhängigkeit vom Lebensalter

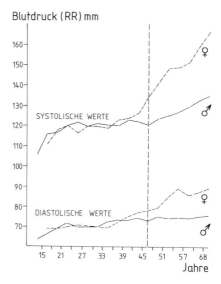

Somatischen her, das Geschehen zu beeinflussen. Nur bei einer ganzheitlichen Betrachtung, die die leib-seelische Einheit der Frau voll erfaßt, kann das Klimakterium und damit auch seine Beschwerden voll verstanden werden. Nur bei einer solchen Betrachtung wird man auch die Grenzen erkennen, die der Hormontherapie gestecktsind.

Literatur

Alferam, P. A.: An epidemiologic study of cervical and trochanteric fractures of the femur in an urban population. Analysis of 1 664 cases with special reference to etiologic factors. Acta Orthop. Scand. Suppl. **65,** 1, (1964)

Gallagher, J. C., Young, M. M., Nordin, B. E.: Effects of artificial menopause on plasma urine calcium and phosphate. Clin. Endocrinol. **1,** 57, (1972)

Lauritzen, Ch.: Möglichkeiten und Grenzen der Hormontherapie im Klimakterium. Fortschr. Bed. **90,** (26), 921, (1972)

Knowelden, J., Buhr A. J., Dunbar, O.: Incidence of fractures in persons over 35 years age. A report to the M. R. C. Working Party on fractures in the elderly. Brit. J. Prev. Soc. Med. **18:** 130, (1964)

Van Kaap, P. A., Greenblatt, R. B. Albeaux-Fernet, M.: Consensus on Menopause Research. A Summary of International Opinion. MTP Press Limited. St. Leonhard's House, Lancaster, England

Carcinomrisiken der Hormontherapie

H. P. G. Schneider

Die vielfach zu beobachtenden Rassen-, Species- und Geschlechtsunterschiede sowie familiäre und konstitutionelle Häufungen von Tumorbildungen sprechen für eine genetische Disposition zur Entstehung und Entwicklung von bestimmten Dysplasien und Blastomen. Die genetische Mannigfaltigkeit äußert sich auch in erheblichen Unterschieden der Ansprechbarkeit der Gewebe gegenüber exogenen Faktoren sowie auch darin, daß letztlich kein Tumor dem anderen vollkommen gleicht. An manchen Neoplasmen erkennt man spezifisch veränderte Chromosomen und manche gezüchtete Tierstämme haben eine absolute Tumorbelastung. Folgt man der Mutationstheorie von Bauer (1963), so verursachen cancerogene Stoffe irreversible genetische Veränderungen in den Zellen, so daß immer wieder Carcinomzellen desselben Typs entstehen. Cancerogene Substanzen können im Tierversuch und beim Menschen aber auch unabhängig von der genetischen Konstitution ihre Wirkung entfalten. Die Vermehrung und Funktionalisierung jeden Gewebes unterliegt einer bestimmten Wachstumsregulation und ist ein ausschließliches Stoffwechselprogramm. Mitosedepression durch Chalone (Bullough, 1967) sowie die Verschiebung der Wirksamkeit von Induktoren durch die Aktivität spezieller Rezeptoren der Zelle sind Phänomene, die für das raschere Wachstum des Tumors im Vergleich zu seiner Matrix verantwortlich sind. Das Faszinierende hinsichtlich der Tumorentwicklung hormonabhängiger Organe wie Brustdrüse und Gebärmutterschleimhaut ist die Tatsache, daß diese Tumoren aus hormonsensitivem Gewebe entstehen und möglicherweise eine Verbindung von einem normalen über ein dysfunktionelles zum neoplastischen Geschehen zeigen. Die klinische Wissenschaft hat besonders hier versucht, einen Schlüssel für das Verständnis der Tumorentwicklung zu finden.

Das Geschwulstwachstum bedarf eines Wachstumsreizes. Dies bedeutet, daß hyperplasiogene Tumoren sich in einem atrophischen Organ nicht weiter entwickeln können. Unterbleibt der Wachstumsreiz, so bildet sich auch der Tumor zurück, das heißt er unterliegt denselben Wachstumsgesetzen wie das normale Gewebe. Die experimentelle Krebsforschung hat gezeigt, daß Faktoren, die die Gewebsaktivität fördern, auch eine Carcinomentstehung fördern können. So ist die Empfindlichkeit fetaler Gewebe gegenüber cancerogenen Noxen groß, so daß bei Malignomen Jugendlicher schon an eine pränatale Exposition gedacht werden muß. Als gesichertes Beispiel hierfür gelten heute die bisher bekannten etwa 300 Vaginal-Adenosen und Klarzellcarcinome bei Adoleszentinnen, deren Mütter hohe Dosen von Stilböstrol in der Schwangerschaft eingenommen haben. Begünstigt wird die Krebsentstehung auch durch die mit der Regeneration verbundenen gehäuften Zellteilungen, ausgelöst entweder durch exogene Reize oder durch Wuchshormone. Allgemein binden Zellen im Zustand der Proliferation mit einer regen DNS-Synthese mehr Carcinogene als ruhende Zellen. Ruhende Zellen können unter Umständen sogar karzinogenbedingte Fehler der DNS vor ihrer genetischen Fixierung wieder reparieren, während bei rascher Aufeinanderfolge von Zellteilungen ein sofortiger Übergang auf den neu synthetisierenden Strang stattfindet.

Malignes epitheliales Wachstum stellt somit das Endstadium eines langdauernden Cancerisierungsprozesses während einer Latenzphase dar, für die wiederum die Zellproliferationskinetik Bedeutung hat.

Schließlich entstehen „Klone" mit neoplastischen Eigenschaften. Die folgende symptomfreie Phase kann gewöhnlich noch viele Jahre bestehen, bis ein Tumor einen Durchmesser von 0,5 bis 1,0 cm erreicht hat und in die klinische Phase eintritt. Die Wachstumsgeschwindigkeit der Tumoren unterscheidet sich bei den einzelnen Neoplasmen erheblich.

Hormone könnten prinzipiell als chemische Cancerogene wirken; dies ist jedoch bei den heute in der Therapie verwendeten Substanzen außerordentlich unwahrscheinlich. Wesentlich begründeter ist die von allen Seiten vertretene Annahme, daß gegebenenfalls ein cocarcinogener Effekt an die Hormone gebunden ist. Mit Sicherheit gehört ein ausgeglichener Hormonhaushalt neben einer intakten Immunabwehr zu den entscheidenden Regulationsmechanismen der Wachstumsvorgänge an den Erfolgsorganen. Wirken Wuchshormone in größerer Menge oder über längere Zeit, so bringt dies immer eine gewisse Gefahr einer Tumormanifestation mit sich, da die normale Regulation der Zellteilung gestört wird.

Am Beispiel von Tumoren der Brustdrüse und der Gebärmutterschleimhaut sei die praktische Bedeutung hormonaler Veränderungen oder einer Therapie mit Hormonen für die Entstehung dieser Tumoren besprochen. Es besteht kein Zweifel, daß in amerikanischen

Tab. 1: Zunahme der Diagnose Korpuskarzinom (Tumorregister – Connecticut State Department of Health)

	1953		1963		1968		1973	
Alter (Jahre)	n	Rate*	n	Rate	n	Rate	n	Rate
Alle Altersgruppen	(134)	12.1	(270)	19.6	(310)	20.5	(457)	28.5
40–49	(15)	10.1	(46)	24.8	(35)	18.0	(68)	35.7
50–59	(43)	35.2	(67)	46.2	(94)	56.2	(151)	83.4
60–69	(39)	43.2	(92)	83.5	(103)	86.9	(129)	97.0
70–79	(23)	46.0	(44)	64.9	(58)	75.3	(75)	89.5

*Rate/100.000 weibl. Bevölkerung (Flannery, Casey, Davids, CSTR, USA)

und europäischen Tumorregistern eine Zunahme der Corpuscarcinome zu beobachten ist. So haben Flannery, Casey und Davids aus dem Tumorregister des Connecticut State Department of Health auf alle Altersgruppen verteilt eine Verdoppelung bis Verdreifachung der Endometriumcarcinome in den Jahren 1953 bis 1973 festgestellt (Tab. 1).

Während das Endometriumcarcinom in den industrialisierten westlichen Ländern zu dem dominierenden Uteruscarcinom überhaupt geworden ist, gilt die Zunahme des Mammacarcinoms schon seit längerer Zeit. Bei einer Gegenüberstellung der Häufigkeit und Sterblichkeit dieser beiden Krebsarten erkennt man, daß in den letzten Dekaden einer Vermehrfachung des Endometriumcarcinoms eine deutliche Abnahme der Sterblichkeit gegenübersteht, während die Sterblichkeit beim Mammacarcinom gleichbleibend ein Plateau erreicht hat (Tab. 2).

Tab. 2: Krebshäufigkeit und Krebssterblichkeit

	Häufigkeit*				Sterblichkeit*	
	1947*	1971*	1975*	1976*	1950*	1970*
Brust	72.6	72	–	–	24.2	25.2
Endometrium	10.3	20	45	66	9.1	4

* pro 100 000 ♀ Bevölkerung
* Nat Cancer Survey
* Kullander, Malmö

Die Frage nach dem Rückgang der Sterblichkeit an Endometriumcarcinomen hat der amerikanische Gynäko-Pathologe Shanklin dahingehend beantwortet, daß es für die Prognose weniger entscheidend sei, wie ein Carcinom aussieht, sondern vielmehr, wie es sich verhält. Mit anderen Worten, die pathologische Diagnostik ist besonders variabel hinsichtlich der Zuordnung einer Adenomatose mit schweren Dysplasien, des Ca in situ oder einer präinvasiven Form eines Endometriumcarcinoms. Viele moderne Carcinomstatistiken leiden hinsichtlich der Einheitlichkeit der Stadienzuordnung, aber insbesondere auch hinsichtlich der Unfähigkeit, die Dignität eines Tumors morphologisch zu erkennen (Tab. 3).

Tab. 3:

Karzinomkriterien	
Stadium (staging) Dignität (grading)	„Entscheidend ist, wie sich ein Karzinom verhält und nicht, wie es aussieht" Shanklin, D. R.,

Es ist interessant festzustellen, daß in den Ländern Asiens, Afrikas und Südamerikas, aber auch in einigen osteuropäischen Ländern die Mammacarcinome wesentlich seltener vorkommen als in Nordamerika und Mitteleuropa. Das gleiche Phänomen gilt übrigens auch für das Endometriumcarcinom (Abb. 1).

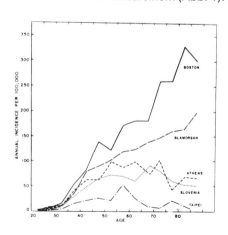

Abb. 1: Altersspezifische Häufigkeit der Mammakarzinome in fünf Regionen der Welt (*McMahon* et al., 1970 a)

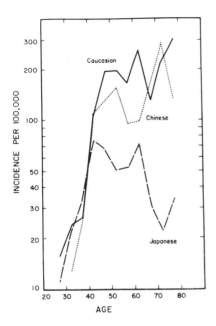

Abb. 2: Durchschnittliche jährliche Häufigkeit der Mammakarzinomrate nach Alter und Herkunft zwischen 1960 und 1964 (nach *Doll* et al., 1970)

Die geospezifische Häufung der beiden genannten Carcinome ist nicht auf Rassenunterschiede zurückzuführen. Dies ergibt sich aus Beobachtungen auf Hawai, die zeigen, daß eingewanderte Asiaten bereits in der zweiten Generation fast den gleichen Krebsbefall erleiden wie die ansässigen Nordamerikaner. Dies legt den Gedanken nahe, daß in den westlichen Ländern spezifische, umweltbedingte tumorfördernde Faktoren vorhanden sein können (Abb. 2).

Es war schon seit langem bekannt, daß nullipare Frauen eine höhere Brustkrebserwartung haben als Frauen, die Kinder geboren haben. Mac Mahon (1970 b, Abb. 3) konnte erstmals aufgrund sorgfältiger epidemiologischer Untersuchungen zeigen, daß dieser Zusammenhang jedoch nicht pauschal gilt, sondern daß eine deutliche Abhängigkeit vom Alter bei der ersten voll ausgetragenen Schwangerschaft besteht.

Frauen, die ihr erstes Kind deutlich vor dem 30. Lebensjahr gebären, haben eine wesentlich geringere Brustkrebserwartung. Dagegen verschlechtert sich die Prognose mit einem Erstgebärendenalter über 30 Jahre. Solche Erkenntnisse lassen keinen Zweifel mehr dar-

Abb. 3: Mammakarzinomrisiko nach Alter und erster Geburt. Ergebnisse bezogen auf ein Risiko 1.0 für Nulliparae (nach *McMahon* et al., 1970 b)

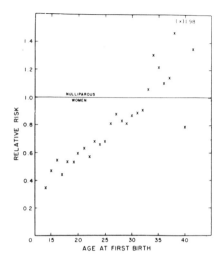

an aufkommen, daß ein Zusammenhang zwischen Fortpflanzungsverhalten und Häufigkeit der Krebse hormonaler Zielorgane besteht. Wie sind solche Zusammenhänge zu erklären?

Ein erhöhtes Risiko, ein Corpuscarcinom zu bekommen, ist bei Patientinnen mit dem Syndrom der polyzystischen Ovarien beobachtet worden; dies ist durch zahlreiche Arbeiten in der Literatur dokumentiert (Übersicht bei Lauritzen, Sexualmedizin, Seite 624, 1976). Auch für die Gonadendysgenesie ist bekannt, daß Corpuscarcinome gehäuft auftreten (Cutler et al., 1972; Dewhurst et al., 1975).

Für das Risiko der Nullparität sind überwiegend Zyklusstörungen verantwortlich wie anovulatorische Zyklusabläufe, Amenorrhoen

---

Polyzystische Ovarien
Corpus luteum-Insuffizienz
Anovulation
Oligomenorrhoe
Amenorrhoe
Nulliparität
Gonadendysgenesie

Risikofaktoren des Karzinoms der hormonalen Zielorgane (Brust, Endometrium)

Tab. 4: Reproduktive Insuffizienz

oder Oligomenorrhoen und Gelbkörperinsuffizienz. Wir fassen diese klinischen Risikofaktoren des Carcinoms der hormonalen Zielorgane unter dem Oberbegriff der reproduktiven Insuffizienz zusammen (Tab. 4). Es stellt sich also die Frage, ob unsere zivilisatorischen Lebensbedingungen auch zu einer Zunahme solcher Fortpflanzungsstörungen und in deren Gefolge schließlich zur Häufung der hormonabhängigen Krebse führen. Als weitere belastende Faktoren sind Übergewicht, eine späte Menopause nach dem 52. Lebensjahr sowie die diabetische Stoffwechsellage und die Neigung zu erhöhtem Blutdruck zu nennen. Auch diese Faktoren stehen in einem Zusammenhang mit dem hormonalen Milieu.

Die Beschreibung der genannten Risikofaktoren klärt nicht die Carcinomursache. Tatsächlich gehören ⅔ der Frauen mit Endometriumcarcinom nicht zu den genannten Risikogruppen. So sind z. B. 70 % der Frauen nicht übergewichtig, 60 % keine Nulliparae, 50 % hatten ihr erstes Kind vor dem 24. Lebensjahr und ihre Menopause vor dem 52. Lebensjahr (Hùsslein, 1979).

Etwa in einem Drittel der Fälle von Endometriumcarcinom wird gleichzeitig ein atrophisches Endometrium gefunden, die Atrophie

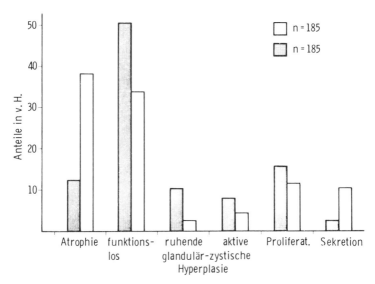

Abb. 4: Funktionszustand von Endometrien bei Frauen mit und ohne Endometriumkarzinom (nach *Kaiser* und *Schneider* 1968)

ist jedoch signifikant seltener als die Zeichen der Östrogenstimulierung (Abb. 4; Kaiser und Schneider, 1968). Für die Frage einer cocarcinogenen Wirkung der Hormone ist es wichtig, sich zu vergegenwärtigen, daß das Carcinom am Ende einer längeren Entwicklung steht, deren Mechanismen sich nicht mehr zwangsläufig aus dem morphologischen oder Stoffwechselbild des Organismus herauslesen lassen, wenn das Carcinom bereits vorhanden ist.

Die große Unruhe, die durch statistische Untersuchungen über den Einfluß der Hormontherapie auf die Krebsentstehung in den letzten Jahren ausgelöst wurde, ist im wesentlichen mitbedingt durch gefährliche Fehlinterpretationen des Untersuchungsmaterials. Bei den Endometriumproben liegen Fehler z. B. in der Art der Gewinnung des Materials und bei der histologischen Interpretation. Bei der Gewinnung des Materials kann die Technik der Saugcurettage dafür verantwortlich sein, daß kein basales Endometrium erhalten und damit das Areal mit dysplastischen Veränderungen übergangen wird. Außerdem werden auch bei instrumenteller Curettage höchstens 50 % des Endometriums entfernt. Die histologische Variabilität des Endometriums ist sehr groß; in einer Region des Corpus uteri kann normales proliferierendes Endometrium vorliegen, während in einer anderen schwere atypische Hyperplasien gefunden werden. Wenn Ungewißheit besteht, so verführt die klinische Vorsicht zur Überinterpretation der Befunde. Die Differenzierung zwischen schwerer atypischer Hyperplasie und Adenocarcinom ist schon deshalb sehr schwierig, weil in beiden Fällen mitotische Figuren, Invaginationen des Epithels und dos à dos-Stellung der Epithelien gefunden werden. Überdiagnostik ist bei Nachuntersuchungen einiger großer Studien in bis zu 20 % der Fälle gefunden worden (Szekely et al., 1978).

Jedoch kann diese Überdiagnostik nur für einen kleinen Teil der Zunahme des Endometriumcarcinoms verantwortlich gemacht werden. Auf der anderen Seite wissen wir, daß die Abschätzung der Risiken einer späteren Entwicklung eines Carcinoms von einem Prozent bei glandulär-zystischer Hyperplasie (MacBride, 1959) bis zu 25 % bei schweren Atypien (Campbell and Barter, 1961) schwanken. Die am besten angelegte Untersuchung mit Bestimmung des kumulativen Risikos aller Hyperplasien und Atypien ergab 30 % innerhalb von 10 Jahren gegenüber den Kontrollen (Gusberg und Kaplan, 1963).

Gambrell (1977, Tab. 5) hat in seinen gut kontrollierten prospektiven Untersuchungen von mehreren tausend Patientinnen den Über-

Patient	Diagnose Hyperplasie	Pathologie	Diagnose Karzinom	Intervall
FGM	Februar 1976	Atypische adenomatöse Hyperplasie	Juni 1976	4 Monate
VDMcL	März 1975	Benigne Hyperplasie	November 75	8 Monate
HEA	Mai 1973	Fokale adenomatöse Hyperplasie	Juli 1975	2¼ Jahre
MRH	Dezember 1970	Benigne zystische Hyperplasie	Februar 1975	4¼ Jahre
JAC	September 1967	Zystisch-glanduläre Hyperplasie	März 1975	7½ Jahre

Abb. 5: Altersverteilung der Dysplasien, Fibroadenome und Karzinome der Mamma (nach *Prechtel* 1971)

gang von hyperplastischen Veränderungen des Endometriums in ein manifestes Carcinom beobachtet. Die pathologisch-anatomische Vordiagnostik variierte von einer zystisch-glandulären bis zur atypisch adenomatösen Hyperplasie. Die Intervalle lagen zwischen einigen Monaten bis zu über 7 Jahren. Vorläufige Ergebnisse einer beschreibenden Studie der altersmäßigen Verteilung der verschiedenen Typen der Hyperplasie und des Carcinoms zeigen, daß das Fortschreiten von der Hyperplasie bis zur Malignität etwa 10 bis 20 Jahre in Anspruch nimmt, und daß die fokale Hyperplasie bereits in einem Alter von 35 Jahren auftreten kann (Shanklin, 1976).

Die Altersverteilung der Dysplasien und Carcinome wird auch deutlich am Beispiel der Veränderungen der Brustdrüse. Prechtel hat 1971 darauf hingewiesen, daß die dysplastischen Veränderungen der Mamma einen Gipfel in der späteren reproduktiven bis früheren menopausalen Lebensphase haben. Die Frequenz dysplastischer Veränderungen bleibt auch unter Einnahme hormonaler Kontrazeptiva etwa gleich. Anders hingegen verhalten sich die Fibroadenome, die unter den Mammaerkrankungen etwa 20 % ausmachen und während der Zeit der Geschlechtsreife zweigipflig auftreten. Fibroadenome sind in eine Bindegewebskapsel eingeschlossen, die teils von der Mamma, teils vom Tumor stammt und diese gegenüber dem normalen Mammaparenchym abgrenzt. Es handelt sich also um eine gemischt epithelial-mesenchymale Geschwulst mit gewöhnlich überwiegend bindegewebiger Komponente. Acini und Tubuli der Milchdrüsen sind stark komprimiert, ein Lumen oft kaum zu erkennen. Jedoch sind diese Fibroadenome durch Östrogene stimulierbar ähnlich wie die Adenomyose des Uterus. Langzeitbehandlung mit monophasischen Ovulationshemmern hemmt die Fibroadenome eher als sie zu begünstigen. Die Mammacarcinome schließlich haben ihren Erkrankungsgipfel erst in der Postmenopause und im frühen Senium (Abb. 5).

Auch hieraus lassen sich gewisse Rückschlüsse auf die Latenz des Mammacarcinoms ziehen, falls man von dem von Prechtel geforderten Übergang der dysfunktionell-gutartigen Veränderungen in das Carcinom ausgehen kann.

Wir alle wissen, daß das Endometrium in seiner Entwicklung und Differenzierung praktisch von zwei hormonalen Prinzipien abhängig ist, nämlich den Östrogenen und dem Progesteron. Deshalb können wir auch davon ausgehen, daß bei dysfunktionellen endometrialen Veränderungen sowie beim Endometriumcarcinom diese beiden Hormone ebenfalls eine Rolle spielen. Östrogene haben eine mitosefördernde Wirkung. Die Zahl der Mitosen dient als Maßstab für den proliferativen Effekt am Endometrium.

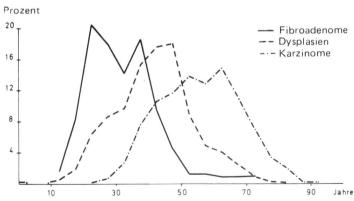

Tab. 5: Endometrium – Hyperplasie als Vorstadium des Endometriumkarzinoms

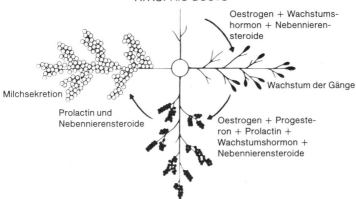

Abb. 6: Spezifische Hormonwirkungen an der Brustdrüse (nach *Yen* und *Jaffe*, 1978)

An der Mamma stehen wir hinsichtlich der spezifisch-hormonalen Wirkung jedoch vor einem wesentlich vielfältigeren Spektrum. Am Beispiel des ovarektomierten und adrenalektomierten Nagers konnte gezeigt werden, daß die Östrogene, Wachstumshormon und die Nebennierensteroide das Milchgangswachstum bewirken, während die lobulo-alveoläre Ausdifferenzierung zusätzlich von Progesteron und Prolaktin bewirkt wird (Abb. 6).

Galaktopoese und Laktogenese sind dann funktionell abhängig sowohl von Prolaktin als auch von adrenalen Steroiden. Wegen dieses multifaktoriellen Funktionsgeschehens an der Brustdrüse ist das Endometrium das klarere und besser verständliche Modell für die Überlegungen hinsichtlich der Hormonabhängigkeit der Krebsentstehung.

Während die Östrogene somit durch ihren mitogenen Reiz zellproliferierend wirken, ohne dabei jedoch carcinogen oder gar mutagen zu sein, wirkt Progesteron mitosehemmend und daher östrogenantagonistisch. Die Hormonwirkung am Zielorgan läßt sich am besten durch die Veränderung des Gehaltes der Zelle an spezifischen Hormonrezeptoren nachweisen.

Abb. 7: Gesamtrezeptoren des Endometriums für Oestradiol und Progesteron während des normalen Menstruationszyklus (nach *Robel* et al., 1978)

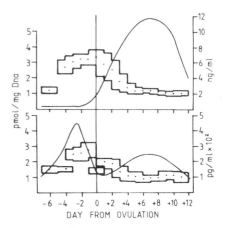

Während es im Verlauf der Follikelreifung zum Aufbau von Östrogen- und Progesteronrezeptoren kommt, wird unter dem Einfluß des Progesterons peri- und postovulatorisch der Gesamtgehalt an Östrogenrezeptoren der Endometriumzelle drastisch reduziert. Progesteron verhindert also den ungehemmten proliferierenden Einfluß des Östradiols und erlaubt damit die sekretorische Differenzierung (Abb. 7).

Sowohl Progesteron als auch gestagenwirksame Substanzen wie das Nor-Ethisteron senken also die Östrogenmenge, die in den Zellkern transportiert wird und dort die Phänomene der Transskription und Translation der DNS auslösen. Darüber hinaus senken die Gestagene auch den Anteil der im Kern lokalisierten zellulären Östrogenrezeptoren. Das an den Kernrezeptor mit hoher Affinität gebundene Östrogen ist das Östradiol. Östron wird auch in den Kern transportiert, hat aber nur eine niedrige Bindungsaffinität an den Östrogenrezeptor und wird sofort wieder ausgeschleust (Tab. 6; King et al., 1978 a).

Durch Beeinflussung der Oxydoreduktion in Richtung Östron über eine Induktion der Östradioldehydrogenase werden weitere antiöstrogene Effekte wirksam. In diesem Zusammenhang ist es auch für den Therapeuten wichtig zu wissen, daß die natürlichen Östrogene wie Östradiol und Östron, aber auch die aus dem Pferdestutenharn gewonnenen Equiline, gute Substrate für dieses Enzym sind und damit einer physiologischen Gegenregulation durch Gestagene unterliegen, während dies nicht zutrifft für Östriol, die substituierten

Gestagene	Tab. 6: King et al., 1978 a

senken die Oestrogenmenge, die in den Zellkern transportiert wird

senken den Anteil der im Kern lokalisierten zellulären Oestrogen-Rezeptoren

das an den Kernrezeptor gebundene Oestrogen ist überwiegend Oestradiol

Gestagene	Tab. 7: King et al., 1978 b

induzieren die Oestradiol.-Dehydrogenase

Postmenopause
Oestradiol   Oestron
Nortesteron (C – 19 Gestagene) wirksamer als Progesteron

Substrate für

Oe-dehydro- genase	Gut Oestradiol Oestron Equiline	Ungünstig Oestriol Äthinyl-Oestra- diol Mestranol Stilbene

synthetischen Pillenöstrogene Äthinyl-Östradiol und Mestranol sowie die Stilbene (Tab. 7, King et al., 1978 b).

In der amerikanischen Literatur werden längere Zeit am Zielorgan wirksame Östrogene, deren Effekt nicht rhythmisch durch Progesteron „entschärft" wird, als ‚unopposed estrogens' bezeichnet. Manche der erwähnten Risikogruppen für die Entstehung eines Endometriumcarcinoms lassen sich in Verbindung bringen mit einer ungehinderten Östrogenwirkung (polycystische Ovarien, Amenorrhoe, dysfunktionelle Blutungen, Infertilität, Ovarialtumoren etc.).

Unser Verständnis für die antiöstrogene und protektive Wirkung des Progesterons erklärt sich auch aus dem therapeutischen Effekt der Gestagene, wie wir ihn bei der hormonalen Substitution im Klimakte-

Tab. 8: Adenokarzinom des Endometriums*
Gambrell, 1977, 1978

Behandlung	beobachtet Pat.-Jahre	Karzinome	Häufigkeit** pro Tausend
Östrogene	2088	8	3.8
Oestrogene & Gestagene	3792	1	0.3
Andere Hormone	775	1	1.3
Unbehandelt	1515	3	2.0
Total	8170	13	1.6

*   Wilford Hall Medical Center, 1975–1977
** Postmenopausale Frauen

Tab. 9: Mammakarzinom*
Gambrell, 1978

Behandlung	beobachtete Pat.-Jahre	Karzinome	Häufigkeit** pro Tausend
Oestrogene	7263	13	1.8
Oestrogene & Gestagene	3855	6	1.6
Andere Hormone	994	1	1.0
Unbehandelt	2436	28	11.5
Total	14548	48	3.3

*   Wilford Hall Medical Center, 1975–1977
** Postmenopausale Frauen

rium beobachten können. So wird am Beispiel der Untersuchungen von Gambrell in den Jahren 1975–1977 deutlich, daß unter dem Einfluß einer reinen Östrogenbehandlung 3,8 pro tausend Frauen in der Postmenopause ein Endometriumcarcinom entwickelten, während unbehandelte Frauen nur 2,0 pro tausend Endometriumcarcinome erlebten. Eine kombinierte Östrogen-Gestagentherapie senkt die Carcinomrate jedoch auf 0,3 pro tausend (Tab. 8; Gambrell, 1977; 1978).

Hinsichtlich des Mammacarcinoms stellen wir fest, daß im Vergleich zu unbehandelten Frauen in der Postmenopause sowohl die Östrogen-, als auch die Östrogen-Gestagen-Behandlung zu einer drastischen Reduzierung der Carcinomhäufigkeit geführt hat (Tab. 9; Gambrell, 1978). Hier erkennen wir bereits, daß eine etwas differenziertere Abhängigkeit des Zielorganes besteht und daß auch die Östrogene selbst durch Rückkopplungswirkung auf die anderen hormonalen Einflüsse an der Brustdrüse zu einer Senkung der Rate gutartiger (siehe Pille) und bösartiger Veränderungen führen.

Aus der Pathophysiologie der Postmenopause wissen wir, daß im Fettgewebe eine gesteigerte Aromatisierungsaktivität (Aromataseaktivität) nachgewiesen worden ist, so daß nach Zufuhr androgener Präkursoren vermehrt Östrogene gebildet werden. Diese Umwandlung von Präkursoren wie dem Androstendion in Östrogene vollzieht sich bei adipösen Patientinnen in höherem Maße. Ebenso begünstigt höheres Alter diese Konversion. Hieraus wird verständlich, daß überall dort, wo eine vermehrte extraglanduläre Östrogenbildung vermutet werden kann, auch ein erhöhtes Carcinomrisiko besteht, zum Beispiel bei der Adipositas. Extrem übergewichtige Frauen haben in der Postmenopause ein etwa zehnfach höheres Carcinomrisiko. Denken wir an die uns bekannten Risikogruppen, so können wir am Beispiel des polycystischen Ovars eine Erklärung für das erhöhte Carcinomrisiko finden. Die durch Enzymmangel vermehrte Produktion von Präkursoren führt zu einer vermehrten peripheren Umwandlung in Östrogene. Ovulationen und Gelbkörperbildung finden bei der überwiegenden Zahl der Patientinnen nicht statt. Es bestehen im Mittel höhere Östrogenspiegel über längere Zeit und ohne rhythmischen Wechsel. Man muß also schließen, daß das endogene Östrogen beim Zustandekommen des Endometriumcarcinoms eine Rolle spielt. Verantwortlich für diese Wirkung kann jedoch nur das Östradiol sein, da nur dieses Östrogen im Zellkern die spezifische Wirkung entfaltet.

Die pathogenetische Entwicklung des Endometriumcarcinoms über verschiedene morphologische Vorstufen hat Gambrell aufgrund seiner prospektiven klinischen Untersuchungen schematisch so interpretiert, daß von allen Stufen der Proliferation über die Hyperplasie, zystisch hyperplastische Veränderungen, die adenomatöse Hyperplasie bis hin zu schweren atypischen adenomatösen Hyperplasien und zum Endometriumcarcinom fließende Übergänge bestehen, die durch Gelbkörperhormonwirkung durchbrochen werden können. In der Tat sind uns aus der Literatur und auch aus eigenen Erfahrungen inzwischen reichlich Befunde bekannt, wo sich selbst Adenoakanthome des Endometriums unter Gestageneinfluß zu-

Zahl der Fälle	Beobachtungs- zeit	End. Carc.
544	24 Jahre	0,4 %

Tab. 10: Cyst. Gland. Hyperplasie
Mc Bride, 1955

rückbildeten. Wie sollen aber die Östrogene nun ihren Einfluß auf die Übergänge der Kette pathologisch-anatomischer Veränderungen am Endometrium nehmen. Wären die Östrogene ein simples Carcinogen, so müßte bei entsprechender Dosierung über einen entsprechend langen Zeitraum in einem hohen Prozentsatz der behandelten Frauen ein Adenocarcinom auftreten. Dies ist jedoch in dieser vereinfachten Form nicht der Fall.

So fanden sich z. B. an einem Kollektiv von 524 Frauen in der Postmenopause mit zystisch-glandulärer Hyperplasie, kontrolliert über eine Periode von 24 Jahren, nur in 0,4 % aller Fälle Endometriumcarcinome (Tab. 10). Diese Rate ist nicht höher als das Vorkommen in einer Normalbevölkerung der gleichen Altersgruppe. Die zystisch-glanduläre Hyperplasie für sich genommen ist also zunächst lediglich Ausdruck einer Überstimulation des Endometriums durch Östrogene und repräsentiert nicht ein Carcinomvorstadium. Ganz

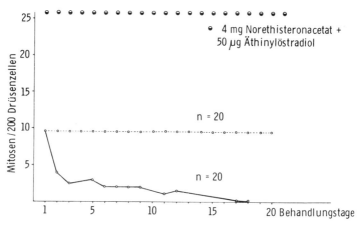

Abb. 8: Mittlere Mitosenzahl bei glandulär-zystischen Endometrien (o . . . o . . .); Durchschnittswerte an den einzelnen Behandlungstagen nach Einwirkung von Norethisteronazetat und Aethinylöstradiol (Anovlar) (o–o–) (nach *Kaiser*, 1978)

Abb. 9: Verhinderung der Hyperplasie und Neoplasie des Endometriums (Progesteron)

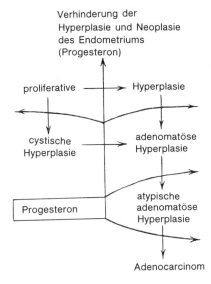

anders verhält es sich bei der adenomatösen Hyperplasie. Eine große Serie prospektiver Studien, die sich mit diesem Problem befaßt hat, kommt zu einer durchschnittlichen Abschätzung des Risikos eines Überganges der adenomatösen Hyperplasie in das Adenocarcinom zwischen 10 und 20 %. Die adenomatöse Hyperplasie haben wir schon immer als Vorstadium eines Adenocarcinoms angesehen.

Die hormonale Behandlung einer glandulär-zystischen Hyperplasie mit einem Kombinationspräparat wie Anovlar, das einen relativ hohen Gestagengehalt mit 4 mg Norethisteronazetat täglich enthält, führt – über etwa 20 Behandlungstage hinweg verfolgt – zu einer raschen Abnahme der mittleren Mitoserate der Endometriumzellen (Abb. 8).

Die von Gambrell entwickelten Vorstellungen der protektiven Wirkung der Gestagene sind in der Originalform in Abb. 9 dargestellt. Gambrell ist der Auffassung, daß ein fließender Übergang aus der Proliferation in die Hyperplasie bis zur adenomatösen Hyperplasie und zur Adenomatose mit schweren Atypien besteht. Der Schritt aus der Proliferation in die zystisch-glanduläre Hyperplasie ist separat dargestellt. Aber auch hier werden Übergänge in die adenomatöse Hyperplasie beobachtet. Auf allen Übergangsstufen einschließlich der adenomatösen Hyperplasie sowie der schweren Adenomatose mit Atypien ist die Rückbildung zu gutartigen Veränderungen des Endometriums zu beobachten. Erst kürzlich hat Whitehead (1978) zeigen können, daß in 198 Fällen aller Typen hyperplastischer Veränderungen des Endometriums 190 Fälle nach einer Gestagenbehandlung mit voller Transformationsdosis über 3 Zyklen sich zu regelrechtem Endometrium zurückgebildet hatten.

Entscheidend ist jedoch die Frage: Warum entwickelt sich das Endometrium unter dem Einfluß ein und desselben auslösenden Agens, nämlich des Östradiol, in dem einen Fall in Richtung zystisch-glandulärer Hyperplasie ohne Carcinom und im anderen Fall in Richtung adenomatöser Hyperplasie und weiter zum Adenocarcinom? Der Versuch, dies durch eine unterschiedliche endokrine Konstellation zu erklären, ist gescheitert, seitdem man weiß, daß nur das Östradiol am Zellkern wirksam wird. Plausibler erschien es deshalb, nach Änderungen der Empfindlichkeit des Endometriums gegenüber dem gleichen östrogenen Stimulus zu fahnden. Dies geschah durch elektronenmikroskopische Untersuchungen, biochemische Analysen des DNS-Stranges, histochemische und autoradiographische Untersuchungen des nukleären Stoffwechsels sowie insbesondere Bestimmungen der nukleären und plasmatischen Zellrezeptoren. Dabei ergab sich, daß sich die zystisch-glanduläre Hyperplasie nur unwesentlich vom normalen proliferierten Endometrium unterscheidet. Dagegen fanden sich deutliche Unterschiede bei Entwicklung zu adenomatösen hyperplastischen Formen. Der britische Biochemiker King hat seine Ergebnisse in folgender Weise dargestellt:

Im normalen Zyklus kommt es zur Induktion von Östradiolrezeptoren im Zellkern des Endometriums, die Zahl der Rezeptoren erreicht einen prä- und periovulatorischen Höhepunkt. Durch Substratüberangebot kommt es dann zur down-regulation oder einem Herunterregulieren der Rezeptoren, ohne daß Gestagene beteiligt sein müssen. Bei hyperplastischen Endometrien vom adenomatösen Typ ist dies nicht der Fall, das Endometrium wird nicht refraktär gegenüber Östradiol. Die hohe Östrogenempfindlichkeit bleibt erhalten, so daß auch geringe Östradiolmengen bereits einen erheblichen proliferativen Einfluß auf das Endometrium gewinnen. Dadurch werden auch normale Östragenmengen bereits zu einem pathologischen Stimulus für dieses Gewebe. In dem möglicherweise resultierenden Carcinom schwankt dann die Östrogenempfindlichkeit je nach Differenzierungsgrad (Abb. 10; King, 1978).

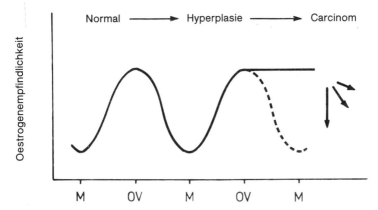

Abb. 10: Modell für die Veränderungen der Oestrogenempfindlichkeit des Endometriums, die zur Karzinomentwicklung beitragen (*King*, 1978)

Whitehead (1978) hat kürzlich in einer prospektiven Studie zeigen können, daß bei hochdosierter reiner Östrogenverabreichung es in 32 %, bei niedrig dosierter reiner Östrogenverabreichung in 18 % zur Hyperplasie des Endometriums kommt. Werden Gestagene in der 3. Behandlungswoche zusätzlich verabfolgt, sinkt der Anteil der Hyperplasie auf 4 bzw. 3 % ab. Hieraus ist abermals die Bedeutung der regelmäßigen Gabe voll sekretorischer Dosen von Progesteron zu erkennen. Aus dieser prospektiven Studie geht ebenfalls hervor, daß eine glandulär-zystische Hyperplasie etwa 7–12 Monate zu ihrer Entwicklung benötigt. Die adenomatöse Hyperplasie entsteht nicht vor Ablauf von 12–17 Monaten. In der Gruppe der hoch dosierten reinen Östrogenbehandlung wurde nach 24 bis 28 Monaten je ein Fall von atypischer adenomatöser Hyperplasie entsprechend dem Stadium III beobachtet, das andere Autoren bereits als Carcinom bezeichnen.

Unsere Kenntnisse über den hormonalen Einfluß auf die Entstehung von Carcinomen der hormonalen Zielorgane wie Endometrium und Brustdrüse können in folgender Weise zusammengefaßt werden:

Die hormonale Behandlung mit Östrogenen ist zunächst ein Problem des gewählten Typs der Östrogene. Alle substituierten oder sog. synthetischen Östrogene erhöhen des Risiko einer pathologischen Veränderung bis hin zum Carcinom. Die synthetischen Östrogene sind keine geeigneten Substrate für das Redoxpotential der

Tab. 11: Modifikation des relativen Risikos des Endometriumkarzinoms durch Östrogene
Cramer, 1978

Behandlung	Relatives Risiko	
1. Typ des Östrogens	alle substituierten Östrogene („synthetisch")	erhöht
2. Dosis	höher	erhöht
3. Anwendung	kontinuierlich	erhöht
4. Dauer	langfristig	erhöht

Verstoffwechselung des Östradiols zum nichtkernwirksamen Östron. Eine entscheidende Rolle spielt auch die Dosis bei der Östrogenbehandlung. Je höher die Dosis, desto höher die Rate hyperplastischer und schließlich carcinomatöser Veränderungen. Auch die Form der Anwendung ist entscheidend für das Krebsrisiko. Die kontinuierliche Behandlung schafft bevorzugt die Bedingungen der Dauerproliferation und wirkt damit pathogen. Schließlich bleibt die Frage nach dem Einfluß der Dauer der Behandlung. Es ist nicht entschieden, ob das Risiko sich einfach arrhythmetisch steigert oder exponentiellen Charakter hat. Im ersteren Fall kann man davon ausgehen, daß das relative Risiko pro Jahr um den Faktor 1 zunimmt.

Bei exponentieller Steigerung der Gefährdung wäre mit einem gleichbleibenden Risiko in den ersten 3 bis 4 Behandlungsjahren zu rechnen, während danach das Risiko sich alle 3 Jahre verdoppeln würde. Die hieraus zu ziehenden Konsequenzen wären unterschiedlicher Natur. Bei exponentieller Gefährdung wäre eine Behandlung über 5 Jahre hinaus kaum zu vertreten, es sei denn, sie würde in Kombination mit Gestagenen erfolgen (Tab. 11; Cramer, 1978).

Es ist das Anliegen dieses Übersichtsreferates, Ihnen eine Vorstellung von unseren modernen Auffassungen über die Hormonabhängigkeit der Carcinomentstehung zu geben. Viele Fragen bleiben offen. Dennoch haben wir wesentlich klarere Vorstellungen gewonnen von der Bedeutung einer Exposition des Organismus gegenüber nicht durch Progesteron „entschärften" Östrogenen. Wir alle kennen die anamnestischen Risiken von den Erscheinungen der Fortpflanzungsstörung, die alle mit Gestagenmangel einhergehen, bis zu den metabolischen Problemen des Körpergewichtes. Wir sehen hierin auch die Ursachen für die Zunahme von Carcinomen der hormonalen Zielorgane. Eine Frauengeneration, die trotz frühen Erreichens der Geschlechtsreife zunächst eine Emanzipation auf beruflichem und Bildungssektor anstrebt und sich erst hernach ihren Fortpflanzungsaufgaben widmet, läuft dank unserer zivilisatorischen Noxen wie beruflicher und sozialer Streß und anderer Umwelteinflüsse in erhöhtem Maße Gefahr, Erkrankungen ihrer Fortpflanzungsorgane zu erleiden, die unbemerkt zu einem cocarcinogenen Faktor werden. Ich halte es deshalb für eine der vordringlichsten Aufgaben der jetzt aktiven Ärztegeneration, solche Dysfunktionen der Fortpflanzungsfähigkeit vom polyzystischen Ovar bis zur Amenorrhoe zu behandeln und nicht zu warten, bis der Kinderwunsch eine Behandlung unumgänglich macht. Es muß auch eine unserer politischen Aufgaben sein, im Sinne einer präventiven Medizin die soziale und Bildungs-Landschaft so umzugestalten, daß Fortpflanzung wieder eine selbstverständliche und von der Gesellschaft mitgetragene Aufgabe des jungen und weniger des älteren Menschen wird.

Literatur

Bauer, K. H.: Das Krebsproblem. Springer, Berlin (1963)

Bullough, W. S.: The evolution of differentiation. Academic Press, London (1967)

Campbell, P. E. und Barter, G. A.: The significance of atypical hyperplasia. J. Obstet. Gynaec. Brit. Cwlth. **68,** 668, (1961)

Cramer, D. W.: Review of the epidemiological evidence. In: Female and Male Climacteric, Eds. Van Keep, P. A., Serr, D. M., Greenblatt, R. B., MTP Press, Ltd., Lancaster, 1978, P. 113

Cutler, B. S., Farbes, A. P., Ingersoll, F. M., Seully, R. E.: Endometrial carcinoma after stilbestrol therapy in gonadal dysgenesis. New Engl. J. Med. **287,** 628 (1972)

Dewhurst, C. J., de Koos, E. B., Haines, R. M.: Replacement hormone therapy in gonadal dysgenesis. Brit. J. Obstet. Gynaecol. **82,** 412 (1975)

Doll, R., Muir, C., Waterhouse, J.: (Editors): Cancer Incidence in Five Continents. Bd. 2, New York, Springer-Verlag (1970)

Flannery, J. T., Casey, M. J. and Davids, R. S.; Zit. nach Greenblatt, R. B. and Gambrell, R. D.: Estrogens and Cancer, In: Consensus on Menopause Research, Eds. Van Keep, P. A., Greenblatt, R. B. and Albeaux-Fernet, M., MTP-Press, Lancaster, England, p. 64 (1976).

Gambrell, R. D. Jr.: Estrogens, Progestogens and endometrial Cancer. J. Reprod. Med. **18,** 301 (1977).

Gambrell, R. D.: Postmenopausal bleeding. In: Clinics in Obstetrics and Gynecology, Eds. Greenblatt, R. B. and Studd. J., The Menopause, London, p. 129 (1977)

Gambrell, R. D., Jr.: Conjugated estrogens with and without progestogens. In: Female and Male Climacteric. Eds. Van Keep, P. A., Serr, D. M., Greenblatt, R. B. MTP Pres Ltd., Lancaster, p. 47, (1978)

Gusberg, S. B., Kaplan, A.: Presursors of corpus carcinoma. IV. Adenomatous hyperplasia as stage carcinoma of the endometrium. Am. J. Obstet. Gynaec. **87,** 662, (1963)

Husslein, H.: Oestrogen und Endometrium-Carcinom. Der Frauenarzt **4,** 294 (1979)

Kaiser, R., Schneider, E.: Die mitotische Aktivität von Endometriumkarzinom vor und nach Verabreichung von 17-Hydroxynorprogesteronkapronat. Geburtsh. u. Frauenheilkunde **28,** 398 (1968)

Kaiser, R.: Hormonale Behandlung von Genital- und Mammaturmoren bei der Frau. Thieme, Stuttgart, p. 36 (1978)

King, R. J. B., Whitehead, M. I., Campbell, S., Minardi, J.: Effects of estrogens and progestagens on the biochemistry of the postmenopausal endometrium In: The role of estrogen/progestagen in the management of the menopause. Ed.: I. D. Cooke, MTP Press Ltd., Lancester, p. 111 (1978)

King, R. J. B., Whitehead, M. I., Campell, S., Minardi, J.: Biochemical studies on endometrium from postmenopausal women receiving hormone replacement therapy. Postgrad. med. J. **54,** Suppl. 2, 65 (1978 b.).

King, R. J. B.: The use of progesterone receptor to determine sensitivity to estrogen. In: Female and Male Climacteric, Eds.: Van Keep, P. A., Serr, D. M, Greenblatt, R. B. MTP Press Ltd., Lancaster, p. 80 (1978)

Kullander, S.: American and Scandinavian experiences on safe estrogen replacement therapy. Part I of Proceedings from a Gynecological Symposium, Ferring Pharmaceuticals, Malmö, p. 57 (1977), National Cancer Survey, USA (1969–1971), Zit. nach Greenblatt, R. B. und Gambrell, R. D., s. unter Flannery et al.; MTP-Press, p. 62 (1976)

Lauritzen, Chr.: Östrogene und Corpuskarzinom. Sexualmedizin **9,** 624, (1976)

McBride, J. M.: Functional activity of genital tract in post-menopausal endometrial carcinoma. J. Obstet. Gynaec. Brit. Emp. **62,** 574 (1955)

McMahon, B., Lin, T. M., Lowe, C. R. et al.: Lactation and Cancer of the breast. A summary of an international study. Bull. WHO **42:** 185 (1970a)

McMahon, B., Cole, P., Brown, J.: Etiology of Human Breast Cancer: A Review. J. Ntl. Cancer Inst. **50,** 21 (1973)

McMahon, B., Cole, P., Lin, T. M. et al.: Age at first birth and breast cancer risk. Bull. WHO **42,** 185 (1970 b)

Prechtel, K.: Mastopathie. 48. Tagg. Bayer. Chirurgenvereinigung 1971

Robel, P., Bayard, F., Levy, C., Damilano, S., Gauntray, J. P., Debrux, J., Wolff, J., Baulieu, E. E.: Estradiol and progesterone receptors in normal and abnormal human endometrium. International Study Group for steroid Hormones, Rome, 1977. In: Research on Steroids 8, 1978, Zit. n. Husslein, E., 1. c.

Shanklin, D. R.: Estrogens and endometrial carcinoma, N. Engl. J. Med., **294,** 847 (1976).

Szekely, D. R., Weiss, M. S., Schiveld, A. I.: Incidence of endometrial carcinoma in King County, Washington: a standardized histological review. J. Natl. Cancer Inst. **60,** 985 (1978)

Yen, S. S. C., Jaffe, R. (Eds.): Reproductive Endocrinology. W. B. Saunders, Philadelphia, p. 165, (1978).
atrophische Gänge

Östrogene und Erkrankungen des Skelettsystems

A. Labhart

Die Knochenmasse nimmt beim Menschen physiologischerweise von der 4. Dekade an mit zunehmendem Alter ab, beim Manne kontinuierlich, bei der Frau beschleunigt nach der Menopause (Abb. 1). Mann und Frau unterscheiden sich durch ihre Sexualhormone und deren altersabhängiges Verhalten. Während beim Mann die Testosteron-Konzentration im Blut nach Mitte der Dreißiger Jahre kontinuierlich abnimmt, fällt die Östrogen-Konzentration bei der Frau nach der natürlichen oder künstlichen Menopause in kurzer Zeit auf Minimalwerte ab. Deshalb leiden auch 4mal mehr Frauen an Erkrankungen des Skeletts als Männer.

Um die Skeletterkrankungen und den Einfluß der Östrogene auf diese zu verstehen, bedarf es einer kurzen physiologischen Übersicht.

Das Skelettsystem galt lange Zeit als am Stoffwechsel unbeteiligtes, inertes oder gar totes Gewebe mit der einzigen Aufgabe der Stützfunktion. Mit der Entwicklung der Stoffwechselforschung und insbesondere seit der Einführung Isotopen-markierter Substanzen in die Untersuchungsmethoden wurde jedoch erkannt, daß neben der Stützfunktion dem Knochengewebe die Aufgabe des wichtigsten Mineraldepots zukommt, 99,9 % des Körpercalciums und 80–90 % des Phosphors sind im Skelett und in den Zähnen eingelagert, und diese Mineralien stehen in regem Austausch mit denjenigen der Körperflüssigkeiten. Die einzelnen Knochenelemente, die *Osteonen,*

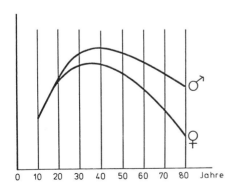

Abb. 1: Knochendichte und Knochenmasse in Abhängigkeit vom Alter. Aus Bischof, P.: Osteoporose. Dissertation, Zürich, 1979.

unterliegen einer ständigen Erneuerung. Ältere Osteonen werden durch Osteoklasten abgebaut, gleichzeitig bauen Osteoblasten und Osteocyten neue Knochensubstanz auf. Der Knochen besteht aus Zellen, der organischen Knochenmatrix, vorwiegend aus Kollagen, und dem Knochenmineral, Calcium und Phosphaten. Bei der Knochenneubildung erfolgt zuerst in den Zellen die Synthese des Kollagens, das sezerniert wird und extrazellulär die Knochenmatrix bildet, in die dann Calciumphosphat abgelagert wird, das zu Hydroxyapatit kristallisiert. Makroskopisch besteht der Knochen aus Spongiosa mit Trabekeln und lamellärer Kompakta.

Zwischen den Lamellen des kompakten Knochens befinden sich die *Osteozyten,* die mit Hilfe von langen Fortsätzen durch enge Kanälchen untereinander verbunden sind. Sie können Knochen sowohl bilden als auch abbauen.

Der Knochenstoffwechsel kann einmal durch die Morphometrie erfaßt werden, indem im bioptisch gewonnenen Knochen Anbau- und Abbauflächen ausgemessen werden. Für die Messungen des Anbaus ist die Tetracyclin-Methode geeignet. In bestimmten Zeitabständen wird Tetracyclin verabfolgt, das sich nur im metabolisch aktiven Knochen an der Übergangszone vom Osteoid zum Apatit festsetzt. Dann wird eine Biopsie entnommen, die aus dem Abstand der fluoreszierenden Tetracyclin-Markierungen die Anbaugeschwindigkeit ausmessen läßt.

Der Kollagenabbau wird am besten mit der Ausscheidung von Hydroxyprolin erfaßt. Nach 2 Tagen gelatinefreier Diät soll die Ausscheidung nicht mehr als 30 mg betragen. Zur Messung des Knochenmineral-Metabolismus benutzt man entweder ^{45}Ca oder Strontium, das intravenös appliziert wird und dessen Plasmakonzentration oder dessen Ausscheidung im Urin und Stuhl gemessen werden kann. Gleichzeitig erlaubt das Isotopen-Osteogramm, den lokalen Einbau des Calciums zu erkennen.

Als zweite, und klinisch wohl wichtigste Methode zur exakten Beurteilung des Mineralgehaltes des Skelettes ist die Photonen-Absorptions-Densitometrie zu nennen. Sie mißt die Knochendichte mittels Photonen-Absorption unter Verwendung von $^{241}Americium$. Die Messungen beschränken sich auf die Metacarpalia und den Radius, die Wirbelsäule ist nicht zugänglich. Die Densitometrie ist sehr viel empfindlicher als die bloße visuelle Beurteilung der Formstruktur und Schattendichte des Knochens im Röntgenbild, die wohl schwere Osteoporosen oder -malazien erkennen läßt, aber quantitativ

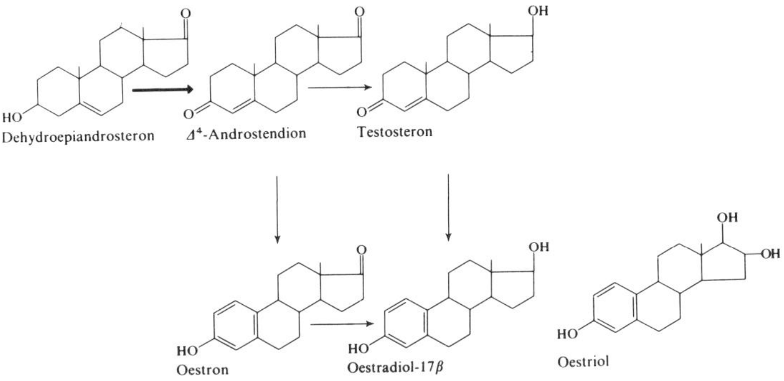

Abb. 2: Oestrogene und ihre androgenen Vorläufer. Aus Keller P. J.: Das Ovar. In: Klinik der inneren Sekretion. Ed. Labhart, A. 3. Auflage. Springer, Berlin – Heidelberg – New York, 1978.

nicht aussagekräftig ist. Wo dieser Apparat nicht zur Verfügung steht, kann die Ausmessung der Corticalisdicke der Röntgenaufnahme des 4. Metacarpale brauchbare Aussagen liefern.

Östrogene werden im Ovar, in der Nebennierenrinde und im Testis gebildet, Gestagene nur im Ovar und in der Nebennierenrinde. Sowohl im Follikel aus auch im Corpus luteum und im Ovarialstroma können Androgene in gleicher Weise wie im Testis, in den Nebennieren und in der Plazenta, sowie in der Leber zu Östrogenen umgewandelt werden (Abb. 2). Während bei der geschlechtsreifen Frau im 24-Std.-Urin in Abhängigkeit vom Zyklus zwischen 10 und 50 Mikrogramm Östrogene ausgeschieden werden, fallen die Ausscheidungswerte nach Erlöschen der vegetativen Ovarialfunktion auf unter 5 Mikrogramm in 24 Std. ab.

Tab. 1: Am Skelettumbau beteiligte Hormone

Oestrogene
Calcitonin
Wuchshormon mit dem Somatomedin IGF 1
1,25 Hydroxy-Cholecalciferol
Thyroxin – Trijodthyronin
Cortisol
Parathormon

Der Knochenumbau wird einerseits durch Beanspruchung oder Inaktivität reguliert, anderseits durch Hormone, die die Knochenzellen stimulieren oder hemmen. Östrogene hemmen den Abbau, Parathormon stimuliert den Abbau. Die Wirkung der anderen Hormone liegt dazwischen oder kann je nach Dosierung in der einen oder anderen Richtung erfolgen (Tab. 1)

Es gibt nur drei Skelettkrankheiten als Folge des Ausfalls der Östrogene.

1. Die Ovar-Dysgenesie oder das Turner-Syndrom, eine X-O-Chromosomenanomalie bestehend als Vollbild mit den Symptomen, die auf Abb. 3 dargestellt sind. Es ist eine recht seltene Krankheit und tritt nur in einer Häufigkeit von 1:2500–3000 auf. Unter anderem weist sie schon im Jugendalter eine grobsträhnige Knochendystrophie auf, die zunächst als eines der dysmorphischen Merkmale zu gelten hat. Wenn diese Frauen das Erwachsenenalter erreichen, so tritt jedoch, wenn nicht mit Oestrogenen substituiert wird, zusätzlich eine Osteoporose wie beim kastrierten Erwachsenen auf.

Altersabhängigkeit der Turner-Symptome

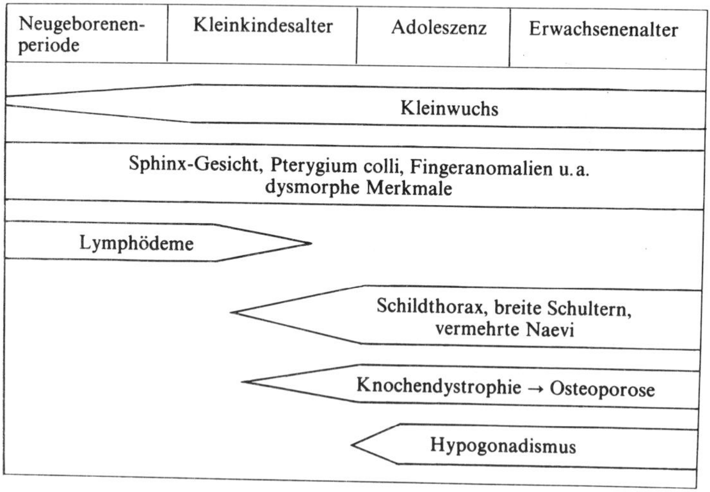

Neugeborenenperiode	Kleinkindesalter	Adoleszenz	Erwachsenenalter
Kleinwuchs			
Sphinx-Gesicht, Pterygium colli, Fingeranomalien u.a. dysmorphe Merkmale			
Lymphödeme			
		Schildthorax, breite Schultern, vermehrte Naevi	
	Knochendystrophie → Osteoporose		
		Hypogonadismus	

Abb. 3: Symptome der Ovardysgenesie. Aus Prader, A. Intersexualität, In: Klinik der inneren Sekretion. Ed.: Labhart, A.: 3. Auflage. Springer, Berlin – Heidelberg – New York, 1978.

Tab. 2: Differentialdiagnose der generalisierten Skeletterkrankungen anhand der Laboratoriumsbefunde („Radiologische Osteoporose").

	Serum Kalzium	Serum Phosphor	alkal. Phosphatase	saure Phosphatase	Kalziurie
Osteoporose	normal	normal	normal		normal bis niedrig
Osteomalazie (Rachitis)	normal bis tief	tief	hoch bis normal		niedrig, selten hoch
Osteodystrophie (Hyperparathyreoidismus)	hoch	tief	hoch		hoch
Skelett-Karzinomatose	normal bis hoch	normal bis hoch	normal bis hoch	hoch(Prostata)	hoch bis normal

2. Die reine Gonadendysgenesie ohne Dysmorphiesymptome, wie die isolierte Gonadotropinmangel-Krankheit bei der Frau, kommt extrem selten vor. Eine Osteoporose ist bei diesen Frauen nicht beschrieben worden, ist aber genau wie nach Kastration im Erwachsenenalter zu erwarten.

3. Neben diesen Raritäten ist die *Osteoporose* eine der häufigsten Krankheiten überhaupt. Osteoporose bedeutet „zu wenig Knochen", wobei das Verhältnis von Mineral zu Matrix ungestört ist. Dementsprechend sind Calcium- und Phosphatausscheidung, sowie deren Konzentrationen im Blut, wie auch die alkalische Phosphatase, normal. Der Begriff wurde 1885 von Posner eingeführt und umfaßt pathogenetisch sehr verschiedene Leiden. Da die Osteoporose klinisch immer radiologisch diagnostiziert wird, spricht man von „radiologischer Osteoporose", was vermindertem Mineralgehalt des Knochens entspricht und erhöhte Strahlendurchlässigkeit bedeutet. Der „radiologischen Osteoporose" wird die echte Osteoporose gegenübergestellt, die einen gegenüber dem Altersdurchschnitt vermehrten Knochenschwund bedeutet und wofür Bauer (1960) den treffenden Begriff „Osteopenia" (Knochenmangel) geschaffen hat. Der Begriff hat sich aber, besonders in klinischen Kreisen, kaum eingeführt. Die Differentialdiagnose der radiologischen Osteoporose zur echten ergibt sich aus den in Tab. 2 dargestellten Laborbefunden. Bei der „echten Osteoporose" oder den Osteopenien lassen sich wiederum verschiedene Ursachen unterscheiden (Tab. 3).

Tab. 3: Echte Osteoporose – Osteopenien

A. Primäre Osteoporose
1. Senile Osteoporose
2. Postmenopausische Osteoporose

B. Sekundäre Osteoporose
1. Hormonal
   Gonadendysgenesie
   Hypogonadismus
   Cushing-Syndrom
   Corticoid-Therapie
   (Hyperthyreose)
2. Nutritiv – digestiv
   Malabsorption
   Lactasemangel
   Lebercirrhose
3. Inaktivität,
   Immobilisation,
   Paralyse,
   Raumfahrt bei Schwerelosigkeit

Die häufigste Form der Osteoporose oder Osteopenie ist die *postmenopausische Oesteoprose,* die bei rund ¼ der weißen Frauen 5–10 Jahre nach der Menopause auftritt, wobei jedoch nur ein Teil symptomatisch verläuft, d. h. zur Krankheit führt, wenn Infraktionen der Wirbelkörper auftreten oder Frakturen, besonders die des Schenkelhalses. Fast alle Frakturen, besonders Infraktionen, erfolgen an der Lenden- und Brustwirbelsäule, wobei sich Fisch- und Keilwirbel bilden (Abb. 4), sowie am distalen Vorderarm und am Schenkelhals (Abb. 4). Die Patienten werden kyphotisch und kleiner, es bildet sich der charakteristische „Rumpf im Rumpf". Die Frakturen erfolgen bei leichtesten Traumata. In retro- und prospektiven Studien wurde nachgewiesen, daß Calcium- und Hydroxyprolinausscheidung nach Ovarektomie wegen benignen Ovarialerkrankungen zunehmen und zu Osteoporose führen, Östrogenzufuhr andererseits die Calcium- und Hydroxyprolinausscheidung wieder normalisiert. Östrogene halten danach die Osteoporose nach Ovarausfall auf, allerdings nur auf beschränkte Zeit von ca. 2 Jahren (Abb. 5 u. 6).

Wie wirken Östrogene auf den Knochen? Es ist wenig darüber bekannt. Sie stimulieren nicht die Osteoblasten und wirken nicht ana-

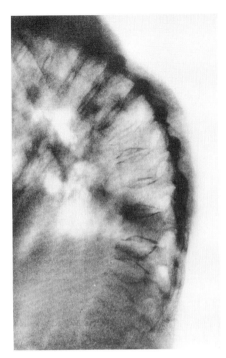

Abb. 4: Postmenopausische mittelschwere Osteoporose bei 62jähriger Frau. Keilwirbel der Brustwirbelsäule, Fischwirbel der Lendenwirbelsäule.

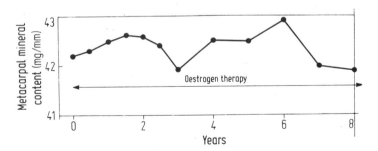

Abb. 5: Wirkung der Östrogene auf den densitometrisch gemessenen Mineralgehalt der Metacarpalia bei 15 ovarektomierten Frauen. Durchschnittswerte mit max. S. E. M. Nach Lindsay et al., 1978.

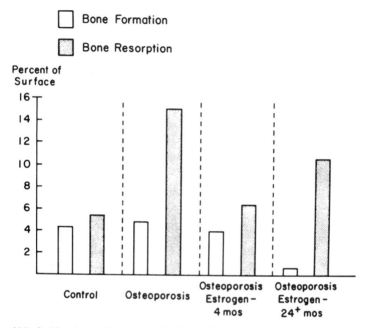

Abb. 6: Morphometrie der Beckenkammbiopsie bei postmenopausischer Osteoporose, Wirkung der Östrogentherapie nach 4 und nach 24 Monaten. Nach Rasmussen u. Bordier, 1974.

bol, sondern eher antikatabol auf die Osteozyten und Osteoklasten, indem sie die Parathormonwirkung hemmen oder genauer die Sensitivität der Osteoklasten für Parathormon herabsetzen. Kenner wie Uehlinger in Zürich haben gezeigt, daß der Ausfall der Östrogene einen andern Typus der Osteoporose hervorruft als die gewöhnliche Altersosteoporose (Abb. 7).

Die Frage, weshalb nicht alle Frauen 10 Jahre nach Ovarialausfall eine krankmachende Osteoporose bekommen, ist nicht sicher zu beantworten. In einer sorgfältigen Studie wurde gefunden, daß Frauen nach der Menopause mit Osteoporose tiefere Androstendion- und Oestronspiegel im Blut haben als eine Kontrollgruppe. Genetische Faktoren, Belastung, Beruf und Ernährung mögen zusätzliche Rollen spielen.

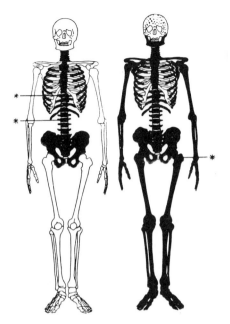

Abb. 7: Lokalisation der postmenopausischen und der senilen Osteoporose. (*Frakturen)
Nach Uehlinger, E.: Schweiz. med. Jahrbuch 1958, Schwabe Basel 1958.

Während vor 25 Jahren die Therapie mit hormonaler Substitution klar schien, ist heute wieder vieles infrage gestellt. Es ist schwierig, eine kausale risiko- und nebenwirkungsfreie Therapie zu empfehlen. Anabolika machen wohl die Stickstoffbilanz positiv, sie fördern aber die Entwicklung der Muskulatur, nicht jedoch die der Knochenmatrix. Zudem wirken sie alle, in stärkerem oder minderem Maße virilisierend. Höchstens durch Kräftigung der Rückenmuskulatur können sie bei der Osteoporose schmerzlindernd wirken.

Die Prophylaxe der postmenopausischen Osteoporose mit Östrogenen liegt auf der Hand. Bei frühem Ausfall der Ovarien, besonders auch nach Hysterektomie, ist die Substitution gegeben. Nach Hysterektomie besteht keine Kontraindikation. Jedoch generell allen Frauen nach der Menopause über Jahre Östrogene zu verabreichen, um später eine Osteoporose zu verhindern, ist mit Risiken verbunden. Das Endometrium-Carcinom kommt unter Östrogentherapie häufiger vor. Dazu treten alle nachteiligen Erscheinungen, wie Begünstigung der Thrombosebildung in besonders bösartiger Form, wie wir sie von den Ovulationshemmern kennen. Zudem wird

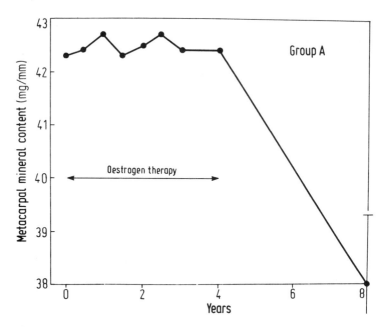

Abb. 8: Densitometrischer Mineralgehalt der Metacarpalia unter Oestrogentherapie und nach Absetzen dieser.
Nach Lindsay et al. 1978

nur ein Teil der Frauen eine Osteoporose bekommen, die Symptome verursacht und damit zur Krankheit wird. Absetzen der Östrogene führt danach zu einem besonders starken Calcium- und Hydroxyprolinverlust, so daß die Östrogentherapie zeitlebens bis ins Greisenalter durchzuführen wäre (Abb. 8). Zudem ist bei Kreislaufschädigung auf die Wasserretention unter Östrogenen zu achten, die zur Dekompensation führen kann.

Vom Oestriol hat man bis jetzt keine nachteiligen Wirkungen, und auch kein erhöhtes Carcinomrisiko nachgewiesen. Oestriol zur Bekämpfung der Osteoporose ist möglich, es hemmt die Hydroxyprolin-Ausscheidung, es besteht aber noch keine genügende Erfahrung in der Therapie der Osteoporose. In den USA ist es überhaupt noch nicht von der Gesundheitsbehörde zugelassen („The forgotten estrogen").

Die klinische Forschung sucht nach Kriterien, die osteoporosegefährdeten Frauen vor Beginn der Menopause zu erfassen, um diese dann zu substituieren.

Welche Möglichkeiten stehen uns sonst noch zur Verfügung? Calciumzufuhr als 1,5–2 g Calciumionen fördern die Calciumsorption im Darm, und die leichte Calciumerhöhung im Blut führt zur Hemmung der Parathyreoideae. Minimale Dosen von Vitamin D oder seinen Mataboliten fördern entschieden die Calciumresorption. Es braucht aber dabei eine genaue Überwachung, da es leicht zum gefährlichen Hypercalcämie-Syndrom kommt. Schmerzlinderungen wurden bei Calcium-Therapie beobachtet, eine Zunahme der Mineralisation oder Bälkchendicke nicht.

Das Calcitonin hat entgegen großen Erwartungen bis jetzt keine faßbaren Resultate in der Osteoporose-Therapie ergeben.

Wachstumshormon wurde bis zu einem Jahr ohne beweisbaren Erfolg versucht. Zudem weiß man, daß bei der Akromegalie, der Überproduktion von Wuchshormon, Osteoporose entsteht. Ob der second messenger des Wuchshormons, unser in Zürich geborenes NSILA oder IGF 1 als Somatomedin in der Osteoporose einmal brauchbar sein wird, muß die Zukunft zeigen. Jedenfalls kann das IGF, ein Polypeptid von 72 Aminosäuren, das Knorpelwachstum fördern.

Schließlich bleibt die einzige, heute auch klinisch greifbare erfolgbietende Behandlung der Osteoporose, die Fluorid-Therapie. Die Beobachtung der endemischen Fluorose, bei hohem Fluorgehalt des Trinkwassers, sowie der Industriefluorose bei der Aluminiumfabrikation hat anfangs der 60er Jahre zum Versuch der Osteoporose-Therapie mit Fluoriden geführt. Bei Fluorose kommt es zunächst zur Verbreiterung und Verdichtung der Trabekel-Struktur der Spongiosa (Stadium I). Über die Wirkungsweise bestehen nur Hypothesen. Entweder werden durch Fluoreinbau in die Apatitkristalle diese widerstandsfähiger gegen den Abbau, oder das Fluorid stimuliert die Osteoblasten durch piezoelektrische Kräfte. Jedenfalls werden Knochenanbau und -abbau gesteigert, der Anbau überwiegt aber den Abbau erheblich. Zunächst wird überstürzt neuer Knochen gebildet, der weder lamellär angeordnet noch voll mineralisiert wird. Nach einem halben Jahr steigt entsprechend der osteoblastären Aktivität die alkalische Phosphatase an, nach einem Jahr ist auch die lamelläre Struktur des Knochens wieder vorhanden und die Mineralisation vollständig, so daß auch im Röntgenbild eine Verdickung der

Strukturen erscheint. Die Brüchigkeit des Knochens nimmt, autoptisch geprüft, meßbar ab. Klinisch werden die Frakturen nach 1 Jahr seltener und hören nach 3 Jahren ganz auf. Die Fluoride wirken jedoch nur auf die verbliebenen Trabekel, bei höchstgradiger Osteoporose ist deshalb auch die Wirkung der Fluoride gering oder gleich Null. Als Nebenwirkung können vorübergehend bei hoher Dosierung Osteomalazie oder arthroseähnliche Gelenkschmerzen, besonders der unteren Extremitäten, und neurologische Symptome auftreten, deren Genese nicht sicher geklärt ist.

Es wurde befürchtet, der abnorme Knochenumbau unter Fluorid könne später zu Komplikationen führen. 15 Jahre Erfahrung haben dies nicht bestätigt. Ob gleichzeitig Calcium gegeben werden soll, um einen sekundären Hyperparathyreoidismus zu verhüten, ist kontrovers. Die Mayo-Klinik tut es, die europäischen Experten in der Regel nicht, weil sich unlösliches und unresorbierbares Calcium-Fluorid bilden könne. Vergleichende prospektive Studien fehlen. Die Erfolge der Fluoridtherapie bei einer Ernährung mit mindestens 750 mg Calcium täglich zeigen, daß medikamentöse Calciumzufuhr bei normaler Ernährung nicht unbedingt notwendig ist. Fluoridtherapie in Form von 80–120 mg Natrium-Fluorid in magensaftresistenten Dragées (Ossin® Grünenthal) ist keine kausale, aber die einzige symptomatische Therapie bei schmerzhafter Osteoporose mit Frakturengefährdung, die zu faßbaren Erfolgen führt. Wir behandeln mindestens 3, in der Regel nicht über 4 Jahre. Ein Rückfall, wie nach Östrogentherapie, tritt nicht ein.

Dennoch sind Kenner in den USA, wie Avioli, immer noch skeptisch und betrachten die Fluortherapie als im Versuchsstadium befindlich.

Tab. 4: Therapie der Osteoporose

Prophylaxe bei Ovarektomie vor der Menopause	Oestrogene als Ovulationshemmer
Symptomatische postmenopausische Osteoporose	
leicht:	Bewegungstherapie Calcium 1,5–2 g/d
mittelschwer-schwer:	Fluorid-Therapie
Senile, symptom. Inaktivitäts- Corticoid- } Osteoporose	Fluorid-Therapie
Myelom – Osteopathie	Fluorid-Therapie

Tab. 5: Fluorid-Therapie am Kantonspital St. Gallen (Nach Reutter und Olah 1978)

Natrium-Fluorid-Therapie KSSG 1978
1. Natrium-Fluorid
   1. Jahr   80–120 mg/Tag
   2. Jahr
      – Progression u./o. fehlender rad.   mg/Tag
        Fluoreffekt   80–120
      – radiolog. deutlicher Fluoreffekt   40–80 mg/Tag
   3. Jahr
      – je nach Befund   0–40–80 mg/Tag
2. Calcium   mg/Tag
   (Ca-reiche Nahrung, Ca-gluconat)   700 – 1000
3. Vit. D_3 1000 IE/Tag

Kontrollen bei Natrium-Fluorid-Therapie
alle 3–4 Monate
Befragung
Körpergröße
kursor. Skelett-Gelenkstatus
BSR, Hb, Lc
Ca, P, Phosphatasen
gamma-GT
Kreatinin
Urinstatus (alle 6–8 Monate)

alle 12 Monate
radiologischer Skelettstatus
Vorderarmdensitometrie
fakultativ Beckenkammbiopsie

Auch ist das Fluorid zur Skelettherapie von der amerikanischen Behörde noch nicht bewilligt.

Damit meine Ausführungen nicht mehr katabol als anabol für die Fortbildung über dieses Thema wirken, will ich versuchen, in einer Tabelle Therapieempfehlungen zusammenzufassen, die heute aufgrund unserer unvollständigen Kenntnisse als am besten begründet gelten können (Tab. 4 u. 5).

Nach Ovarektomie der Frau ist die Substitution mit Östrogenen zumindest bis zum Menopausealter indiziert. Am besten verwendet man dabei die Ovulationshemmer, denn auch von den Gestagenen wird eine positive Auswirkung auf die Osteoporose angenommen. Bei leichten Formen postmenopausischer Osteoporose, die Schmerzen verursacht, ist Bewegungstherapie, sowie Calcium, evt. mit minimalen Dosen Vitamin D_3 (400–1000 E/Tag) angezeigt. Östrogene bringen mehr Risiken als Fluoride, und die Menses müßten bis ins Greisenalter aufrechterhalten werden. Deshalb empfehlen wir, im Gegensatz zur Usanz in den USA, die Fluoridtherapie sowohl bei mittelschwerer als auch bei schwerer Osteoporose, solange Spongiosa überhaupt noch vorhanden ist, die als einzige Maßnahme innerhalb eines Jahres greifbare klinische Resultate ergibt. Die senile Osteroporose, die zu Frakturen neigt, behandelt man am besten mit Fluoriden. Auch bei Myelom-Osteopathie kann sie hilfreich sein.

Skeletterkrankungen und Oestrogene, postmenopausische Osteoporose:

Vor 28 Jahren, als ich die Poliklinik Albrights besuchte, schien das Problem der metabolischen Skelettkrankheiten als ein Ungleichgewicht zwischen anabolen und katabolen Hormonen, sowie „stress and strain" gelöst. Heute steht man über einer der häufigsten Krankheiten des fortgeschrittenen Alters in vielem im Ungewissen. Die Forschung hat neue Grundlagen gebracht, die Klinik hat sie zu überprüfen, die Krankheit entsteht langsam, wird aber nur langsam aufgehalten oder rückgebildet. In weiteren 25 Jahren wird man bestätigen können, oder verwerfen, was wir heute empfehlen. Ars longa, vita brevis est.

Literatur

Avioli, L. V.: What to do with „Postmenopausal Osteoporosis"? Amer, J. Med. **65,** 881 (1978).

Bischof, P.: Osteoporose. Dissertation, Zürich (1979).

Dambacher, M. A., Haas, H. G.: Grundlagen der Osteoporosebehandlung mit Fluorid. Dtsch. med. Wschr. **101,** 502, (1976)

Dambacher, M. A., Haas, H. G.: Therapie der Osteoporose mit Fluorid. Dtsch. med. Wschr. **101,** 504, (1976)

Dambacher, M. A. et al.: Die medikamentöse Therapie der Osteoporose. Therap. Umschau **34,** 655, (1977)

Fischer, J. A.: Biochemie und Physiologie des Calciums und des Phosphatstoffwechsels. In: Labhart, A.: Klinik der inneren Sekretion, 3. Auflage. Springer, Berlin–Heidelberg–New York (1978)

Jowsey, J.: Osteoporosis: Dealing with a crippling bone disease of the elderly. Geriatrics **32,** 41, (1977)

Keller, P. J.: Das Ovar. In: Labhart, A.: Klinik der inneren Sekretion, 3. Auflage. Springer, Berlin – Heidelerg – New York (1978)

Kruse, H.-P., Kohlencordt, F., Ringe, J.-D.: Ergebnisse einer Langzeittherapie der primären Osteoporose mit Natriumfluorid. Dtsch. med. Wschr. **103,** 248, (1978)

Lindsay, R. et al.: Bone response to termination of oestrogen treatment. Lancet I, 1325, (1978)

Marshall, D. H., Crilly, R. G., Nordin, B. E. D.: Plasma androstendione and Oestrone levels in normal and osteoporotic postmenopausal women. Brit. med. J. **2,** 1177, (1977)

Prader, A.: Intersexualität. In: Labhart, A.: Klinik der inneren Sekretion, 3. Auflage. Springer, Berlin – Heidelberg – New York (1978), p.

Rasmussen, H., Bordier, P.: The physiological and cellular basis of metabolic bone disease. The Williams & Wilkins Company, Baltimore (1974)

Reutter, F. W.: Aktuelle Aspekte der Klinik und Therapie der Osteoporose. Therapiewoche **26,** 6262, (1976)

Reutter, F. W., Olah, A. J.: Bone biopsy findings and clinical observations in longterm treatment of osteoporosis with sodium fluoride and vitamin D_3. In: Fluoride and Bone, 2nd Symposium CEMO. Hans Huber, Bern (1978), pp. 249

Rich, C., Ensinck, J., Ivanovich, P.: The Effects of sodium fluoride on calcium metabolism of subjects with metabolic bone disease. J. Clin. Invest. **43,** 545, (1964).

Uehlinger, E.: Zur Diagnose und Differentialdiagnose der Osteoporose. In: Schweiz. med. Jahrbuch 1958, Schwabe, Basel (1958)

Ziegler, R.: Die Fluoridtherapie der Osteoporose. Dtsch. med. Wschr. **101,** 1651, (1976).

Endokrine Therapie des metastasierten Mammacarcinoms

H. Maass und W. Jonat

Das Mammacarcinom gehört zu den hormonabhängigen Tumoren. Damit führt die Änderung des endokrinen Milieus des Wirtsorganismus zur Beeinflussung des Wachstumsverhaltens. Diese Tatsache hat man sich seit langem zunutze gemacht, um beim metastasierten Mammacarcinom Remissionen zu erreichen. Vor der Chemotherapie-Ära war deshalb das Mammacarcinom das einzige, das in diesem Stadium behandelbar war. Auch vor dem Hintergrund der durch die Polychemotherapie erzielten höheren Remissionsraten, gehören endokrine Behandlungsverfahren nach wie vor zum Therapieplan des metastasierten Mammacarcinoms.

Zwei Entwicklungen der letzten Jahre haben die endokrinen Behandlungsverfahren wieder mehr in den Vordergrund gerückt:

1. die bessere Selektion mit Hilfe der Bestimmung von Steroidhormonrezeptoren im Tumorgewebe und

2. die Einführung weitgehend nebenwirkungsfreier Präparate in Form der Antiöstrogene.

Die endokrine Behandlung ist dadurch belastet, daß nur etwa ⅓ der Patientinnen auf die verschiedenen Therapieformen mit einer Remission reagiert. Die Remissionsrate liegt damit niedriger, als diejenigen, die unter Anwendung der verschiedenen Polychemotherapie-Schemata erzielt werden können. Es muß allerdings festgestellt werden, daß etwa 30–40 % der Patientinnen auch auf aggressive cytotoxische Chemotherapie-Verfahren nicht ansprechen. Mit Hilfe der Bestimmung von Östrogen-Rezeptoren läßt sich ein Kollektiv von Patientinnen charakterisieren, das mit einer Wahrscheinlichkeit von 50–60 % auf eine endokrine Behandlung mit einer Remission reagiert. Fehlender oder niedriger Rezeptorgehalt im Tumorgewebe erlaubt es andererseits, Patientinnen zu bestimmen, die von vorneherein einer Chemotherapie zugeführt werden sollten, weil sie nur eine geringe Chance haben, auf ein endokrines Behandlungsverfahren anzusprechen. Die unter dieser Voraussetzung erreichbaren Raten objektiver Remissionen sind in der Abb. 1 zusammengefaßt.

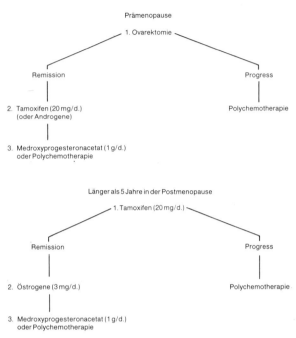

Abb. 1: Endokrine Behandlungsschritte des metastasierten Mammacarcinoms

Nach den jetzt vorliegenden Daten erhöht sich die Remissionswahrscheinlichkeit bei Vorhandensein von Östrogen- und Progesteron-Rezeptoren im Tumorgewebe auf 77 %. Sie liegt damit zumindest in der gleichen Größenordnung objektiver Remissionen, wie sie unter Anwendung aggressiver Polychemotherapie-Schemata unter Einbeziehung des Adriamycins erreicht werden.

Die Einführung der äntiöstrogenen Substanz Tamoxifen hat nach den jetzt vorliegenden Erfahrungen gezeigt, daß man mit diesem Präparat bei nicht selektioniertem Krankengut die gleichen Remissionsraten erzielt, wie mit anderen endokrinen Verfahren. Damit sind die eingreifenderen ablativen endokrinen Behandlungen – wie die Adrenalektomie und Hypophysektomie – in den Hintergrund getreten. Allerdings ist noch nicht erwiesen, ob die Ovarektomie bei der Patientin in der Praemenopause durch Tamoxifen ersetzt werden kann. Auch das Ansprechen auf Tamoxifen läßt sich durch die Rezeptor-Analyse besser vorhersagen.

Die Tatsache, daß in vielen Fällen Rezeptoranalysen noch nicht vorliegen, zwingt dazu, klinische Kriterien für die Entscheidungshilfe heranzuziehen. Geeignet für eine endokrine Behandlung sind Patientinnen, bei denen der Tumor relativ langsam wächst, ablesbar am längeren freien Intervall zwischen Primärbehandlung und Metastasierung. Weiterhin Patientinnen mit Haut-, Knochen und vereinzelten Lungenmetastasen.

Patientinnen mit einem rasch progredienten Tumorleiden, bei denen ein schneller Effekt erzielt werden muß, sowie solche mit Lebermetastasen oder mit massiven Lungen- und Pleurametastasen, sollten einer sofortigen Polychemotherapie unterzogen werden. Eine Sondergruppe stellen Patientinnen mit Metastasen im Bereich des zentralen Nervensystems dar, bei denen als erste Maßnahme eine Strahlentherapie durchgeführt werden sollte.

Für das praktische Vorgehen ergibt sich das in der Abb. 2 dargestellte Behandlungs-Schema. Demnach lassen sich 3 Gruppen von Patientinnen charakterisieren:

1. Patentinnen mit einem relativ günstigen Verlauf (Östrogenrezeptor positiv, langsames Tumorwachstum, Haut-, Knochen- und vereinzelte Lungenmetastasen), bei denen als erster Behandlungsschritt eine alleinige endokrine Maßnahme erfolgen sollte. Kommt es darunter zu einer Remission, wird bis zum erneuten

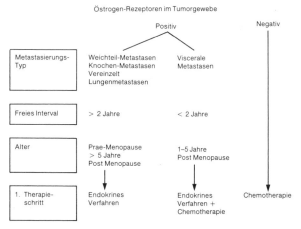

Abb. 2: Behandlung des metastasierten Mammacarcinoms in Abhängigkeit vom Rezeptor-Befund und klinischen Parametern

Progress abgewartet und dann ein zweiter endokriner Behandlungsschritt durchgeführt. Die Polychemotherapie bleibt dann für die später notwendig werdende Behandlung in Reserve. Bei diesem Vorgehen lassen sich lange Überlebenszeiten erreichen.

2. Eine weitere Östrogenrezeptor-positive Gruppe, bei der ein schneller Behandlungserfolg wegen eines rasch progredienten Leidens und ungünstigen Metastasierungstyps erreicht werden soll, ist einer kombinierten endokrinen und chemotherapeutischen Behandlung zu unterziehen.

3. Bei fehlendem oder niedrigem Rezeptorgehalt sind endokrine Verfahren nicht angezeigt. Hier muß auf jeden Fall eine Polychemotherapie durchgeführt werden. Es ist wenig wahrscheinlich, daß bei dieser Patientengruppe Tamoxifen noch einen zusätzlichen Effekt hat.

Die endokrin-ablativen Verfahren mit Ausnahme der Ovarektomie spielen nunmehr eine geringe Rolle. Die Adrenalektomie wird kaum noch durchgeführt, zumal sie einerseits durch das Tamoxifen, andererseits wahrscheinlich durch eine nebennierenrindenblockierende Substanz, dem Aminoglutethimid, ersetzt werden kann. Die Hypophysektomie hat gelegentlich noch ihre Indikation bei Patientinnen mit ausgeprägter Knochenmetastasierung und entsprechenden Schmerzen bei nachgewiesener Hormonempfindlichkeit des Tumors.

Hinsichtlich der hormonadditiven Verfahren ist bei der Postmenopause-Patientin das Tamoxifen an die erste Stelle gerückt. Als zweiter Behandlungsschritt lassen sich Östrogene in hoher Dosierung oder Gestagene einsetzen. Androgene werden nur noch sehr selten, und dann meistens bei der Patientin in der Perimenopause eingesetzt. Sie lassen sich auch durch hochdosierte Anabolika ersetzen.

In jüngerer Zeit hat die Behandlung mit Gestagenen in Form des Medroxyprogesteronazetats in extrem hoher Dosierung, 1–1,5 g pro Tag, an Bedeutung gewonnen. Selbst bei chemotherapierefraktären Patientinnen können sich hiermit erneute Remissionen erzielen lassen.

Zusammenfassend läßt sich feststellen, daß ein metastasiertes Mammacarcinom zwar nicht heilbar, aber behandelbar ist. Das Behandlungsziel muß sein, eine Verlängerung des Lebens in möglichst guter Lebensqualität zu erreichen. Besonders unter diesem Gesichtspunkt sind die endokrinen Behandlungsverfahren in den Therapieplan einzusetzen. Die Erstellung von Therapieplänen ist durch bessere Selektionsmöglichkeiten, zu denen vor allem die Bestimmung der Steroidhormonrezeptoren gehört, deutlich verbessert worden.

Klinik des männlichen Hypogonadismus

G. Brabant und E. Nieschlag

Die endokrine Aktivität der Testes ist für die Ausbildung der physischen und psychischen Kennzeichen des normalen Mannes notwendig. Die in den Leydig-Zellen gebildeten Androgene sind die endokrinen Effektoren der Testes, während die im Tubulusepithel gebildeten Spermatozoen der Fortpflanzung dienen. Unter dem Begriff Hypogonadismus werden Störungen der endokrinen und/oder der exokrinen Hodenfunktion zusammengefaßt. Klinisch manifeste Störungen der endokrinen Hodenfunktion gehen praktisch immer mit einer Infertilität einher, während es zahlreiche Störungen der exokrinen Hodenfunktion gibt, die ohne klinisch faßbare Beeinträchtigungen der endokrinen Funktion bestehen. Die Ursachen der Funktionsstörungen der Testes können in den Testes selbst, im Hypothalamus oder in der Hypophyse als Kontrollorganen der Gonadenfunktion sowie in den Zielorganen der Androgene zu suchen sein (Übersicht in Tab. 1 und Abb. 1). In der vorliegenden Arbeit wird eine kurze Übersicht über die diagnostischen und therapeutischen Möglichkeiten des männlichen Hypogonadismus gegeben.

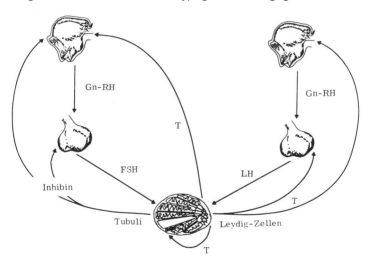

Abb. 1: Regelkreis zwischen Hypothalamus, Hypophyse und Testes. Rechte Bildhälfte: inkretorische Hodenfunktion, linke Bildhälfte: exkretorische Hodenfunktion. T = Testosteron, GnRH = Gonadotropin-Releasing-Hormon.

Tab. 1: Männlicher Hypogonadismus: Klassifikation nach Ursache und Lokalisation der Ursache sowie klinische Manifestation

Lokalisation der Ursache	Ursache	Krankheitsbild Syndrom	Klin. Manifestation		
			Androgenmangel	Infertilität	Besonderheit
Hypothalamus	LH-RH-Mangel	Kallmann-Syndrom	+	+	Riechstörung
		Prader-Labhardt-Willi-Syndrom	+	+	Adipositas Debilität
		Idiopath. Pubertas tarda	+		Minderwuchs
Hypophyse	LH + FSH-Mangel	Hypophyseninsuffizienz (z. B. Tumor)	+	+	
	Isolierter LH-Mangel	Fertile Eunuchen		+	
	Prolaktin-Übersekretion	Hyperprolaktinämie	+	+	Potenzstörung Gynäkomastie
Testes	verminderte/fehlende Testosteron-Synthese	Angeborene Anorchie	+	+	
		Erworbene Anorchie Lageanomalien		+	
		Klinefelter-Syndrom	+	+	Gynäkomastie
		Seneszenz			
	Enzymdefekt in der Testosteronbiosynthese,	Pseudohermaphroditismus masculinus			Intersexuelle Genitale

	Anit-Müller-Hormon-Mangel	Oviduktpersistenz			Meist Zufallsbefund
	Androgen-Präkursoren-Mangel	Morbus Addison	(+)		
	Östrogen-Überproduktion	Leydig-Zell-Tumor	+		Gynäkomastie Impotenz
	Gestörte Hämodynamik	Varikocele		+	
	Meist unklare, wenig bekannte Ursachen: Infektionen (Mumps), Hitze, Strahlen, Zytostatika etc. u. „idiopath."	Tubuläre Insuffizienz		+	
	Autoimmunisierung	Tubuläre Insuffizienz Orchitis Spermien-Antikörper		+ +	
Zielorgane	Androgen-Rezeptor-Mangel		Testikuläre Feminisierung		
	5-α-Reduktase-Mangel	Perineoskrotale Hypospadie und Pseudovaginia			„hairless-women"

1. Klinische Diagnostik

Die Diagnostik des männlichen Hypogonadismus stützt sich auf eine intensive körperliche Untersuchung und auf laborchemische Parameter. Das klinische Bild des Hypogonadismus wird durch einen Androgenmangel geprägt, wobei der Zeitpunkt des Auftretens dieses Mangels entscheidend ist. Ein foetaler Mangel an Androgenen oder an Androgenwirkung kann zur Störung der sexuellen Differenzierung in den verschiedenen Formen des Pseudohermaphroditismus masculinus führen. Treten pathologisch niedrige Androgenspiegel nach der Geburt auf, stellt die Pubertät eine kritische Grenze dar. Charakteristisch für einen vor der Pubertät auftretenden Androgenmangel ist eine Verschiebung der Körperproportionen.

1.1 Hypothalamische Störungen

Störungen, die im Bereich des Hypothalamus lokalisiert sind, führen zu einer verminderten Ausschüttung des LH–RH (luteinisierendes Hormon-Releasing-Hormon) und beeinträchtigen damit die Sekretion des LH (luteinisierendes Hormon) sowie des FSH (follikelstimulierendes Hormon) aus der Hypophyse. Eine derartige vor der Pubertät auftretende Störung des Hypothalamus führt zum Bild des *Eunuchoidismus.* Aufgrund des fehlenden Testosteron-Anstieges während der Pubertät kommt es zum eunuchoiden Hochwuchs, d. h. die Spannweite übersteigt die Körperlänge um mehr als 5 cm, die Beine werden länger als der Rumpf. Außerdem findet sich ein infantiler Penis, sehr kleine, eher weiche Testes, spärliche oder fehlende sekundäre Geschlechtsbehaarung, horizontale Pubes- und gerade Stirnhaargrenze, feine Körperbehaarung, geringe Sebumproduktion der Haut, blasses Hautkolorit, feine periorale Fältelung und ein Ausbleiben des Stimmbruches.

Eine besondere Form des LH–RH-Ausfalls stellt das *Kallmann-Syndrom* dar, bei dem zusätzlich eine Anlagestörung des Riechhirns vorliegt. Die diagnostisch wichtige Riechstörung erfordert eine neurologische Abklärung.

Die Ausprägung der Symptome ist unterschiedlich. Charakteristisch ist jedoch die Verzögerung der Pubertätsentwicklung über das 16. Lebensjahr hinaus. Eine derartige *Pubertas tarda* ist von der *idiopathischen Pubertas tarda* zu differenzieren, die eine Variante der Norm darstellt. Bei diesen Jungen setzt die Pubertät verspätet, jedoch spontan ein. Hinweise gibt die familiäre Situation (späte Pubertät des Vaters und Großvaters). Klärung verschafft die Untersuchung der Hypophysenfunktion im LH–RH-Test.

1.2 Hypophysäre Störungen

Eine hypophysäre Insuffizienz der LH und FSH-Ausschüttung kann z. B. durch *Hypophysentumoren* ausgelöst werden. Tritt sie vor oder während der Pubertät auf, so bilden sich die oben beschriebenen Zeichen des Androgenmangels aus, die allerdings durch weitere Symptome der hypophysären Unterfunktion wie Hypothyreose und Nebennierenrindenunterfunktion überlagert werden können. Bei Auftreten der Hypophyseninsuffizienz nach erfolgter Pubertät entsprechen die Symptome denen nach Kastration. Die Muskelkraft läßt nach und es kommt zur Umverteilung des Körperfettes. Die einsetzende Osteoporose erfordert frühzeitige therapeutische Maßnahmen, da sie bis zur Immobilisierung führen kann. Der Rückgang der Potenz wird vom Patienten selbst meist nicht als krankhaft empfunden, da er mit einem Rückgang der Libido verbunden ist.

Eine seltene hypophysäre Störung besteht in einer isolierten Mindersekretion von LH. Hierbei kommt es zu den geschilderten Androgenmangelerscheinungen. Da jedoch die FSH-Regulation intakt bleibt, kann die Spermatogenese in Gang kommen. Man spicht von *fertilen Eunuchen.*

Eine Kombination von Impotenz, Infertilität und Gynäkomastie, manchmal auch Galaktorrhoe, läßt an eine *Hyperprolaktinämie* denken. Sie kann durch Hypophysentumoren, die isoliert Prolaktin sezernieren, bedingt sein; Prolaktin wird aber häufig auch mit anderen tropen Hormonen vermehrt sezerniert; hohe Prolaktinwerte finden sich somit häufig bei Akromegalie. Die Hyperprolaktinämie kann aber auch medikamentös ausgelöst sein. So provozieren trizyklische Antidepressiva, Reserpin (Sedaraupin®, Serpasil®, sowie in mehreren antihypertensiven Kombinationspräparaten), Metoclopramid (Paspertin®), Sulpirid (Dogmatil®), Cimetidin (Tagamet®) und zahlreiche andere Substanzen eine vermehrte Prolaktinsekretion, so daß bei der Verabreichung dieser Medikamente die für eine Hyperprolaktinämie typischen Symptome auftreten können. Metoclopramid stellt einen so starken Stimulus dar, daß es inzwischen zur Testung der hypophysären Prolaktinreserven verwandt wird.

1.3 Testikuläre Störungen

Eine der häufigsten Ursachen des Hypogonadismus ist das *Klinefelter-Syndrom,* dem eine Chromosomopathie (Karyotyp 47, XXY) zugrunde liegt. Mit Hilfe der Chromosomenanalyse ließ sich eine Inzidenz von 1 : 500 Männer bestimmen. Charakteristisch sind die sehr kleinen festen Testes, eine Azoospermie und eine Gynäkomastie. Der Androgenmangel wird meist erst nach abgeschlossener Pubertät manifest, es finden sich bei zahlreichen Fällen jedoch auch eunuchoide Züge. Wegen der Gefahr der Ausbildung einer durch Androgenmangel bedingten Osteoporose, die bis zur Invalidisierung führen kann, muß frühzeitig substituiert werden.

Andere Ursachen der gestörten testikulären Funktion sind die operativ (z. B. Hodentumoren, akzidentelle Unterbindung der Arteria testicularis bei Herniotomien) oder traumatisch bedingte *Kastration*. Sehr selten ist eine angeborene *Anorchie*.

Entzündliche Hodenveränderungen können zur Schädigung der Leydigzellen, vor allem aber des Tubulusepithels führen. Ein *Maldescensus testis,* selbst wenn er durch hCG oder Operation korrigiert wurde, kann zu einer Einschränkung der Fertilität und einem Androgenmangel führen. Eine *Varikocele* ist häufig mit Infertilität assoziiert. Sie tritt wegen der ungünstigen Abflußverhältnisse der Vena testicularis in die linke Vena renalis meist links auf. Sie wird durch Inspektion und Palpation im Stehen, evtl. unter Ausführung des Valsalva-Versuches, diagnostiziert.

Bei einer Gynäkomastie muß auch immer an einen Hodentumor gedacht werden. Für den *Leydigzelltumor* ist die Symptomtrias Gynäkomastie, Impotenz und Hodentumor charakteristisch. Bei einem Auftreten dieses Tumors vor der Pubertät kommt es zu einer Pubertas praecox. Auch beim *Chorioncarcinom,* bei dem unter Tumor-bedingter hCG-Wirkung eine verstärkte Konversion von Androgenen zu Östrogenen stattfindet, kann sich eine Gynäkomastie ausbilden.

Bei Störungen der Testosteron-Biosynthese aufgrund eines Enzymdefektes kommt es bereits foetal zu Androgenmangel und zu Störungen der sexuellen Differenzierung mit Entwicklung intersexueller äußerer Genitalorgane. Die mit diesem als *Pseudohermaphroditismus masculinus* bezeichneten Krankheitsbild behafteten Patienten werden häufig als Mädchen registriert und fallen meist erst zur Zeit der Pubertät oder nachher wegen der Virilisierungserscheinungen und der primären Amenorrhoe auf.

1.4 Störungen in den Androgen-Zielorganen

Damit Testosteron bzw. das Metabolisierungsprodukt Dihydrotestosteron in den Zielorganen wirksam werden kann, muß es in den Zellen an spezifische Rezeptoren gebunden werden. Wenn diese Rezeptoren fehlen, kommt es zum Bild der *testikulären Feminisierung*. Diese Patienten erscheinen phänotypisch wie regelrechte Frauen, denen jedoch die sekundäre Geschlechtsbehaarung fehlt („hairless women"). Die Diagnose wird bei diesen Patienten meist erst wegen der primären Amenorrhoe oder der Sterilität gestellt.

Um in den Zielorganen Penis, Prostata und Haut wirksam zu werden, muß Testosteron in Dihydrotestosteron durch ein spezifisches Enzym umgewandelt werden. Eine Störung dieser Konversion durch einen *5α-Reduktase-Mangel* führt zur Entwicklungsstörung von Penis und Skrotum, der Ausbildung einer Pseudovagina, fehlender Körperbehaarung und einer sehr kleinen Prostata. Bisher wurden allerdings nur einige Familien mit diesem Krankheitsbild beschrieben.

2. Labordiagnostik

2.1 Basale Hormonkonzentrationen

Die Bestimmung des *Testosterons* im Blut ist wichtigster Bestandteil der Labordiagnostik. Wegen der diurnalen Rhythmik der Testosteron-Konzentration im Blut sollte je eine Blutprobe morgens und abends abgenommen werden. Um einen einigermaßen repräsentativen Wert zu erhalten, genügt es jedoch auch, 3 Proben im Abstand von je 20 Minuten abzunehmen. Bei der Interpretation der Ergebnisse müssen Faktoren, die die Testosteron-Spiegel beeinflussen können, berücksichtigt werden. Kurzfristige intensive körperliche Arbeit erhöht die Konzentration des Testosterons im Blut, während länger dauerndes Training senkend wirkt. Negativ beeinflußt werden die Androgenspiegel auch durch Streß, Erkrankungen von Leber und Niere, sowie durch Alkohol und Pharmaka wie Diazepam, Marihuana, Methadon und Heroin. Spironolacton und Digitalis können über eine Besetzung der Androgenrezeptoren zu Zeichen des Hypogonadismus und zur Gynäkomastie führen, ohne daß die Plasma-Testosteron-Werte verändert sein müssen.

Für eine weitere Abklärung muß die Bestimmung des *LH* herangezogen werden. Finden sich bei erniedrigten Testosteronwerten hohe LH-Spiegel, so läßt dies auf eine intakte Hypophysenfunktion schließen, während erniedrigte Spiegel einer weiteren Untersuchung durch Funktionstests bedürfen.

Liegen schwere Fertilitätsstörungen vor, die mit einer Hyalinose des Tubulusepithels, einem Sertoli-cell-only-Syndrom oder einem Spermiogenesestop vor Auftreten der Spermatiden einhergehen, sind die *FSH-Werte* stark erhöht. Bei einer Azoospermie läßt sich mit Hilfe einer FSH-Bestimmung aus dem Serum unter Vermeidung einer Hodenbiopsie die Differentialdiagnose zwischen einer Schädigung des Tubulusepithels und einem Verschluß der ableitenden Samenwege stellen. Im letzteren Falle würden sich normale Werte finden.

Der Verdacht auf eine Hyperprolaktinämie wird durch die radioimmunologische Bestimmung des *Prolaktins* im Serum bestätigt, evtl. in Kombination mit einem Funktionstest. Die eingehende Befragung des Patienten nach der Einnahme von Pharmaka, welche die Prolaktinsekretion erhöhen können, darf nicht vergessen werden.

2.2 Funktionstests

Die endokrine Kapazität des Hodens wird mit Hilfe des *hCG-Tests* untersucht. Dabei wird am 1. und 4. Tag um 8.00 und 18.00 Uhr Blut zur Testosteron-Bestimmung abgenommen und am 1., 2. und 3. Tag jeweils um 18.00 Uhr werden 5000 I. E. hCG (Primogonyl®, Pregnesin®, Predalon®) appliziert. Beim Patienten mit einer primären Störung der Testes erreicht die Stimulation des Testosterons nicht wie beim Normalen den 2–2 ½fachen Wert der Ausgangskonzentration, während die Stimulierbarkeit bei einem Patienten mit einem sekundären Hypogonadismus über den Normalwert hinausgeht. Dieser Test dient auch zur Differentialdiagnose zwischen Anorchie und Kryptorchismus, da bei einer Anorchie eine Stimulierbarkeit völlig ausbleibt, beim Kryptorchismus jedoch ein Anstieg verzeichnet wird.

Zur Abklärung des Verdachtes auf eine gestörte Hypophysenfunktion wird eine *Stimulation mit LH–RH* durchgeführt. Folgendes Schema ist für die Diagnostik ausreichend. Nach der Abnahme eines Basalwertes werden 25 µg LH–Rh (Relefact-LH–RH®, GnRH Serono®) intravenös injiziert; nach 25 Minuten wird Blut zur LH-Bestimmung und nach 40 Minuten zur FSH-Bestimmung abgenommen. Beim Normalen findet sich ein signifikanter Anstieg beider Hormone, der bei Hypophysensuffizienz eingeschränkt ist oder ausbleibt. Zum Ausschluß eines Kallmann-Syndroms kann eine LH–RH-Infusion erforderlich sein.

2.3 Labordiagnostik der exokrinen Hodenfunktion

Um eine Störung der exokrinen Hodenfunktion zu erfassen, ist eine Untersuchung von mindestens *2 Ejakulaten* nach jeweiliger Karenzzeit von 48 Stunden bis 7 Tagen erforderlich. Die Ejakulate werden auf Volumen, pH und Farbe analysiert. Eine mikroskopische Bestimmung der Spermienzahl, sowie der Beweglichkeit und der Morphologie der Spermien kommt hinzu. Eine absolute Infertilität kann mit Sicherheit nur bei einer Azoospermie diagnostiziert werden. Bei den übrigen Abweichungen der Ejakulatsparameter von der Norm nimmt die Wahrscheinlichkeit einer Vaterschaft mit dem Schweregrad der Störung ab. Die Diagnostik wird durch *Postkoitaltests* und *in vitro-Penetrationstests* ergänzt. Bei entsprechendem Verdacht (Spermienagglutinationen, unerklärte Infertilität) sollte nach Antikörpern gegen Spermien gefahndet werden.

2.4 Zusätzliche diagnostische Maßnahmen

Zu den erwähnten Laboruntersuchungen sollten bei Verdacht auf hypophysäre Störungen Röntgenaufnahmen des Schädels und Bestimmungen des Gesichtsfeldes hinzukommen, bei Verdacht auf Chromosomopathien die Bestimmung des Kerngeschlechts und des Karyotyps und bei Verdacht auf entzündliche Veränderungen im Bereich der akzessorischen Geschlechtsdrüsen zytologische und bakteriologische Verfahren.

3. Therapie

Im Mittelpunkt der Therapie des Hypogonadismus steht die hormonelle Behandlung, wenn man von den speziellen Indikationen zu operativen Maßnahmen wie der Venenligatur bei Varikocele oder der Antibiotika-Therapie bei Entzündungen absieht.

Zur Therapie der endokrinen Insuffizienz der Testes kann Testosteron allerdings nicht so, wie es physiologischerweise von den Testes sezerniert wird, eingesetzt werden, denn wenn es in dieser Form oral verabreicht wird, wird es sofort vollständig in der Leber verstoffwechselt, ohne die Zielorgane zu erreichen, und wenn es injiziert würde, würde der Effekt in kurzer Zeit abklingen. Daher werden zur Substitution Testosteronester intramuskulär injiziert. Am längsten bewährt hat sich die intramuskuläre Applikation von 250 mg *Testosteron-Enanthat* (Testoviron® Depot 250 mg) alle 3 Wochen. Neuerdings kann auch das oral wirksame *Testosteron-Undecanoat* (Andriol®) in einer Dosierung von 80 mg täglich angewandt werden. Dieses Präparat wird wegen der langen aliphatischen Seitenkette mittels der Chylomikronen über die Lymphe resorbiert und kann so die Zielorgane vor der hepatischen Metabolisierung erreichen. Um eine optimale Resorption zu erzielen, sollte das Präparat mit den Mahlzeiten eingenommen werden. Vor der Anwendung von Methyltestosteron ist wegen der möglichen Lebertoxizität zu warnen.

Auch zur Therapie der idiopathischen Pubertas tarda läßt sich Testosteron-Enanthat einsetzen, von dem 250 mg 3mal im Abstand von 4 Wochen verabreicht werden. Falls nach einer 3monatigen Pause noch kein endgültiger Erfolg erreicht wurde, kann diese Therapie wiederholt werden.

Die Behandlung einer nicht durch Medikamente bedingten Hyperprolaktinämie erfolgt durch das dopaminerge *Bromocriptin* (Pravidel®) in Dosen von 2,5 bis 5 mg und mehr. Auch bei nicht operablen Tumoren kann so die Behandlung versucht werden. Allerdings sind dann meist höhere Dosen erforderlich.

Um die exokrine Insuffizienz der Testes zu verbessern, wurde ebenfalls versucht, Androgene zu verabreichen. Die besten Ergebnisse ließen sich bisher mit der *„Rebound-Therapie"* erzielen, bei der durch hochdosierte Gaben von Testosteron-Enanthat (250 mg pro Woche) die Spermiogenese vorübergehend vollständig supprimiert wird. Danach setzt die Spermiogenese intensiver wieder ein. Gemessen an den erzielten Schwangerschaften liegt die Erfolgsrate bei dieser Behandlungsform zwischen 27 und 47 %.

Bei einem durch Hypophyseninsuffizienz bedingten Hypogonadismus und erwünschter Fertilität ist eine Behandlung mit *Gonadotropinen* sinnvoll. Bewährt hat sich eine 6wöchige Initiierungs-Therapie mit 2mal wöchentlich 5000 I. E. hCG (Primogonyl®, Pregnesin®, Predalon®), das vor allem LH-Aktivität besitzt und die Leydigzellen stimuliert. Die sich daran anschließende 3mal wöchentliche Gabe von 75 I. E. hMG (Pergonal®), das LH und FSH-Aktivität enthält, plus 2000 I. E. hCG führt fast immer zur vollständigen Spermiogenese. Die Behandlungsdauer beträgt mindestens 3 Monate, muß aber bis zum Eintritt einer Schwangerschaft oft darüberhinaus fortgesetzt werden.

Ein wichtiges Anwendungsgebiet der Gonadotropine stellen Lageanomalien der Testes dar, bei denen eine hCG-Behandlung möglichst vor dem 2. Lebensjahr in Dosen von 2 × 250 I. E. pro Woche über einen Zeitraum von 5 Wochen begonnen werden sollte. Bei Jungen zwischen 3 und 6 Jahren sollten 2 × 500 Einheiten, bei über 6jährigen 2mal 1000 I. E. verabreicht werden. Neuerdings wird auch LH–RH zur Korrektur der Lageanomalien der Testes erprobt. Ebenfalls noch in der Erprobung befindet sich die Anwendung von LH–RH beim Kallmann-Syndrom. Bisher konnte sich hierbei kein klares Therapieschema durchsetzen. Die applizierte Dosis scheint von großer Wichtigkeit zu sein, da sich im Tierversuch zeigen ließ, daß eine LH–RH-Überdosierung zur sogenannten „down-regulation" bis hin zur Atrophie der Testes führen kann. Eine Überdosierung muß also in jedem Fall vermieden werden.

Bei normogonadotropen Azoospermien und Oliogozoospermien sind die therapeutischen Maßnahmen bisher nur wenig überzeugend. Dies gilt sowohl für die Applikation von *Antioestrogenen,* wie auch von einer *niedrig dosierten Testosteron-Therapie.* Neuerdings wird vor allem zur Verbesserung von Motilitätsstörungen *Kallikrein* (Padutin 100®) eingesetzt. Endgültige Beweise der therapeutischen Wirksamkeit stehen jedoch noch aus.

Die Wirksamkeit anderer therapeutischer Ansätze wie z. B. die Gabe von Arginin, Vitamin E, Schilddrüsenhormon, Corticosteroiden und Serotonin in der Behandlung der Infertilität konnte nie gesichert werden. Auch auf die Verabreichung von Testis sicca-Präparaten, die verschiedentlich bei endokriner Insuffizienz empfohlen werden, sollte wegen des fehlenden therapeutischen Konzeptes und des fehlenden Wirkungsnachweises verzichtet werden.

Arzneimittelinduzierte Störungen von Potenz und Fertilität des Mannes

W.-B. Schill und B. Przybilla

Einleitung

Medikamentös ausgelöste Potenz- und Fertilitätsstörungen beim Mann sind als Nebenwirkungen bei einer Reihe häufig eingesetzter Arzneimittel bekannt und sollten daher bei der ärztlichen Verordnung berücksichtigt werden, zumal die beobachteten Nebenwirkungen den Patienten schwerwiegend beeinträchtigen können. Manche Pharmaka beeinflussen ausschließlich die männliche Potenz, andere wiederum führen zu einer Herabsetzung oder Aufhebung der männlichen Fertilität. Schließlich gibt es Medikamente, die sowohl Potenz als auch Fertilität beeinträchtigen können.

Eine durch Medikamente ausgelöste Potenzstörung wird dem Arzt allerdings nur selten spontan mitgeteilt. Wahrscheinlich nur bei aufgeklärten Patienten sowie bei schwerwiegenden Arzneimittelnebenwirkungen auf die Sexualität erscheint eine Kontrolle durch den Arzt überhaupt möglich. Noch schwieriger wird es bei medikamentös verursachten Störungen der Fertilität, da hier vordergründige Beschwerden fehlen und die Störung meist nur bei Kinderwunsch im Rahmen einer andrologischen Untersuchung festgestellt wird, d.h. eine Medikamentenschädigung der männlichen Gonade wird überhaupt erst dann aktenkundig.

Schwierigkeiten bereitet vor allem die objektive Erfassung von Potenzstörungen, da bei einem überwiegenden Teil der Patienten ein zufälliges Zusammentreffen zwischen Medikamenteneinnahme und Potenzstörung vorzuliegen scheint. Des weiteren kann im Verlauf einer behandlungsbedürftigen Grundkrankheit bei dem Patienten erstmals eine sexuelle Versagenssituation auftreten, die dann dem Pharmakon angelastet wird, obwohl gerade die Grundkrankheit, die die medikamentöse Behandlung erforderlich macht, die Ursache für das sexuelle Versagen ist. Darüberhinaus kann das Bewußtsein, an einer chronischen Erkrankung mit der Notwendigkeit ständiger Medikamenteneinnahme zu leiden, zu psychischen Beeinträchtigungen mit sexuellen Versagenssituationen führen.

Bei der kritischen Abhandlung des gestellten Themas muß der Mangel an kontrollierten Studien hervorgehoben werden. Meist existieren nur kasuistische Mitteilungen über Beeinträchtigung von Libido und Potenz durch Medikamente, so daß eine verbindliche Stellungnahme häufig nicht möglich ist.

Ähnlich schwierig verhält es sich bei der Beurteilung von Hodenfunktionsstörungen durch Arzneimittel, insbesondere was die Frage der Reversibilität bzw. Irreversibilität von Keimepithelschäden angeht. Dabei steht u. a. im Wege, daß beim Menschen die Wirkung von Medikamenten auf die Spermatogenese schon deshalb nicht sicher beurteilt werden kann, weil die aus Tierversuchen bekannten schädigenden Medikamente für Selbstversuche zu different sind. Auch ist bei Verabreichung von Medikamenten wegen verschiedenartigster Krankheiten der Zusammenhang der schädigenden Wirkung auf das Keimepithel nicht sicher festzustellen, da ebenso krankheitsbedingte Faktoren wie Fieber, Anoxämie und Intoxikation die Spermatogenese hemmen können.

Andererseits ist bekannt, daß das Keimepithel ähnlich dem Knochenmark außerordentlich empfindlich auf die verschiedensten Noxen reagiert, so daß man davon ausgehen kann, daß jedes Medikament in der Lage ist, sich negativ auf die männliche Keimdrüse auszuwirken, wobei dies lediglich eine Frage der Dosis und Dauer der Einwirkung des Medikaments ist. Schließlich hängt die Wirkung von der Empfindlichkeit des jeweiligen Organismus ab, d. h. nicht jeder Mensch reagiert in gleicher Weise auf dasselbe Medikament. Es liegt auf der Hand, daß hier noch ein reiches wissenschaftliches Betätigungsfeld insbesondere zwischen Innerer Medizin und der Andrologie, die sich mit den Fertilitätsstörungen des Mannes beschäftigt, vorhanden ist. Nicht zuletzt fordert die zunehmende Aufklärung der Patienten und ihre kritische Auseinandersetzung mit Pharmaka ein besonderes Augenmerk auf solche Medikamente zu werfen, die zu einer Beeinträchtigung der Fertilität führen können.

Im folgenden soll bei der Besprechung unerwünschter Nebenwirkungen durch Medikamente auf die männliche Sexualität zunächst auf die Beeinträchtigung der Potentia coeundi und dann auf die Störung der Potentia generandi eingegangen werden.

Störungen von Libido und Potenz

Die Impotentia coeundi, also die Behinderung der Beischlaffähigkeit des Mannes, stellt eine Krankheit dar, die nicht nur Gesundheit und Arbeitsfähigkeit beeinträchtigen, sondern weitreichende Auswirkungen auf die gesamte Persönlichkeit des Mannes haben kann.

Medikamentös ausgelöste Störungen der Potenz sollten daher ernst genommen werden, so daß im konkreten Fall bei der Auswahl der Medikamente das Pro und Kontra abgewogen werden muß.

Die Angaben über die Häufigkeit von medikamentös induzierten Potenzstörungen z.B. während einer antihypertensiven Therapie schwanken in der Literatur zwischen 0 und 63 %. In der Regel treten arzneimittelinduzierte Potenzstörungen jedoch nur bei wenigen Patienten auf, sind aber generell abhängig von der Dosis und Dauer der Therapie sowie der individuellen Reaktion, die durch Persönlichkeit, Alter, Geschlecht, Genetik und Grundkrankheit gegeben ist. Der zur Behandlung anstehende Patientenkreis neigt nach dem Lebensalter, dem Gefäßzustand und dem psychischen Hintergrund meist ohnehin zur Impotenz. So leiden z. B. unbehandelte Hypertoniker häufiger als gleichaltrige gesunde Männer an Potenzstörungen.

Trotz der meist psychogenen Ursache von Potenzstörungen sollten jedoch die sexuellen Dysfunktionen des Patienten nicht nur als psychosomatische Beschwerden abklassifiziert bzw. der psychische Aspekt überbewertet werden, sondern es ist ratsam, immer auch an Arzneimittelnebenwirkungen als Ursache von Potenzstörungen zu denken. Wird ein Patient auf mögliche Nebenwirkungen des verordneten Medikaments im Bereich der Sexualität hingewiesen, so werden im allgemeinen auftretende Dysfunktionen richtig bewertet und die sich aufgrund von Versagenssituationen entwickelnden Depressionen und Schuld- oder Minderwertigkeitsgefühle vermieden.

Folgende Teilfunktionen der *Potentia coeundi* können durch Arzneimittel gestört werden:

1. Libido
2. Erektion
3. Ejakulation und
4. Orgasmusfähigkeit

Am störanfälligsten ist die Erektion, aber auch die Beeinträchtigung der übrigen Funktionen ist möglich, wobei häufiger kombinierte Störungen vorliegen können. Praktisch wichtig ist bei den Ejakulationsstörungen eine vorzeitige *(Ejaculatio praecox)* und eine verzögerte Ejakulation *(Ejaculatio retarda)* sowie die *retrograde Ejakulation* und die *Ejaculatio deficiens* zu unterscheiden. Bei der retrograden Ejakulation wird das Sperma in die Harnblase entleert, was durch psychische, organische oder medikamentöse Ursachen bedingt sein kann. Bei der Ejaculatio deficiens läuft der Orgasmus ab, aber infolge psychischer, organischer oder medikamentöser Ursachen wird kein Ejakulat transportiert und ausgeschleudert, so daß eine Aspermie resultiert.

Erektion und Ejakulation werden durch das autonome Nervensystem gesteuert, wobei die Erektionsfähigkeit dem parasympathischen Einfluß (S 2 bis S 4) unterliegt, während die Ejakulation durch den thorako-lumbalen Sympathikus (Th11–L3) über α-adrenerge Neurone gesteuert wird. Da außerdem zentralnervöse Einflüsse von erheblicher Bedeutung sind, stellt die Genese der arzneimittelinduzierten Potenzstörungen häufig ein komplexes Geschehen dar. Im Prinzip können Libido und Potenz durch Arzneimittel auf folgendem Wege durch einen unterschiedlichen *pharmakologischen Angriffspunkt* beeinflußt werden:

a) Zentraler Angriff im Bereich des ZNS, insbesondere der Formatio reticularis, des Zwischenhirns und des limbischen Systems. Durch eine Beeinflussung des Stoffwechsels der biogenen Amine kommt es vorwiegend zur Abnahme der Libido, aber auch zur Beeinflussung von Erektion, Ejakulation und Orgasmusfähigkeit.

b) Peripherer Angriffspunkt durch Ganglienblockade und postganglionäre Hemmung von Sympathikus und Parasympathikus.

c) Beeinflussung endokriner Regulationsmechanismen.

1. Zentrale Hemmung von Libido und Potenz durch Pharmaka

Hier kommen in erster Linie *Psychopharmaka* vom Typ der Neuroleptika in Frage, deren klassischer Vertreter das Phenothiazin Chlorpromazin (Megaphen®) ist, welches zentral dämpfend auf das tektoretikuläre System, den Thalamus und die Area postrema wirkt und anticholinerge, adrenolytische und antihistamine Potenzen entwickelt. Psychopharmaka führen infolge ihrer sedierenden Wirkung in erster Linie zur Beeinträchtigung der Libido, können aber auch infolge anticholinerger Wirkung bei chronischer Verabreichung zu Erektions-, Ejakulations- und Orgasmusstörungen führen. So kann u. a. die neuroleptische Therapie mit Thioridazin (Melleril®) das Ausbleiben des Samenergusses bewirken. Weitere Psychopharmaka, die Libido- und Potenzstörungen verursachen können, sind Antidepressiva, Tranquilizer, Hypnotika, Antiepileptika, Euphorika und Appetitzügler. Schließlich wirken alle Antihistaminika und Sedativa aufgrund der zentralen Dämpfung antilibidinös.

Eine Beeinträchtigung von Libido und Potenz ist auch durch zentral wirksame *Antihypertensiva* vom Typ Rauwolfia-Alkaloide wie Reserpin, Imidazoline wie Clonidin sowie α-Methyldopa möglich. Eine Zusammenstellung der zentral wirksamen Medikamente, die zu Libido- und Potenzstörungen führen können, findet sich in Tab. 1.

Tab. 1: Beeinflussung von Libido und Potenz durch zentral wirksame Pharmaka

Substanzgruppe	Beispiel
1. Psychopharmaka	
– Neuroleptika	
Phenothiazine	Megaphen®, Melleril®
Butyrophenone	Haldol®
– Antidepressiva	
Trizyklische Verbindungen	Nortrilen®
MAO-Hemmer	Pargylin
Lithium	Quilonum®
– Tranquilizer	
Meprobamat	Miltaun®
Benzodiazepine	Librium®, Valium®
– Hypnotika / Antiepileptika	Barbiturate
	Bromide
– Antihistaminika / Sedativa	
– Euphorika	
Alkohol, Morphin, Kokain	
Weckamine	Benzedrin®
– Appetitzügler	
Phenmetrazin	Cafilon®
Amfepramon	Tenuate®, Regenon®
Fenfluramin	Ponderax®
2. Antihypertensiva	
–Rauwolfia-Alkaloide	Sedaraupin®, Serpasil®,
(Reserpin)	Modenol®
– Imidazoline (Clonidin)	Catapresan®
– Alpha-Methyldopa	Aldometil®, Presinol®

2. Periphere Hemmung von Libido und Potenz durch Pharmaka

Hier kommen einmal *Ganglienblocker* vom Typ Mecamylamin (Mevasine®, Inversin®) und postganglionär angreifende *Parasympathikolytika* in Frage, bei letzteren insbesondere die spasmolytisch wirkenden quarternären Ammoniumverbindungen Methanthelin (Vagantin®), Methylscopolamin (Holopon®) und Butylscopolamin (Buscopan®).

Eine besondere Bedeutung kommt den *Antisympathotonika* zu, da sie bei der Hochdrucktherapie weit verbreitet Anwendung finden.

Antisympathotonika können Ejakulationsstörungen auf folgende Weise bewirken:

a) Aufhebung des Speichervermögens für Noradrenalin in den postganglionären Nervenendigungen durch Reserpin (Sedaraupin®, Serpasil®, Modenol®) und Guanethidin (Ismelin®)

b) Synthese eines „falschen Noradrenalins" mittels α-Methyldopa (Aldometil®, Presinol®, Sembrina®)

c) Blockierung der Noradrenalinrezeptoren mittels Sympathikolytika, wobei im wesentlichen α-Rezeptorenblocker wie Phentolamin 60 (Regitin®), Tolazolin (Priscol®) und Phenoxybenzamin (Dibenzyran®) für die Beeinträchtigung der männlichen Sexualfunktionen in Frage kommen. Das Auftreten von Erektionsstörungen durch den β-Rezeptorenblocker Propranolol (Dociton®) wurde ebenfalls beschrieben.

3. Libido- und Potenzstörungen durch endokrin wirksame Pharmaka

Eine normale Potentia coeundi hängt von einer Fülle von Faktoren ab, wobei der Psyche eine entscheidende Bedeutung zukommt. Zentralnervös spielt vor allem das limbische System eine große Rolle. Schließlich beeinflußt die Höhe des Testosteronspiegels das männliche Sexualverhalten, so daß man davon ausgehen kann, daß bei einem Plasmatestosteronspiegel unter 3,0 ng/ml ein direkter Zusammenhang zwischen Testosteronspiegel und mangelnder sexueller Aktivität besteht. Somit ist es möglich, durch eine Beeinflussung der Hypothalamus-Hypophysen-Gonadenachse Potenzstörungen zu induzieren. Bekannt sind solche Störungen bei *Östrogen-* (Äthinylöstradiol = Progynon®M) *und Gestagentherapie* (Gestonoroncaproat = Depostat®), insbesondere aber bei Behandlung mit dem *Antiandrogen* Cyproteronazetat (Androcur®), dem Aldosteronantagonisten Spironolacton und gelegentlich bei dem H_2-Rezeptorenblocker Cimetidin.

Schließlich gehören Libido- und Potenzstörungen zur Klinik der *Hyperprolaktinämie* und sollen auf einem spezifischen Effekt des Prolaktins beruhen. Die Wiederherstellung der Potentia coeundi nach Therapie mit Bromocriptin ist beschrieben worden. Es ist daher naheliegend, eine medikamentös induzierte Hyperprolaktinämie als weiteres pharmakologisches Prinzip im Rahmen der durch Arzneimittel ausgelösten Libido- und Potenzstörungen zu diskutieren. Pharmaka mit stimulierender Wirkung auf die Prolaktin-Sekretion sind in Tab. 2 zusammengefaßt.

Prolaktin, über dessen physiologische Funktion beim Mann bisher wenig bekannt ist, wird auf hypothalamischer Ebene hauptsächlich durch den hemmenden Einfluß des Prolaktin-Inhibiting-Faktors (PIF) reguliert. Ein PIF stellt Dopamin dar. Nachdem Dopamin auch eine Neurotransmitterfunktion bei der hypothalamischen Freisetzung von PIF zufällt, führen Dopamin-antagonistische Substanzen auf zwei verschiedenen Ebenen zu einem Anstieg der Prolaktinsekretion. So stimulieren z. B. die Dopamin-antagonistischen Phenothiazine die Prolaktinsekretion vornehmlich über eine Hemmung der hypothalamischen PIF-Freisetzung. Auch andere Psychopharmaka

Tab. 2: Pharmaka mit stimulierender Wirkung auf die Prolaktin-Sekretion

Substanzen	Medikament
– Psychopharmaka	
Chlorpromazin	Megaphen®
Perphenazin	Decentan®
Sulpirid	Dogmatil®
Amitriptylin	Laroxyl®
Pimozid	Orap®
Haloperidol	Haldol®
Metoclopramid	Paspertin®
– Opiate	
Codein, Morphin	
Methadon	L-Polamidon®
– Antihypertensiva	
Reserpin	Sedaraupin®
Alpha-Methyldopa	Presinol®
– Antihistaminika	
Cimetidin	Tagamet®
– Östrogene	
– Arginin	

(Sulpirid, Haloperidol, Amitriptylin, Metocylopramid) führen zu einer Stimulation der Prolaktinsekretion, weshalb bei psychiatrischen Patienten außer Potenzstörungen häufig Gynäkomastie und Galaktorrhoe vorkommen. Des weiteren führen Opiate, Antihistaminika (Cimetidin) und Antihypertensiva wie Rauwolfia-Alkaloide und α-Methyldopa zu einer vermehrten Prolaktinausschüttung. Nicht zuletzt ist durch Östrogene bei Männern die Induktion von Hyperprolaktinämie, Galaktorrhoe und Impotenz möglich. So wurde kürzlich bei einem Arbeiter der Pharma-Industrie, der Mestranol und Norethindron inhaliert hatte, die Induktion eines hypophysären Mikroadenoms mit Impotenz, Hyperprolaktinämie und Galaktorrhoe beschrieben. Man muß sich allerdings darüber im klaren sein, daß durch eine Hyperprolaktinämie induzierte Libido- und Potenzstörungen selten vorkommen. Die meisten Potenzstörungen in der Praxis sind sicherlich psychogener Natur. Bei 53 Patienten, die wegen Potenzstörungen in unsere andrologische Sprechstunde kamen, wurde in keinem Fall eine Hyperprolaktinämie festgestellt.

Der Vollständigkeit halber werden in Tab. 3 schließlich einige Medikamente aufgeführt, denen vereinzelt eine Beeinträchtigung des Sexualverhaltens nachgesagt wird, wobei allerdings der schlüssige Beweis z. B. in Form einer kontrollierten Studie oder zumindest durch gehäufte Mitteilung von Nebenwirkungen dieser Art in der Literatur fehlt.

Tab. 3: Beeinflussung von Libido und Potenz durch unterschiedliche Medikamente

Antiarrhythmikum:	Disopyramid (Rythmodul®)
Coronardilatator:	Perhexilin (Pexid®)
Lipidsenker:	Clofibrat (Regelan®)
	Bezafibrat (Cedur®)
Fibrinolyse-Hemmer:	Epsilon-Aminocapronsäure*
Anthelmintikum:	Thiabendazol (Minzolum®)
Antibiotikum:	Demeclocyclin (Ledermycin®)
Tuberkulostatikum:	Ethionamid (Trecator)

* Ejakulationsstörung

Störungen der männlichen Fertilität

Eine Beeinflussung der männlichen Fertilität durch zahlreiche differente Medikamente ist bekannt. Es existieren leider nur vereinzelt klinische Studien, die die Frage der Beeinträchtigung der männlichen Fertilität durch Medikamente zum Ziele haben, obwohl die Untersuchung des Spermas keine Schwierigkeiten bereitet. Aus naheliegenden Gründen wird jedoch meist auf Sperma-Untersuchungen verzichtet und damit Nebenwirkungen dieser Art zu wenig Beachtung geschenkt, so daß im Einzelfall schwerwiegende Fertilitätsstörungen resultieren können, ohne daß zunächst vom Arzt eine medikamentöse Ursache in Betracht gezogen wird.

Medikamente können *im Prinzip* eine vorübergehende Herabsetzung bzw. eine permanente Aufhebung der Zeugungsfähigkeit des Mannes durch *folgende Angriffspunkte* bewirken:

1. Hemmung der Spermatogenese
2. Hemmung der Spermatozoenreifung im Nebenhoden
3. Hemmung des Spermatozoentransports im Bereich der ableitenden Samenwege
4. Hemmung des Spermatozoenstoffwechsels und der Spermatozoenbeweglichkeit
5. Hemmung der Spermaverflüssigung und
6. Hemmung der Spermatozoenkapazitation

Am bekanntesten sind Substanzen, die eine *Spermatogenesehemmung* oder eine vorübergehende *Beeinträchtigung der Spermatozoenmotilität* bewirken. Einzelne Pharmaka vermögen auch den *Spermatozoentransport* zu verhindern. Grundsätzlich ist zwischen einer reversiblen und einer irreversiblen Beeinträchtigung der Fertilität zu unterscheiden. Die meisten Medikamente führen zu einer vorübergehenden Einschränkung der Fertilität, während irreversible Störungen mit permanenter Sterilität seltener sind.

Nebenwirkungen von Medikamenten auf die männliche Fertilität stellen sich rasch ein, wenn die Spermatozoenmotilität beeinträchtigt wird. Bewirkt das Pharmakon eine Hemmung der Spermatogenese, so ist im allgemeinen erst nach 2 bis 3 Monaten mit einem drastischen Abfall der Spermatozoenzahl im Ejakulat zu rechnen, da die Spermatogenese von den Stammzellen bis zu den ausgereiften Spermatozoen einschließlich der erforderlichen Nebenhodenpassage ca. 90 Tage beträgt. Hemmen die Medikamente jedoch spätere Stadien der Spermatogenese, so kann eine Medikamentenwirkung bereits nach wenigen Wochen mit Hilfe von Sperma-Analysen objektiviert werden. Dem Patienten kann dann auffallen, daß die milchige Beschaffenheit des Ejakulats verlorengeht und das Sperma transparenter und dünnflüssiger geworden ist.

Eine Hemmung der Spermatogenese bis hin zur Azoospermie kann einmal durch den direkten proliferationshemmenden Effekt auf das Keimepithel oder indirekt durch Hemmung der gonadotropen Partialfunktion des Hypophysenvorderlappens erfolgen.

1. Hormonal wirksame Substanzen

Da die Spermatogenese ein endokrin gesteuerter Vorgang ist, kann eine auch nur geringe Beeinflussung des hormonellen Regelsystems bereits eine empfindliche Beeinträchtigung der Spermatogenese und damit der Fertilität hervorrufen. Meist sind die Medikamente, die die hormonelle Regulation der Spermatogenese beeinflussen, selbst Hormone, die eine Spermatogenesehemmung entweder durch Bremsung der hypophysären Gonadotropinsekretion nach dem Prinzip des negativen Feedback-Mechanismus induzieren oder, wenn es sich um Antiandrogene handelt, die Testosteronwirkung am Erfolgsorgan blockieren.

Östrogene, z. B. täglich 180 mg Östradiolbenzoat, und *Gestagene,* z. B. täglich 50 mg Progesteron i. m. bzw. 30 mg Norethisteron oral, führen durch hypophysäre Hemmung der Testosteronproduktion zur Atrophie von Hoden, Prostata und Bläschendrüsen, zur Gynäkomastie und vor allen Dingen auch zu Libido- und Potenzstörungen. Das individuelle Ansprechen kann unterschiedlich sein, wobei irreversible Tubulusschäden nicht auszuschließen sind.

Androgene in Form von täglich 25 mg Testosteronpropionat i. m. oder wöchentlich 200 bis 250 mg Testosteronenanthat i. m. führen über eine Hemmung der FSH- und LH-Sekretion zu einer Suppression der Spermatogenese, wobei es in der Regel bei kontinuierlicher Therapie drei Monate nach Behandlungsbeginn zur Oligozoospermie bzw. Azoospermie kommt. Drei Monate nach Absetzen des Androgens sind erneut zahlreiche Spermatozoen im Ejakulat nachzuweisen, was man therapeutisch im Rahmen des „Rebound-Phänomens" zu nutzen versucht hat. Allerdings ist bei Langzeittherapie die Frage der Reversibilität der Spermatogenese noch nicht sicher geklärt, ebenso wie die Gefahr der Tubulus-Sklerose.

Ein ähnliches Verhalten wie die Androgene zeigen *Anabolika,* bei denen durch chemische Veränderungen des Testosteronmoleküls das Verhältnis zwischen virilisierender Wirkung und anaboler Wirkung zugunsten des Stoffwechseleffekts verschoben ist. So führt die tägliche Gabe von 30 bis 50 mg Methenolonazetat (Primobolan®) zu einer Spermatogenesehemmung.

Antiandrogene in Form des Cyproteronazetats (Androcur®) werden zur Behandlung der Hypersexualität und bei Pubertas praecox mit Erfolg eingesetzt und führen zu einer kompetitiven Hemmung der Androgenrezeptoren am Erfolgsorgan im Sinne einer chemischen Kastration. Da sich Cyproteronazetat (CPA) vom Chlormadinonazetat, einem Gestagen, ableitet, führt es gleichzeitig zu einer Hemmung der Gonadotropinsekretion des Hypophysenvorderlappens. Der Vorteil des CPA ist die völlige Reversibilität der Spermatogenese. CPA in der üblichen Dosis von täglich 50 bis 100 mg führt zu Impotenz, Adynamie und Azoospermie. Auch geringere Dosen von täglich 10 bis 20 mg zeigen eine deutliche Hemmung der Spermatogenese, ohne die Potenz zu beeinflussen. Ebenso weisen der Aldosteronantagonist Spironolacton (Aldactone®) und der H_2-Rezeptorenblocker Cimetidin (Tagamet®) antiandrogene Eigenschaften auf und können zu einer Bremsung der Spermatogenese und zu Potenzstörungen führen. Schließlich führt eine chronische *Glukokortikoidtherapie* zur Spermatogenesehemmung, wenn die täglichen Dosen mehr als 30 mg Prednisolon betragen.

2. Antispermatogene Substanzen

Zu den direkt die Spermatogenese hemmenden Substanzen gehören in erster Linie die *Zytostatika* vom Typ der Alkylantien und der Mitosehemmer. In Abhängigkeit von Dosis und Zeitdauer der Therapie kann es zur irreversiblen Spermatogeneseschädigung bis hin zur Depopulation des Keimepithels kommen, wobei lediglich die Sertolizellen die zytostatische Noxe überstehen, das Keimepithel jedoch vollständig vernichtet wird.

In die Gruppe der Zytostatika fallen auch Antibiotika, wie Actinomycin D, Mitomycin und Bleomycin sowie die bekannten Antimetabolite vom Typ der Folsäure-Antagonisten, der Purin- und Pyrimidin-Derivate. Letztere induzieren meist nur eine temporäre Spermatogenesehemmung, die nach Absetzen der Antimetabolite reversibel ist.

Weiterhin können *Psychopharmaka* vom Typ der Antidepressiva (Trimipramin = Stangyl®), der Antiemetika (Metoclopramid = Paspertin®) und der Antiepileptika (Diphenylhydantoin = Zentropil®) zu einer Hemmung der Spermatogenese führen.

Schließlich gibt es eine Reihe von *Antibiotika,* die in Abhängigkeit von der Dosis bis zum Spermatogenesestop führen können. Hervorzuheben sind Nitrofurantoin (Furadantin®), Trimethoprim/Sulfamethoxazol (Bactrim®, Eusaprim®) und Gentamicin (Refobacin®). Allerdings sind die Dosen, die eine reversible Spermatogenesehemmung bewirken können, meist so hoch, daß andere toxische Nebenwirkungen auftreten. Schließlich bestehen Hinweise, daß auch eine Reihe von weiteren *Antibiotika* wie Oxytetracyclin, Spiramycin, Cephalosporin, Chloromycetin und Penicillin G in höherer Dosierung eine Hemmung der Spermatogenese bewirken können. Sicherlich spielen hierbei individuelle Faktoren einschließlich Kumulierungseffekten eine große Rolle.

Ergänzt werden muß diese Zusammenstellung noch durch die in Tab. 4 aufgeführten Medikamente, bei deren chronischer Verabreichung eine Teratozoospermie beobachtet wurde. Allerdings ist ein direkter Zusammenhang zwischen dem jeweiligen Medikament und dem Vorliegen eines pathologisch hohen Anteils lichtmikroskopisch fehlgeformter Spermatozoen nur teilweise dadurch nachgewiesen, daß sich nach Absetzen der Medikamente der Spermiogrammbefund wieder normalisiert.

Tab. 4: Medikamente, bei denen eine Teratozoospermie beobachtet wurde:

– Hypnotika / Antiepileptika	
Carbromal	Adalin®
Diphenylhydantoin	Zentropil®
Carbamazepin	Tegretal®
– Antirheumatika	
Azapropazon	Prolixan® 300
– Tranquilizer	
Diazepam	Valium®
– Sulfonamide	
Salazosulfapyridin	Azulfidine®

3. Hemmung der Spermatozoenmotilität

Verhältnismäßig wenig ist über Medikamente bekannt, die systemisch verabreicht zu einer Hemmung der Spermatozoenmotilität führen. Bekannt ist lediglich, daß bei chronischer Verabreichung der *Chemotherapeutika Nitrofurantoin* (Furadantin®) und Phenazopyridin (Pyridium®) und der *Antibiotika* Tetracyclin (Hostacyclin®) und Gentamicin (Refobacin®) eine Asthenozoospermie auftreten kann. Auch wurden kürzlich nach Gabe des *Dopamin-Rezeptorenblockers* Metoclopramid (Paspertin®), der eines der potentesten Prolaktinsekretagoga darstellt, Spermatozoenmotilitätsstörungen nachgewiesen.

4. Hemmung des Spermatozoentransports

Eine Beeinflussung des Spermatozoentransports während der Emissionsphase aus dem Nebenhodenspeicher in die hintere Harnsamenröhre ist durch *α-adrenolytische Substanzen* möglich, so daß in Abhängigkeit vom Ausmaß der erzielten „chemischen Sympathektomie", die von der Art, Dosierung und der Einnahmedauer des Medikaments abhängt, eine retrograde Ejakulation oder eine Ejaculatio deficiens resultiert, wobei letztere auf einer neuromuskulären Transportstörung der proximalen Samenwege beruht. In jedem Fall kommt es zur Aspermie. Besonders ausgeprägt ist die Störung bei dem Antihypertensivum Guanethidin (Ismelin®), aber auch Thioridazin (Melleril®), Chlorprothixen (Taractan®, Truxal®), trizyklische Antidepressiva, Alpha-Methyldopa und Chlordiazepoxid (Librium®) können eine Aspermie hervorrufen.

Abschließend möchten wir noch einmal hervorheben, daß trotz des Mangels an kontrollierten Studien und der dadurch bedingten Einschränkungen in der Beurteilung von Medikamentennebenwirkungen doch zahlreiche Arzneimittel existieren, die insbesondere bei chronischer Gabe die männliche Sexualfunktion beeinträchtigen und zur Impotentia coeundi oder generandi führen können. Es ist die Aufgabe des Arztes, durch Kenntnis dieser Zusammenhänge die Patienten gezielt zu befragen, entsprechend zu informieren und zu beraten und gegebenenfalls die eingeschlagene medikamentöse Therapie zu überprüfen.

Hormonale Therapie der Prostataleiden

J. E. Altwein

Die Androgen-Regulation von Wachstum und Funktion der normalen Prostata ist empirisch und experimentell belegt. Hauptvertreter dieser natürlich vorkommenden männlichen Sexualsteroide ist das Testosteron; Kofaktor ist das Prolaktin (Abb. 1). Ziel der Hormontherapie der Prostataleiden ist die Suppression der androgenen Stimuli. Hierzu wird entwender die Funktion des hierarchisch gegliederten Hormonhaushaltes des Mannes (Abb. 2) gestört *(extraprostatischer* Therapieeffekt) oder die Wirkung an der erkrankten Prostata selbst blockiert *(intraprostatischer* Therapieeffekt). Das

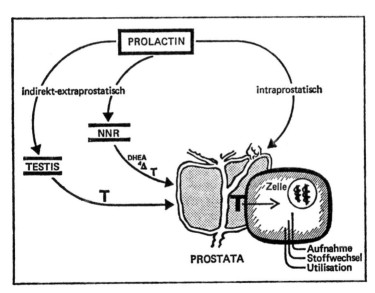

Abb. 1: Einfluß von Prolaktin auf die Prostata. Auf die testikuläre Testosteron-Synthese wirkt Prolaktin synergistisch zum LH und auf die adrenale Androgen-Synthese (DHEA = Dehydroepiandrosteron; $^4\Delta$ = Androstendion; T = Testosteron) synergistisch zum ACTH. An der Prostata-Zelle bewirkt Prolaktin eine Steigerung von Aufnahme und Verwertung von Testosteron
Aus: Jacobi, G. H., Altwein, J. E., 25

ENDOKRINIUM DES MANNES

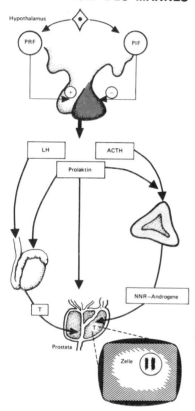

Abb. 2: Regulation der hypophysären Prolaktin-Sekretion durch den Hypothalamus. Hemmend wirken Dopamin-Agonisten oder „Antiprolaktine" (z. B. Bromocriptin) unter Vermittlung von PIF (= Prolactin-inhibiting-factor), fördernd wirken Dopamin-Antagonisten (z. B. Östrogene, aber auch Chlorpromazin), die die hypothalamischen Dopamin-Rezeptoren blockieren oder einen Prolactin-releasing-factor (PRF) freisetzen.

ideale Medikament müßte seine Wirkung ausschließlich an der Prostata entfalten, ohne unerwünschte Störung des feinen Spiels der Feedback-Regulation im Gesamtendokrinium.

Extra- und intraprostatische Wirkung von Hormonpräparaten

Die bisher erprobten Hormone und hormonähnlichen Substanzen (Hormonomimetika) wirken mit wenigen Ausnahmen (z. B. Aminoglutethimid) kombiniert extra- und intraprostatisch.

1. Östrogene (Abb. 3). Hauptrepräsentant ist das Cyren (Diäthylstilböstrol), dessen supprimierender Wirkung an der Hypophyse (1) eine Abnahme der testikulären Testosteron-Synthese folgt. Dieser indirekte androgenoprive Effekt wird direkt durch eine Hemmung der Testosteronsynthese verstärkt (2). An der Nebenniere wirken Östradiol und Cyren als Hemmer der Androgensynthese (3,4). Unerwünscht ist die Cyren-induzierte Hyperprolaktinämie (5), die auch unter der Behandlung mit Honvan® (Diäthylstilböstrol-diphosphat) und Progynon-Depot® (Östradiolundecylenat) auftritt (6). Estradurin® (Polyöstradiol-phosphat; wasserlösliches Depot-Präparat) scheint in einer Dosis von 80 mg/4 Wochen i.m. dir Prolaktinausschüttung nicht zu steigern, wirkt aber auch nur schwach auf die Hypophyse und Testes. Die adrenale Funktion bleibt unbeeinträchtigt (7).

Merbentul® (Chlorotrianisen; chemisch verwandt dem Clomiphen) ist ein endokrinologisch interessantes, oral anwendbares synthetisches Östrogen, das extraprostatisch *exklusiv* die testikuläre Testosteron-Synthese behindert (1). Im Sinne des therapeutischen beabsichtigten androgenopriven Effektes ist der Sexualhormon-Bindungsglobulin-Anstieg günstig (1).

Die intraprostatische Wirkung der Östrogene ist noch nicht vollständig geklärt. Im Experiment wirken Östrogene paradox: hemmend und stimulierend auf das Prostatawachstum (8). Beim Tier nimmt die Prostatagröße durch ein Überwuchern von fibromuskulärem Gewebe zu, während das Drüsenepithel atrophiert (9). Beim Mann wurde

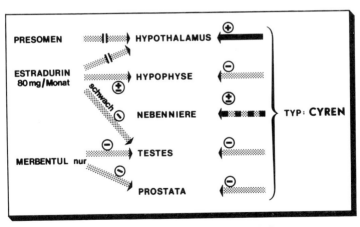

Abb. 3: Einfluß von Östrogenen auf die Androgenregulation.

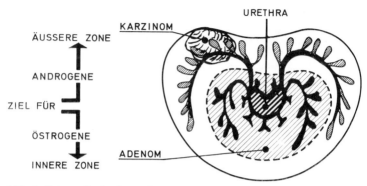

Abb. 4: Schematische Darstellung des Prostataquerschnittes auf dem Niveau des Colliculus seminalis.

nachgewiesen, daß der fibromuskuläre Anteil im Prostataadenom gleichsinnig mit den Plasma-Östrogenen ansteigt (10). Vereinfacht ergibt sich eine Unterteilung der Prostata in eine innere Östrogen- und eine äußere Androgen-abhängige Zone (Abb. 4).

Eine unmittelbar gegen die Prostatakarzinom-Zelle gerichtete Östrogenwirkung beispielsweise durch Hemmung nukleärer Enzyme ist zu vermuten (11).

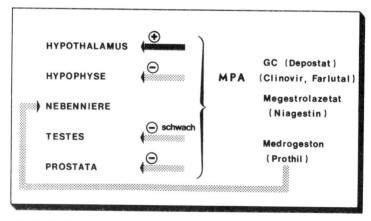

Abb. 5: Einfluß von Gestagenen auf die Androgenregulation. GC = Gestonoroncapronat; MPA = Medroxyprogesteron-azetat.

2. Gestagene (Abb. 5). Wegen der geringen Nebenwirkungen gewannen Gestagene im Therapieplan der Prostataleiden zunehmend an Bedeutung. Die hypophysäre Suppression von LH und FSH ist ausgeprägt bei den synthetischen Progesteron-Derivaten: MPA (Medroxyprogesteron-azetat, Clinovir®, Farlutal®), Megesterolazetat (Niagestin®) und Gestonoroncapronat (Depostat®) (12, 13). Medrogeston (Prothil®) unterbricht die adrenale Androgensynthese (Abb. 5) und die Neubildung von Testosteron im Hoden (14). Intraprostatisch wurde eine Hemmung der Dihydrotestosteronbildung (= entscheidender Mediator der intrazellulären Testosteronwirkung) im Prostatacarcinom für Depostat® (15) und Niagestin® (12) sowie eine Beeinträchtigung der Bindung an den intrazellulären Dihydrotestoronrezeptor (12) nachgewiesen. Eine hypothalamische Stimulation mit konsekutivem Prolaktin-Anstieg ist nicht auszuschließen.

3. „Anti-Hormone". Bestimmte Verbindungen, die in überwiegendem Maße mit der

- Freisetzung (z. B. Antiprolaktine), oder
- Synthese (z. B. „anti-adrenale" Hormone)
- Wirkung (z. B. Antiandrogene)

körpereigener Hormone (im Hinblick auf ihre Anwendung zur Behandlung der Prostataleiden zumeist Androgene) interferieren, kön-

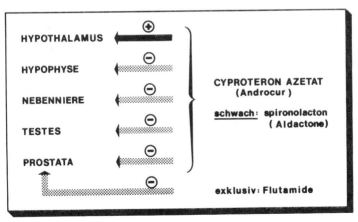

Abb. 6: Einfluß von Antiandrogenen auf die Androgenregulation.

nen unter dem Dachbegriff „Anti-Hormone" zusammengefaßt werden.

a. Antiandrogene (Abb. 6). Der praktisch wichtigste Vertreter ist das Androcur® (Cyproteron-azetat), das chemisch dem Gestagen Chlormadinon-azetat ähnelt. Androcur® unterdrückt die LH- und FSH-Freisetzung (16) und hemmt die testikuläre und adrenale Androgensynthese, so daß das Plasma-Testosteron fällt (6). Da aber auch das Sexualhormon-Bindungsglobulin sinkt, verändert sich die Menge des im Plasma gebundenen und somit biologisch inaktiven Testosterons im Gegensatz zu den Östrogenen nicht (17). Unerwünschte Folge der Androcur®-Anwendung ist eine Hyperprolaktinämie (6). Kürzlich wurde auf eine langanhaltende ACTH-Suppression hingewiesen (18). An der Prostata wirkt Androcur® als „End-Organ-Antagonist" der nukleären Testosteron-Wirkung entgegen (19).

Spironolakton (Aldactone®) ist ein schwacher adrenaler und testikulärer Androgensynthesehemmer (20), wohingegen Flutamide (4-Nitro-3-Trifluoromethylisobutyranilid; Schering Corporation, USA) als „reines" Antiandrogen nahezu ausschließlich auf die Prostata wirkt (Androgen-Rezeptor-Blockade; 21). Allerdings tritt im Laufe der Flutamide-Behandlung des Prostatakarzinoms ein leichter Plasma-Testosteron-Anstieg infolge einer gesteigerten Testosteron-Produktionsrate auf (23). Einer Zulassung in der BRD stehen u. a. eine Störung des Cortisol-Metabolismus infolge einer intrahepatischen Cholestase und sogar Leberzellschädigung entgegen (22).

b. Antiprolaktine. Substanzen, die die *dopaminergen* Neuronen der ventralen Kerngebiete des Hypothalamus oder Dopaminrezeptoren im Hypophysenvorderlappen stimulieren, senken den Prolaktin-Spiegel im Plasma (24). Die wichtigsten *Dopamin-Agonisten* oder Antiprolaktine sind Bromocriptin und Lisurid. Praktische Bedeutung für die Behandlung der Prostataleiden gewann das Mutterkornalkaloid Bromocriptin (Pravidel®) (25). Die Prolaktin-Suppression ist ausgeprägt, eine antigonadotrope Aktivität fehlt. Ein mäßiger Testosteron-Abfall tritt ein (26). Die intraprostatische Wirkung ist gekennzeichnet durch eine Abnahme des Testosteron-Einstromes in das Prostatacarcinomgewebe (26; vgl. Abb. 1)

c. „Antiadrenal" wirksame Pharmaka. Unerwünschte Nebenwirkung der Östrogen-Therapie des Prostatacarcinom-Patienten ist eine ACTH-abhängige (mit Prolaktin als Co-Hormon; Abb. 1 und 2) Zunahme der Synthese adrenaler Androgene mit sekundärem Testosteron-Anstieg im Plasma (27, 28). Beim „hormontauben" Prostatacarcinom war daher die Adrenalektomie geübte Praxis. Mit *selektiven Hemmern der Androgensynthese* wie Aminoglutethimid wird der gleiche Effekt auf chemischem Wege erreicht („chemische Adrenalektomie"; 29). Im Gegensatz zu Gestagenen und Antiandrogenen, die gleichfalls die Androgensynthese drosseln, unterdrückt Aminoglutethimid die Androgen-Synthese auf einer früheren Stufe, so daß Cortisol und Aldosteron mitbetroffen sind (unerwünschte Nebenwirkung).

Konsequenzen für die praktische Anwendung der Hormone

PROSTATAOPATHIE. In der Praxis erscheinen Patienten mit „prostatischen" Beschwerden häufig als Crux medicorum; denn eine echte mikrobielle Entzündung ist nur in 30 % der 20–50jährigen Männer nachzuweisen. Für die Prostatopathie ist der fehlende pathologische Organbefund bei überwertigen, schillernden Beschwerden kennzeichnend. Nach erfolgloser spasmo-analgetischer Behandlung und Psychotherapie sollte der Patient darauf hingewiesen werden, daß eine Besserung seiner Beschwerden (Kongestion, Prostatorrhoe) durch Androcur®(300 mg i. m.) erreicht werden kann. Wichtig ist der Hinweis auf die temporäre Impotenz.

PROSTATAADENOM (PA). Die Inzidenz des PA steigt exponentiell mit dem Alter. 32 % der 60jährigen und 45 % der 70jährigen werden behandlungsbedürftig. Empirische und experimentelle Beobachtungen stützen zwar eine Hormontherapie, dennoch konnten sorgfältige, krankheitsadäquate klinische Prüfungen mit Androgenen, Östrogenen, Gestagenen, Antiandrogenen und Antiprolaktinen nicht überzeugen (Tab. 1). Werden Hormone unter palliativer Zielsetzung gegeben, stellen die Nebenwirkungen eine besondere Hypothek dar (Tab. 2).

Folgende Gründe erklären die Diskrepanz zwischen theoretisch gerechtfertigter Hormonanwendung beim PA, aber praktisch geringem Nutzen:

1. Hormone sind möglicherweise nur präventiv wirksam, d. h. sie müßten *vor* der Adenomentstehung (zu Beginn des Climacterium virile) zugeführt werden.

2. Die Dosierung der Hormone wurde willkürlich gewählt. Sie richtet sich nach dem Ausmaß zu erwartender Nebenwirkungen, praktischen und ökonomischen Gesichtspunkten.

Tab. 1: Behandlung des obstruktiven Prostataadenoms mit Hormonpräparaten

Art	Präparat	N	Ergebnis	Referenz
Androgen/Östrogen	Testosteron propionat + Cyren A	44	keine Besserung im Vergleich zur Kontrollgruppe	Kaufman et al., 1959
Östrogen	Premarin	56	Keine Kontrollen. Keine objektive Besserung	Roberts 1966
Gestagen	Norlutin	40	Keine Besserung im Vergleich zur Kontrollgruppe	Wolf et al., 1968
	Niagestin®	36	Im Doppelblindversuch nicht besser als Plazebo	Donkervoort et al. 1975
	19-Norprogesteron	23	Im Doppelblindversuch nicht besser als Plazebo	Hald et al., 1972
	Prothil®	24	Doppelblindversuch mit Crossover. Beobachtung < 1 Jahr. Keine objektive signifikante Besserung	Ragno et al., 1971
	Depostat®	24	Keine Kontrollen. Restharnrückgang von 76 auf 42 ml (praktisch bedeutungslos).	Aubrey et al., 1971
	Primostat	39	Im Doppelblindversuch nicht besser als Plazebo	Meiraz et al., 1977
Antiandrogen	Androcur®	13	Keine Kontrollen. Ohne signifikante Wirkung	Scott et al., 1969
	Flutamide	30	Im Doppelblindversuch nicht besser als Plazebo	Caine et al., 1975
	Aldactone®	41	Im Doppelblindversuch nicht besser als Plazebo	Castro et al., 1971
Antiprolaktin	Pravidel®	9	Im Doppelblindversuch Besserung bei 3/9 Patienten	Farrar et al., 1976

Tab. 2: Nebenwirkungen der Hormontherapie des Mannes

Gruppe	Präparat	Nebenwirkung
Östrogene	Diäthylstilböstrol	Nausea, Erbrechen, Purpura, Thromboembolien, Leberfunktionsstörungen, Impotenz
Gestagene	Depostat® Clinovir® Niagestin®	Impotenz, selten: Steroiddiabetes, Hypertension Hyperhidrose
Antiandrogene	Androcur® Aldactone® Flutamide	Impotenz, Leberfunktionsstörungen, Idiosynkrasie, Hyponatriämie, Azidose, Diarrhoe, Urticaria, Hirsutismus Leberfunktionsstörungen
Antiprolaktine	Pravidel®	Nausea, Vomitus, hypotone Kreislaufregulationsstörungen

3. Die hormonell induzierte Umwandlung eines großen „saftigen" PA in einen kleinen fibrotischen Ring ist keineswegs mit einer Erleichterung der Blasenentleerung kombiniert. Franks (30) beobachtete die schwersten Obstruktionsfolgen bei den kleinen fibrosierten Prostatatae.

PROSTATACARCINOM (PK). 1979 wird das PK in der Skala der Krebshäufigkeit bei Männern an die zweite Stelle gerückt sein (31). 64 % dieser Erkrankten werden zum Diagnosezeitpunkt bereits Metastasen haben (31), so daß eine *systemische* Therapie notwendig ist. Dies bedeutete bisher für den Betroffenen eine lebenslange kontrasexuelle Therapie. Dieses Behandlungsprinzip geriet ins Wanken als offenbar wurde, daß Östrogene, entscheidende Stütze der konventionellen Behandlung, die Überlebenszeit der Patienten mit PK nicht nur nicht verlängerten (32), sondern sogar durch eine erhöhte kardiovaskuläre Todesrate verkürzen konnten (33). Besonders betroffen waren theoretisch langlebige Patienten mit nicht-metastasierenden Tumoren (Abb. 7).

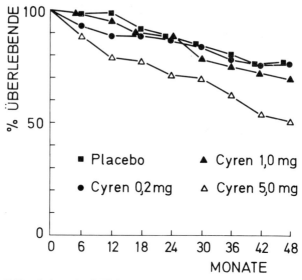

Abb. 7: Ergebnisse der II. VACURG (= Veterans Administration Cooperative Urological Research Group)-Studie (34). 294 Patienten mit einem lokal fortgeschrittenen, aber nicht-metastasierenden Prostatakarzinom wurden randomisiert mit Placebo, 0,2 mg, 1,0 mg oder 5,0 mg Diäthylstilböstrol (Cyren) p. o. behandelt. Nach 48 Monaten zeigte diese Phase-III-Studie, daß in der 5,0 mg Cyren-Gruppe die Überlebensrate um 27 % kleiner war als in der Placebo-Gruppe (als Folge einer gestiegenen kardiovaskulären Mortalität).

Verzögerte, angepaßte Hormontherapie

Wegen der auf etwa 5 Jahre begrenzten Östrogen-Schutzwirkung in der Behandlung des Prostatacarcinoms (32) schien eine *verzögerte,* der Krankheitsprogression *angepaßte* Hormontherapie zweckmäßig. Es konnte gezeigt werden, daß die Überlebenszeit der Patienten dadurch nicht verkürzt wird (34). Daher wird heute die Auffassung vertreten, daß es von geringem Wert ist, Hormone vor Einsetzen von Beschwerden oder Zeichen der Tumorprogression, Leistungsknick, Anämie, obstruktive Miktionsbeschwerden, Harnstauungsniere, anzuwenden (35, 36). Diese angepaßte Hormontherapie bietet den Vorteil, bei Schmerzen noch ein sicher wirksames Östrogen zur Verfügung zu haben.

Metastasierendes Prostatacarcinom: Therapierichtlinien

▶ Östrogene sollten nicht angewendet werden, bis Symptome oder Allgemeinzustand des Kranken es erfordern.

▶ Im allgemeinen sollte die Orchiektomie alleine ausgeführt werden.

▶ Wenn Östrogene nach symptomatischem oder klinischem Relaps des orchiektomierten PK-Patienten angewendet werden, ist die kritische Östrogen-Dosis (äquivalent zu 3 mg Cyren A; Tab. 3) zu beachten (Abb. 7). Die Wirkungsgleichheit der konjugierten Östrogene (Presomen®) im Vergleich zu Cyren A wurde in einer Phase-III-Studie mit 988 randomisierten Patienten überprüft (37).

▶ Eine low-dose Östrogenbehandlung (äquivalent zu 1 mg Cyren A; vgl. Tab. 3) ist der kritischen Östrogendosis lediglich im Hinblick auf die Androgensuppression unterlegen.

▶ Dies ist für den kastrierten Patienten ohne Bedeutung und für den nicht kastrierten ohne Einfluß auf die Überlebenszeit (Abb. 8).

▶ Die parenterale Östrogen-Anwendung (Estradurin®, Progynon Depot®) hat den Vorteil der garantierten Zufuhr und der fehlenden

Tab. 3

ÄQUIEFFEKTIVE ÖSTROGEN-DOSEN ≙ 3 mg CYREN p.o.
● PROGYNON® M   0,2 mg = 1 TABL. tgl.
● HONVAN®   360 mg = 3 TABL. tgl.
● MERBENTUL®   24 mg = 1 TABL. tgl.
● PRESOMEN®   7,5 mg = 6 TABL. tgl.
MINIMALE PARENTERALE WIRKDOSIS: 0,25 mg CYREN i m tgl.

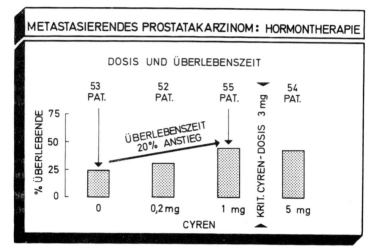

Abb. 8: In der II. VACURG-Studie (34) wurden 214 Patienten mit einem metastasierenden Prostatakarzinom randomisiert mit Placebo, 0,2 mg, 1,0 mg oder 5,0 mg Cyren behandelt. Erst 1,0 mg Cyren verlängerte die Überlebensrate signifikant. Eine weitere Dosis-Steigerung blieb ohne Einfluß auf das Überleben.

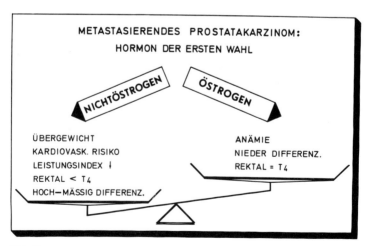

Abb. 9

Leberaktivierung, aber den Nachteil einer möglichen Tumorprogression im therapiefreien Intervall und einer schwierigen Dosierung (beim Estradurin® werden beispielsweise 40–160 mg i. m./4 Wochen zur Remissionsinduktion empfohlen; die minimale parenterale Wirkdosis ist für Estradurin® noch unbekannt; vgl. Tab. 3).

▶ Die hochdosierte Östrogenbehandlung (Honvan®-Infusion) wird nur kurzfristig bei akuter Behandlungsbedürftigkeit angewendet.

▶ Das Hormon der *ersten Wahl* sollte bei Übergewicht, kardiovaskulären Risikofaktoren etc. (Abb. 9) ein Nicht-Östrogen (Tab. 4) sein; denn unter diesen Voraussetzungen ist das Risiko, an den Östrogenkomplikationen zu sterben, größer als an den Tumorfolgen (38).

▶ Die *Nebenwirkungen* der Östrogentherapie (Tab. 5) erfordern eine sorgfältige Überwachung der Patienten. Pravidel® supprimiert die Östrogen-induzierte Hyperprolaktinämie und beugt der Gynäkomastie vor.

Tab. 4

NICHT-ÖSTROGENE HORMONE ZUR BEHANDLUNG DES METASTASIERENDEN PROSTATAKARZINOMS		
PRÄPARAT	WIRKUNG	DOSIS
ANDROCUR	ANTIANDROGEN + GESTAGEN	300 mg i.m./ Woche 100 mg p.o./ d
CLINOVIR	GESTAGEN	150 mg i.m./Woche 30 mg p.o./ d
FARLUTAL	GESTAGEN	30 mg p.o./ d
NIAGESTIN	GESTAGEN	60–120 mg p.o./ d

Tab. 5: Nebenwirkungen der Östrogentherapie des Prostatakarzinoms

Nebenwirkung	Antidot
Potenz- und Libidoverlust	
Gynäkomastie	Pravidel
Psychische Veränderungen	
Kardiovaskuläre Komplikationen (Thrombose)	Colfarit
Störungen der Nebennierenfunktion	
Störungen der Erythropoese	
Störungen des Fett- und Eiweißstoffwechsels	
Temporäre Leberfunktionsstörungen	
Salz-Wasserretention	Lasix

Erstbehandlung der metastasierenden Prostatacarcinome

Für die Behandlung des „virginellen" PC ergibt sich folgendes Konzept, das gemäß der individuellen Entscheidung des Arztes variiert werden kann:

1. Patienten *ohne Schmerzen* und einer Lebenserwartung von > 10 Jahren (biologisch „jung") eignen sich für eine primäre Chemotherapie (z. B. 5-Fluorouracil); Abb. 10).

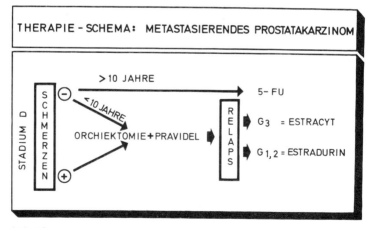

Abb. 10

2. Patienten *ohne Schmerzen* und einer Lebenserwartung > 10 Jahren (biologisch „alt") werden orchiektomiert und erhalten Pravidel® (einschleichend bis 7,5 mg/Tag p. o.).

3. Patienten *mit Schmerzen* werden bei fehlender Ansprechbarkeit trotz Orchiektomie/Pravidel® mit folgender Standardtherapie weiterbehandelt:

Honvan®-Infusionen (1,2 g/Tag bis 15 g Gesamtdosis) Estradurin® (40–80 mg/4 Wochen i. m.
  oder Östrogen oral (vgl. Tab. 3).

Beim niederdifferenzierten PK ist Estracyt® (4–6 × 140 mg/Tag p. o.) zweckmäßig. Die sog. Bausteintherapie des PK wird noch in einer nationalen Verbundstudie überprüft.

Literatur

Baker, H. W. G., Burger, H., de Kretser, D., Straffon, W.: Effects of synthetic oral estrogens in normal man and in patients with prostatic carcinoma; lack of gonadotrophin suppression by chlorotrianisene. Clin. Endocrinol. **2,** 297, (1973)

Oshima, H., Wakabayaski, K., Tamoki, B., I: The effect of synthetic estrogen upon the biosynthesis in vitro of androgen and luteinizing hormone in the rat. Biochem. biophys. Acta **137,** 356 (1967)

Goldman, A. S.: Further studies of steroidal inhibitors of Δ^5-3β-hydroxysteroid dehydrogenase and Δ^5-3β-ketosteroid isomerase in pseudomonas testosteroni and in bovine adrenals. Clin. Endocrinol. Metab. **28,** 1539, (1968)

Yanihara, T., Troen, P.: Studies of the human testis. III. Effect of estrogen on testosterone formation in human testis in vitro. Clin. Endocrinol. Metab. **34,** 968, (1972)

Boyns, A. R., Cole, E. N., Phillips, M. E. A., Hillier, S. G., Cameron E. H. D., Griffiths, K., Shohmanesh, M., Feneley, R. C. L.: Plasma prolactin, G H, LH, FSH TSH and testosterone during treatment of prostatic carcinoma with estrogens. Eur. J. Cancer **10,** 445, (1974)

Altwein, J. E., Jacobi, G. H.: Estrogen versus cyproterone acetate in untreated inoperable carcinoma of the prostate, 3. Kongreß der Europäischen Gesellschaft für Urologie, Monte Carlo, 14. bis 18. 6. 1978.

Lukkarinen, O., Hammond, G. L., Konturn, M., Vihko, R.: Testicular steroid secretion and peripheral serum steroid concentrations in patients with prostatic carcinoma after short-term estrogen treatment. Invest. Urol. **16,** 453, (1979)

Grayhack, J. T.: Pituitary factors influencing growth of the prostate Natl. Cancer Inst. Monogr. **12,** 189, (1963)

Tisell, L. E., Andersson, H., Angervall, L.: A morphological study of the prostatic lobes and the seminal vesicals of castrated rates injected with oestradiol and/or insulin: Urol. Res. **4,** 63, (1976)

Seppelt, U.: Correlation among prostate stroma, plasma estrogen levels, and urinary estrogen excretion in patients with benign prostatic hypertrophy. Clin. Endocrinol. Metab **47,** 1230, (1978)

Davies, P., Fahmy, A. F., Pierrepoint, C. G., Griffiths, K.: Hormonal effects in vitro on prostatic rib. acid polymerase. Biochem. J. **129,** 1167, (1972)

Geller, J., Albert, J., Yen, S. S. C.: Treatment of advanced cancer of the prostate with megestrol acetate. Urology **12,** 537, (1978)

Denis, L., Declercq, G.: Progestogens in prostatic cancer. Eur. Urol. **4,** 162, (1978)

Geller, J. J., Fruchtman, B., Newman, H., Roberts, T., Silva, R.: Effect of progestational agents on carcinoma of the prostate. Cancer Chemother. Rep. **51**/41 (1967)

Altwein, J. E., Orestano, F., Hohenfellner, R.: Testosterone turnover in cancer of the prostate. Suppression by gestagene in vitro. Invest. Urol. **12,** 157, (1974)

Donald, D., Espiner, E. A., Cowles, R. J., Fazackerley, J. E.: The effect of cyprotrone acetate on the plasma gonadotrophin response to gonadotrophin releasing hormone. Acta endocrinol. **81,** 680 (1976)

Bartsch, W., Horst, H. J., Becker, H., Nehse, G.: Sex hormone binding globulin binding capacity, testosterone, 5d-dihydrotestosterone, oestradiol and prolactin in plasma of patients with prostatic carcinoma under various types of hormonal treatment. Acta endocrinol. **85,** 650, (1977)

Girard, J., Baumann, J. B., Bühler, Ul, Zuppinger, K., Haas, H. G., Staub, J. J., Wyss, H. I., Cyproterone acetate and ACTH adrenal function. Clin. Endocrinol. Metab. **47,** 581 (1978)

Walsh, P. C., Korenman, S. G.: Mechanism of androgenic action: Effect of specific intracellular inhibitors, J. Urol. **105,** 850, (1971)

Baba, S., Murai, M., Jitsukawa, S., Hata, M., Tazaki, H.: Antiandrogenic effects of spironolactione: Hormonal and ultrastructural studies in dogs and men. J. Urol. **119,** 375 (1978)

Del Pozo, E. R., Brun del Re, R., Varga, L., Friesen, H.: The inhibition of prolactin secretion in man by CB 154 (2-Br-d-ergocryptine), Clin. Endocrinol. Metab. **35,** 768, (1972)

Jacobi, G. H., Altwein, J. E.: Bromocriptin, ein neues therapeutisches Prinzip beim Prostata-Adenom und -Karzinom. Grundlagen, Möglichkeiten, Grenzen. Dtsch. med. Wochenschr. **103,** 827, (1978)

Jacobi, G. H., Sinterhauf, K., Kurth, K. H., Altwein, J. E.: Bromocriptine and prostatic carcinoma: Plasma kinetics, production and tissue uptake of H^3-testosterone in vivo. J. Urol. **119,** 240 (1978)

Altwein, J. E., Bandhauer, K.: Langzeituntersuchungen der testikulär-hypophysären Wechselbeziehungen beim Prostatakarzinom. Akt. Urol. **7,** 101,

Cowley, T., Bronsey, R., Harper, M. E., Peeling, W. B., Griffiths, K.: The effect of ACTH on plasma testosterone and androstenedione concentrations in patients with prostatic carcinoma. Acta endocrinol. **81,** 310, (1976)

Robinson, M. R. G., Thomas, B. S.: Effect of hormonal therapy on plasma testosterone levels in prostate carcinoma. Br. med. J. **4,** 391, (1971)

Franks, L. M.: in Advances in the study of the prostate, Heinemann, London, p. 5, (1969)

Silverberg, E.: Cancer statistics. CA **29,** 6, (1979)

Emmett, J. L., Greene, K., Papantoniou, A.: Endocrine therapy in carcinoma of the prostate gland: 10-year survival studies. J. Urol. **83,** 471, (1960)

VACURG: Treatment and survival of patients with cancer of the prostate. Surg. Gynecol. Obstet. **124,** 1011 (1967)

Byar, D. P.: The Veterans Administration Cooperative Urological Research Group's studies of cancer of the prostate. Cancer **32,** 1126, (1973)

Murphy, G. P.: Current status of therapy in prostatic cancer. Urologic Pathology: The Prostate, Herausgeber M. Tannenbaum, Lea & Febiger, Philadelphia (1977) p. 225

Paulson, D. F.: The role of endocrine therapy in the management of prostatic carcinoma. In: Genitourinary Cancer, Herausgeber D. G. Skinner und J. B. de Kernion, W. B. Saunders, Philadelphia (1978)

Byar, D. P.: VACURG studies on prostatic cancer and its treatment. Urologic Pathology: The Prostate, Herausgeber M. Tannenbaum, Lea & Febiger, Philadelphia p. 241, (1977)

Byar, D. P., Corle, D. K.: Selecting optimal treatment in clinical trials using covariate information. J. Chronic. Dis. **30,** 445, (1977)

Die Behandlung der Prostatahyperplasie

B. Kopper und M. Ziegler

Die Prostatahyperplasie (sog. Prostata-Adenom) – eine typische Erkrankung des höheren Mannesalters – entwickelt sich nach dem 40. Lebensjahr und führt zu ersten Symptomen um das 50. Lebensjahr. Mit steigender Lebenserwartung wächst die Zahl der behandlungsbedürftigen Patienten, da 30 % der 60jährigen und 45 % der 70jährigen Männer unter adenombedingten Blasenentleerungsstörungen leiden. Die Problematik der konservativen Behandlung des Prostata-Adenoms hat Alken (1) 1973 aufgezeigt: „Der Wunschtraum, durch medikamentöse Therapie (Tab. 1) vom Kürbiskern bis zum Hormon an der pathologisch-anatomisch definierten Neubildung im Bereich der prostatischen Harnröhre, dem Adenom, eine echte Verminderung seiner Größe und seines Gewichtes zu erreichen, um gegebenenfalls einen operativen Eingriff zu vermeiden, ist uralt. Wenn man von den Zaubermitteln absieht, sind sämtliche pharmakologisch und pharmakodynamisch definierbaren Medikamente zur konservativen Adenombehandlung in den letzten Jahren klinisch geprüft worden mit dem Ergebnis, daß die subjektiven Symptome und die Funktion der Blasenentleerung sich bessern können, sich aber an der pathologischen Gewebsneubildung nichts ändert". Die hervorragenden Ergebnisse einer operativen Prostata-Adenombehandlung stehen in krassem Gegensatz zu den Mißerfolgen medikamentöser Behandlungsversuche. Das erscheint besonders deshalb paradox, weil zahlreiche empirische Beobachtungen und experimentell-endokrinologische Untersuchungen eigentlich das Gegenteil erwarten ließen (4).

Morphologisch handelt es sich bei der Prostatahyperplasie um eine Hyperplasie von Drüsen und/oder fibromuskulären Elementen der periurethralen Mantelzone (Innendrüse) im Bereich der prostati-

Tab. 1: Medikamentöse Therapie der Prostatahyperplasie

1. Hormone
2. Pflanzen- und Organextrakte
3. Calciumantagonisten
4. α-Rezeptoren-Blocker
5. Polyen-Makrolide

schen Harnröhre (2/3). Durch expansives Wachstum des periurethralen Gewebes wird die eigentliche Prostata (Außendrüse) so nach peripher gedrängt, daß sie das sog. Adenom schließlich als „chirurgische Kapsel" umgibt, im Modell vergleichbar einer Apfelsine, wobei das Fruchtfleisch dem hyperplastischen Gewebe und die Schale der nach peripher gedrängten Prostata entspricht.

Sowohl Morphologie als auch Funktion der Prostata sind androgenabhängig. Androgene scheinen auch an der Entstehung der Prostatahyperplasie beteiligt zu sein. Untersuchungen der letzten Jahre, die den Testosteronstoffwechsel in der hyperplastischen Prostata zum Ziel hatten, deuten darauf hin, daß ein abnormer Testosteron-Metabolismus in der Prostata in ursächlichem Zusammenhang mit der Größenzunahme der Innendrüse steht. So konnte in den hyperplastischen Bezirken der Innendrüse eine höhere Konzentration des Testosteron-Metaboliten 5-alpha-Dihydrotestosteron als in der eigentlichen Prostata nachgewiesen werden (9/16). Das 5-alpha-Dihydrotestosteron scheint nach derzeitiger Auffassung eine entscheidende Bedeutung in der Pathogenese der Prostatahyperplasie zu haben. Darauf deuten auch tierexperimentelle Untersuchungen hin (18). So konnte bei kastrierten Hunden durch Verabreichung von 5-alpha-reduzierten Testosteronmetaboliten die Entwicklung einer Prostatahyperplasie induziert werden.

Nach wie vor lückenhaft ist das Wissen über die synergistische oder auch antagonistische Wirkung anderer Hormone auf die Entstehung der Hyperplasie. So ist offen, welche Bedeutung dabei dem Prolactin und den Östrogenen zukommt, deren Konzentration im Plasma bei abnehmendem Plasma-Testosteron mit zunehmendem Alter ansteigt.

Die Größenzunahme der Innendrüse kann in ihren einzelnen Anteilen verschieden stark ausgeprägt sein und je nach Lokalisation und Entwicklungsrichtung den Blasenauslaß mehr oder weniger verlegen. Die rektal zu tastende Adenomgröße und der Schweregrad der Entleerungsstörung gehen somit nicht parallel, d. h. nicht jeder Adenomträger ist Adenomkranker. So kann bei vesikaler Entwicklung der rektale Tastbefund trotz ausgeprägter Dysurie normal sein, während bei vorwiegend nach lateral oder dorsal entwickelter Hyperplasie rektal ein mächtiges Adenom imponieren kann, ohne daß Miktionsbeschwerden bestehen. Die Adenomkrankheit läßt sich klinisch in 3 Stadien einteilen:

I Reizstadium, kein Restharn
II beginnende Dekompensation, Restharn
III Dekompensation der Blase, Rückstauschäden.

Im *Stadium I* überwiegen die subjektiven, d. h. dysurischen Beschwerden: verzögerter Miktionsbeginn, abgeschwächter Harnstrahl, Harnträufeln, Pollakisurie, Nykturie, Restharn besteht nicht, die Harnblase kann den erhöhten Auslaßwiderstand noch kompensieren. Urethrocystoskopisch und -cystografisch imponieren die Engstellung der prostatischen Urethra oder des Blasenausganges bzw. das Bild der Balkenblase, Ausdruck einer Hypertrophie der Blasenmuskulatur.

Das *Stadium II* ist durch Restharnbildung infolge Dekompensation des Blasenmuskels charakterisiert. Dieses Stadium kann mit Steinbildung, Infektion und bei entsprechend großem Adenom mit Blutungen aus gestauten Venen des Blasenhalses einhergehen. Die Aufstauung des oberen Harntraktes mit Hydronephrose und konsekutiver Nierenparenchymschädigung des *Stadiums III* ist Ausdruck einer vollständigen Erschöpfung der Kompensationsfähigkeit der Harnblase. Symptomatisch manifestieren sich neben einer Ischuria paradoxa (Überlaufblase) die Fernsymptome der Niereninsuffizienz wie Inappetenz, Gewichtsverlust und Anämie.

Hormontherapie:

Die bisher gewonnenen Kenntnisse über die Hormonabhängigkeit der Prostatahyperplasie schlagen sich in entsprechenden Therapieversuchen (Tab. 2) nieder. Für die medikamentöse Beeinflußbarkeit der Adenomkrankheit ergeben sich aufgrund der bis heute vorliegenden Untersuchungen folgende Angriffspunkte (4):

1. Blockierung der Androgenaufnahme in die Prostatazellen.
2. Blockierung der Umwandlung von Testosteron in Dihydrotestosteron und
3. Blockierung der Bindung zwischen Dihydrotestosteron und dem intranukleären Rezeptor (4). (Dihydrotestosteron wird im Zielorgan an einen intranukleären Rezeptor gebunden, welcher als Hormon-Rezeptor-Komplex die Transskription bei der Eiweißsynthese zu stimulieren scheint).

Die praktischen Versuche mit Androgenen, Östrogenen, Gestagenen, Antiandrogenen und Antiprolactinen haben jedoch nicht den

Tab. 2: Hormontherapie der Prostatahyperplasie

Gruppe	Nebenwirkung
Östrogene	Nausea, Erbrechen, Purpura, Thromboembolien Leberfunktionsstörungen, Potenzstörungen, Feminisierung
Gestagene	Impotenz, selten Steroiddiabetes Hypertonie
Antiandrogene	Impotenz, Leberfunktionsstörung
Antiprolaktin	Nausea, Erbrechen, hypotone Kreislaufregulationsstörungen

Erwartungen entsprochen. Eine besondere Belastung stellen die unter der Hormontherapie zu beobachtenden Nebenwirkungen (Tab. 2) dar.

1. Androgene:
   Die Androgenderivate bewirken eine Besserung dysurischer Beschwerden aufgrund einer Erhöhung des Blasentonus. Das Risiko der Stimulierung eines latenten Prostata-Carcinoms verbietet den Einsatz der Androgene.

2. Östrogene:
   Die Therapie mit weiblichen Hormonen beim Prostata-Adenom ist abzulehnen, da die meist nur subjektive Wirkung der Östrogene in keinem Verhältnis zu den auftretenden Nebenwirkungen (Tab. 2) steht.

3. Gestagene:
   In Tierversuchen konnten Hahn und Mitarbeiter (10) zeigen, daß jedes Gestagen, wenn es keine androgenen Partialwirkungen besitzt, zu einer Involution der Prostata führt. Nach Neumann (14) kommt dieser Effekt über eine Hemmung der hypophysären Gonadentropinsekretion und damit über eine Hemmung der testikulären Androgenbiosynthese zustande. Untersuchungen an menschlichem Prostatagewebe haben gezeigt, daß Gestonoroncapronat (Depostat®) den Androgenstoffwechsel in der Prostata durch kompetitive Hemmung des Testosterons auf das Erfolgsorgan beeinflußt (5). Gestonoroncapronat hemmt kompetitiv die Umwandlung von Testosteron in 5-alpha-Dihydrotestosteron.

Vahlensieck (17) konnte mit Depostat® bei 20 % der behandelten Patienten eine temporäre Kupierung der dysurischen Beschwerden erzielen.

4. Antiandrogene
   Der Wirkungsmechanismus von Cyproteron-Acetat (Androcur®) an der menschlichen Prostata besteht nicht in einer Konkurrenzhemmung beim ersten Schritt des Testosteronstoffwechsels, sondern scheint darauf zu beruhen, daß das Antiandrogen die Informationsübertragung von Dihydrotestosteron auf den Rezeptor der Prostatazelle blockiert (4). In der klinischen Anwendung haben Cyproteron-Acetat und Flutamide enttäuscht.

5. Antiprolactine
   Bezüglich der Prolactinwirkung auf die normale Prostata sei auf die Ausführungen von Altwein zum Prostatakarzinom verwiesen. Bei der Prostatahyperplasie beruht der Effekt des Antiprolactins Bromocriptin auf einer extra- und intraprostatischen Androgenblockierung (3, 11). Farrar (8) konnte unter Bromocriptinbehandlung von 14 Patienten mit Prostatahyperplasie in 3 Fällen eine objektivierbare Symptombesserung beobachten.

Für die Diskrepanz zwischen theoretisch gut begründeter Anwendung, aber praktisch geringem Nutzen der Hormone lassen sich folgende Gründe aufführen (2):

1. Hormone sind möglicherweise nur praeventiv wirksam, d. h. sie müßten *vor* der Adenomentwicklung zugeführt werden. Diese Feststellung ist empirisch belegt: So findet sich kein Prostata-Adenom bei postpuberalen Frühkastraten, wie den russischen Skopzen, die die Leibesverachtung ins Extreme steigern und die Selbstkastration als Zeichen vollkommener Absage an die Welt vor dem 40. Lebensjahr praktizieren. Im Gegensatz zur Frühkastration sind dagegen bei manifestem Prostata-Adenom androgenoprive Maßnahmen, wie Kastration nicht wirksam.

2. Die Hormondosierung erfolgt willkürlich, d. h. sie wird von dem Ausmaß der zu erwartenden Nebenwirkungen bestimmt.

3. Die hormonell induzierte Umwandlung eines großen Prostata-Adenoms in einen kleinen fibrotischen Ring ist keineswegs mit einer Erleichterung der Blasenentleerung korreliert.

Neben den Hormonen stehen 4 weitere Gruppen von Arzneimitteln zur Behandlung der Adenomkranken zur Verfügung: *Pflanzen-* und

Organextrakte, Ca-Antagonisten, alpha-Rezeptoren-Blocker und *Polyenmakrolide* (Tab. 1). Eine kurative Wirkung von Pflanzen und Organextrakten zur Adenombehandlung konnte bisher nicht bewiesen werden. Nach Sigel (15) mischen sich bei der Phytotherapie der benignen Prostatahyperplasie partielle Hilfe, Unbewiesenes, schwer Objektivierbares und Wunschdenken. Dieses trifft wahrscheinlich auch für die in Erprobung befindlichen Calciumantagonisten (Nifedipin) sowie die Antimykotika, Candicidin und Nystatin aus der Gruppe der Polyen-Makrolide zu.

Der akute Harnverhalt des Adenomkranken wird bei übervoller Blase infolge Nässe, Kälte oder der Einnahme Ephedrin-haltiger Medikamente durch eine plötzliche Steigerung des Sympathikotonus mit Verschluß der prostatischen Harnröhre ausgelöst. Am Blasenausgang, im Adenom und in der chirurgischen Kapsel wurden die ursächlich beteiligten Alpha-Rezeptoren nachgewiesen (7). Alpharezeptoren-Blocker (Dibenzyran®) sind daher zur symptomatischen Therapie im Stadium I der Adenomkrankheit von besonderem Interesse. Die irritativen Miktionsbeschwerden im Stadium I bessern sich auch unter der Behandlung mit anticholinergen Pharmaka, (z. B. Spasmo-Urgenin®).

Operationsindikation:

Da eine kausal medikamentöse Therapie der Prostatahyperplasie derzeit nicht möglich ist, ist bei entsprechender Symptomatik und nachweisbarer Obstruktion des Blasenausganges bereits im Stadium I die Indikation zur Operation gegeben. In diesem frühen Stadium trifft der Operateur die günstigsten Voraussetzungen an: noch geringe Adenomgröße, kompensierte Blase und noch keine Rückwirkung auf die Nierenfunktion, außerdem ein jüngeres Durchschnittsalter der Patienten. Die „Frühoperation" vermeidet den operativen Eingriff zu einem späteren, meist ungünstigeren Zeitpunkt (6).

Operationsverfahren:

Für die komplette Entfernung des Prostata-Adenoms bis zur „chirurgischen Kapsel" stehen 3 Operationsmethoden zur Verfügung:

1. Die transurethrale Elektroresektion (TUR).
2. Die suprapubische, transvesikale Adenomektomie.
3. Die retropubische Adenomektomie.

Das Verfahren der perinealen Prostatektomie, bei dem die Möglichkeit einer Durchtrennung der Nervi erigentes mit konsekutiver erektiler Impotenz gegeben ist, kommt nur noch in Einzelfällen zur radikalen Therapie des Prostata-Carcinoms zur Anwendung. Die in den 60er Jahren erprobte kryochirurgische Therapie des Prostata-Adenoms ist wegen Ineffektivität sowie zu hoher Komplikations- und Mortalitätsrate als obsolet zu betrachten.

Nach Verfeinerung von Instrumentarium und Operationstechnik kommt die TUR in Periduralanästhesie bis ins höchste Lebensalter erfolgreich zur Anwendung und verdrängt zunehmend die offenen Verfahren. Beide Verfahren stehen jedoch nicht in Konkurrenz zueinander, sondern sind bei richtiger Indikationsstellung und entsprechender Erfahrung des Operateurs in der Technik gleichwertig und ergänzen sich. Im allgemeinen werden Adenome bis zu einem Gewicht von 40–60 g auf transurethralem Wege, größere Adenome durch offene Adenomenukleation suprapubisch-transvesikal oder retropubisch entfernt. Wenn auch erfahrene Operateure bis zu 100 g und mehr resezieren, liegt die Hauptindikation der TUR bei der kleinen und mittelgroßen Hyperplasie.

Zusammenfassung

30 % der sechzigjährigen und 45 % der siebzigjährigen Männer leiden unter adenombedingten Blasenentleerungsstörungen. Neuere Untersuchungen deuten auf einen kausalen Zusammenhang zwischen abnormem Testosteronmetabolismus und Entwicklung einer Prostatahyperplasie hin. Die hervorragenden Ergebnisse einer operativen Prostata-Adenom-Behandlung stehen in krassem Gegensatz zu den Mißerfolgen medikamentöser Behandlungsversuche. Eine kausal wirksame medikamentöse Behandlung des Prostata-Adenoms ist derzeit nicht möglich, so daß bei entsprechender Symptomatik und nachweisbarer Obstruktion des Blasenausganges bereits im Stadium I die Indikation zur Operation gegeben ist.

Literatur

Alken, C. E.: Konservative Behandlung des Prostata-Adenoms und Stadien-Einteilung. Urologe B **13,** (1973)

Altwein, J. E., Jacobi, G. H.: Medikamentöse Behandlung des Prostata-Adenoms. Dtsch. Ärztebl. **45,** 2655, (1978)

Altwein, J. E., Sinterhauf, K., Hutschenreiter, G.: Antiprolaktine und Prostata-Adenom: Untersuchung eines neuen therapeutischen Prinzips. In: Antiprolactine und Prostataadenom. (Eds.): Marberger, H., Albrecht, K. F. Verh. dtsch. Ges. Urol. Springer; Berlin – Heidelberg – New York, pp. 369–372, (1977)

Altwein, J. F., Orestano, F.: Endokrinologische Grundlagen der konservativen Behandlung des Prostata-Adenoms. Dtsch. med. Wschr. **100**, 626, (1975)

Altwein, J. E., Rubin, A., Klose, K., Knapstein, P., Orestano, F.: Kinetik der 5-alpha-Reduktase im Prostataadenom in Gegenwart von Östradiol, Diäthylstilböstrol, Progesteron und Gestonoron-Kapronat (Depostat®). Urologe A **13**, 41, (1974)

Boeminghaus, H.: Urologie. Banaschewski, München, (1954)

Caine, M., Raz, S., Zeigler, M.: Adrenergic and cholinergic receptors in the human prostate, prostatic capsule and bladder neck. Brit. J. Urol. **47**, 193, (1975)

Farrar, D. J., Pryor, J. S.,: The effect of Bromocryptine in patients with benign prostatic hypertrophy. Brit. J. Urol. **48**, 73, (1976)

Gloyna, R. E., Wilson, J. D.: A comparative study of the conversion of testosterone to 17 beta-hydroxy-5 alpha-androstan-^{3}one (dihydrotestosterone) by prostate and epididymis. J. Clin. Endocrinol. Metab. **29**, 970, (1979)

Hahn, J. D., Neumann, F., von Berswordt-Wallrabe, R.: Tierexperimentelle Untersuchungen mit 19-Nor-17-hydroxyprogesteroncapronat im Hinblick auf eine mögliche therapeutische Anwendung bei der Prostatahypertrophie. Urologe A **7**, 208, (1968).

Jacobi, G. H., Altwein, J. E.: Bromocriptin, ein neues therapeutisches Prinzip beim Prostata-Adenom und -Karzinom. Dtsch. med. Wschr. **103**, 827, (1978).

McNeal, J. E.: The prostate and prostatic urethra: A morphologic synthesis. J. Urol. **107**, 1008, (1972).

Mostofi, F. K.: Benign hyperplasia of the prostate gland. In: Urology. 3 rd ed., Vol. 2, ed. M. F. Campbell. J. H. Harrison, W. B. Saunders, Philadelphia, pp. 1065–1129, (1970)

Neumann, F., Senge, Th.: Hormonale Regulation und Wirkung von Hormonen auf die Prostata. In: Physiologie und Pathophysiologie der Prostata, Ed. Th. Senge, F. Neumann, K.-D. Richter. G. Thieme, Stuttgart, (1975) pp. 24–45

Sigel, A.: Entleerungsstörungen der unteren Harnwege. In: Klinische Urologie. Ed.: C. E. Alken und W. Staehler, Georg Thieme Verlag Stuttgart, (1973), pp. 251–308

Siiteri, P. K., Wilson, J. D.: Dihydrotestosterone in prostatic hypertrophy. I. Formation and content of dihydrotesterone in the hypertrophic prostate of man. J. Clin. Invest. **49,** 1737 (1970)

Vahlensieck, W., Gödde, St.: Behandlung der Prostatahypertrophie mit Gestagenen. Münch. med. Wschr. **26,** 1573, (1968)

Walsh, P. C., Wilson, J. D.: The induction of prostatic hypertrophy in the dog with androstanediol. J. Clin. Invest. **57,** 1093, (1976).

Sexualhormone in der Dermatologie

G. Stüttgen

Die Produktion der Sexualhormone in den Gonaden und der Nebennierenrinde unterliegt der Steuerung des hypothalamisch-hypophysären Systems (Abb. 1 u. Tab. 1).

Steroidsynthesen sind auch in der Haut möglich und insbesondere ist die Umwandlung von Testosteron in Dihydrotestosteron der Schlüssel für einen biochemischen Regelkreis, der von dem System Hypothalamus-Hypophyse nicht direkt berührt wird und in Abhängigkeit von der entsprechenden Enzymaktivität in der Haut eine hohe Eigenständigkeit besitzt. In der Haut überschneiden sich somit zwei Regelkreise, die miteinander gekoppelt sind (Tab. 2 a und b). Diese Vorgänge führen zur Bildung von Sexualhormonen mit biologischer Wirksamkeit an ihrem Angriffsort. Die Ansprechbarkeit der verschiedenen Hautschichten und deren Anhangsgebilde auf Sexual-

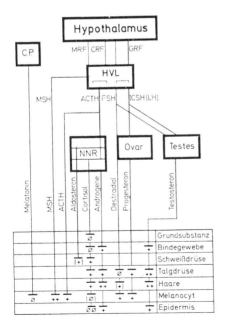

Abb. 1: Hormonelle Einflüsse auf die Haut und ihre Angriffspunkte unter besonderer Berücksichtigung der Steroidhormone (Goerz, G., 1970), *C.p.* Corpus pineale, *MRF* = MSH-releasing factor, *GRF* = Gonadotropin-relasing factor, *HVL* = Hypophysenvorderlappen, Ø = Funktionsverminderung, + = Funktionsverstärkung

Tab. 1: Hautveränderungen bei endokrinen Störungen. [Aus: Fitzpatrick, T. B., Arndt, K. A., Clark, W. H., Eisen, A. Z., Van Scott, E. J., Vaughan, J. H. (eds.): Dermatology in General Medicine. New York: McGraw-Hill 1971] in Stüttgen u. Schaefer 1974 (ergänzt 1979)

	Thyroxin ↑	Thyroxin ↓	Glucocorticoide ↑	Glucocorticoide ↓	Androgene ↑	Androgene ↓	STH-Hypophyse ↑	STH-Hypophyse ↓
Epidermis	dünn, weich	ichthyotisch, follikuläre Hyperkeratose	Atrophie	—	Vergröberung des Reliefs und der Dicke	dünn	Vergröberung (Relief und Dicke)	dünn, trocken
Haar	dünn	trocken, Alopecie der Kopfhaut und Augenbrauen	Hypertrichose des Gesichts	weniger Achselhaare	Hirsutismus	verminderte Körperbehaarung	vermehrte Körperbehaarung	verminderte Körperbehaarung
Talgdrüse	—	verminderter Fettfilm	—	—	Akne, Seborrhoe	verminderter Fettfilm	—	verminderter Fettfilm
Schweißdrüse	erhöhte Transpiration emotionell	verminderte Transpiration	—	—	—	—	vermehrt	vermindert

Nägel	Onycholysis	spröde, langsames Wachstum	–	–	verdickt	langsames Wachstum, spröde
Melanin	scheckige Haut, Hyperpigmentation und Leukoderm	–	–	Hyperpigmentation, Leukoderm	Hyperpigmentation in der Achselhöhle, an Perineum und Genitalien	Hypopigmentation an Achselhöhlen, Perineum und Genitalien	gelegentlich Hyperpigmentation	Hypopigmentation besonders der Sexualhaare
Hautbindegewebe	verdünnt	Myxödem, schlechte Wundheilung	Striae, schlechte Wundheilung		verdickt	Verdickung und Ödeme (Wülste)	Progerie des Gesichts
Gefäßnetze	erhöhte Temperatur, Erythembildung	erniedrigte Temperatur, Blässe	Plethora	–	–	Progerie des Gesichts Profrusis cutis Blässe	–	Blässe, besonders Ohren, Gesicht und Hände

↑ Vermehrung, ↓ Verminderung.

Abb. 2a: Steroid-Stoffwechsel der Haut

Androstenedion
Dihydroepiandrosteron → Testosteron → 5 α-Dihydrotestosteron
17β-Östradiol ↔ Östron
$\Delta^5$3β-Hydroxyl-Gruppe → Δ^4-3-Ketogruppe
Enzyme: 5α Reduktase (mikrosomal)
17β-, 3β- and 3α-Hydroxysteroiddehydrogenase

Abb. 2b: Testosteron-Stoffwechsel im Haarzyklus (Schweikert)

[1,1 — ^{3}H]-Testosteron → 5 -Dihydrotestosteron
17 Ketosteroide

Adenylzyklase-Aktivität:
  Hemmung durch Dihydrotestosteron
  Aktivierung durch Östron

---

hormone zeigen regionäre Unterschiede, die sich auch in der unterschiedlichen Enzymaktivität im Hinblick auf den Stoffwechsel der Sexualhormone niederschlagen. Vom klinischen Gesichtspunkt und insbesondere aus den Ergebnissen histologischer Untersuchungen ist die Dicke der Epidermis, also die Anzahl der Zellreihen, das Spiegelbild einer endokrinologischen Situation, die sich besonders bei Störungen des Steroidstoffwechsels zeigt. Die biochemische Erklärung ist der Einfluß der Sexualhormone auf den Energiestoffwechsel. Zum anderen sind Sexualhormone in den holokrinen Vorgang der Talgproduktion integriert und schließlich spiegelt sich die Auswirkung von Sexualhormonen auch in der strukturellen Formation des Bindegewebes der Haut wieder. Neben diesen Beeinflussungen des Zellebens der Haut durch Sexualhormone ist zweifelsohne die Veränderung der Reizschwelle auf biologische Wirkstoffe von Bedeutung, seien sie gefäßaktiv, wie die Katecholamine, seien sie sekretorisch wirksam, wie cholinergische Reize. Vom pharmakokinetischen Gesichtspunkt aus ist die Tatsache wichtig, daß Sexualhormone auch bei epicutaner Applikation in die Haut eindringen, von den Gefäßen resorbiert werden und auf diesem Wege eine systemische Wirkung ausüben, die sich wiederum auf die Haut als Gesamtorgan niederschlagen kann. Der Begriff der percutanen systemischen Östrogentherapie (Schaefer und Stüttgen 1978) wurde von den endokrinologischen Gynäkologen aufgenommen, zumal nach epicutaner Applikation z. B. von Testosteron die im Urin ausgeschiedenen C19-Steroide im Verhältnis zur intravenösen oder oralen Gabe einen wesentlich höheren Spiegel zeigen, der denjenigen der genannten anderen Applikationsform bei gleicher angebotener Dosis um das Mehrfache übersteigt (Mauvais-Jarvis 1969).

Nach diesem Überblick dürfte es zweckmäßig sein, das Organ Haut in Funktionseinheiten zu untergliedern und deren Beeinflussung durch Sexualhormone zu untersuchen. Diese Unterteilung ist insbesondere für therapeutische Aspekte von Wert.

1. Epidermis/Hornschicht

Die Proliferationskinetik der Epidermis wird besonders dann durch Östrogene und Testosteron gefördert, wenn ein Mangelzustand an Sexualhormonen vorliegt. Das klassische Beispiel dafür ist die Auswirkung der Kastration auf die Epidermisdicke. Sowohl im Tierexperiment, als auch anhand klinischer Daten zeigt sich unter Östrogenen eine deutliche Vermehrung der Zellreihen der Epidermis (Akanthose) insbesondere dann, wenn aus therapeutischen Gründen eine Entfernung der Gonaden notwendig war (Abb. 2). Mit der Akanthose verbunden ist eine relative Verdickung der Hornschicht und damit der Aufbau einer Barriere gegen Umweltstoffe. Nicht berührt von dem Effekt der Sexualhormone werden die pathologischen Verhornungsstörungen wie Retentionshyperkeratose ohne Vermehrung der Epidermiszellreihen und die Proliferationskeratose, die sich im Zuge einer Verdickung der Hornschicht einstellt und dann unter dem Begriff der Dyskeratose in der Dermatologie geführt wird. Innerhalb der Epidermis im Bereiche der Basalschicht liegen die Melanozyten, welche Melaningranula synthetisieren und diese Granula in die benachbarten Keratinozyten weitergeben. Es kann dann auch von einer Phagozytose der Melaningranula in Keratinozyten gesprochen werden. Östrogene sind besonders in der Lage, die Melanogenese zu aktivieren. So wird durch systemische Östrogenzufuhr, aber auch durch lokale Applikation von östrogenhaltigen Cremes die Pigmentierung der Brustwarzen wesentlich verstärkt. Das Chloasma als fleckförmige bräunliche Verfärbung, insbesondere im Bereiche der lichtexponierten Hautareale, kann sich unter Östrogenwirkung charakteristisch entwickeln. Die Erhöhung des Wasserbindungsvermögens durch Östrogene war eine der ersten Beobachtungen in der wissenschaftlichen Kosmetik (Tab. 3).

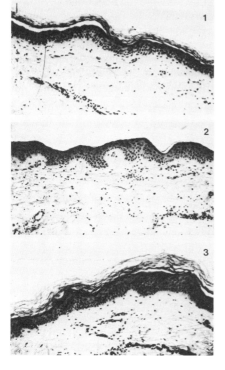

Abb. 2: Epidermis einer 50jährigen Frau
1 = 1 Monat nach Kastration
2 = 3 Monate nach Östradiolralerat-Behandlung
3 = 6 Monate nach Östradiolralerat-Behandlung
L. Rauramo, R. Punnonen (1973).

Tab. 3: Wirkungen der Sexualhormone auf die menschliche Haut

Androgene	**Östrogene**
Akanthose der Epidermis	Akanthose der Epidermis
Stimulierung der Talgbildung	Hemmung der Talgbildung in hohen Dosen
Hyperpigmentierung der Achsel- und Genitalregion	Stimulierung der Melaninbildung (Warzenhof, Chloasma)
Bindegewebsformation männlichen Typs	Erhöhung der Wasserbindung über Na-Retention
Hirsutismus	Verlängerung der Anagenphase der Haare
Glatzenbildung	

Außerhalb der direkten Auswirkung der Östrogene auf die Morphokinetik der Haut sind zu erwähnen: die Aktivierung des Erythematodes als Immunphänomen und die Stimulation der Porphyria cutanea tarda über eine Beeinflussung von Stoffwechselvorgängen in der Leber. Auf verschiedenartige Wege wird damit über Sexualhormone indirekt Einfluß auf die Reaktivität der Haut genommen. Entsprechend der Tradition hat sich eingebürgert, auch dann von Sexualhormonen zu sprechen, wenn diesen keine spezifischen Rezeptoren für die Geschlechtsdifferenzierung entsprechen. So ruft das als Sexualhormon bezeichnete Steroid Pregnenolon bei epicutaner Applikation eine Vergrößerung der Epidermiszellen hervor. Der Effekt der Epidermisproliferation, also die Vermehrung der Zellzahl, durch 17-Alpha-Östradiol ist nicht mit einer direkten Stimulation der geschlechtsspezifischen Rezeptoren verbunden. Der Schlüssel für diese Phänomene liegt in der Stoffwechselaktivität der entsprechenden angebotenen Steroide und deren fehlender Auswirkung an den pharmakologisch endokrinologischen Modellen der geschlechtsspezifischen Rezeptoren. Unabhängig von geschlechtsspezifischen Rezeptoren sind auch Schwellenwerte für Stoffwechsel-induzierte Vorgänge, die sich in einer Strukturbeeinflussung der Haare z. B. bei der Entwicklung des Vellus zum Erwachsenenhaar und auch beim Hirsutismus, und in der Formation der Subcutis (Protusis cutis) niederschlagen.

2. Talgdrüsen

Bei Untersuchungen der holokrinen Talgsekretion liegt eine besondere Situation vor. Der Talgbildung voraus geht die Epithelproliferation der Talgdrüsen und das Abstoßen dieser Zelle in das Drüsenlumen. Dieser Vorgang wird durch Dihydrotestosteron spezifisch stimuliert. Die Umwandlung der abgestoßenen Zellen in Talg und eine dieser Umwandlung im Talgdrüsenlumen vorausgehende Syntheseleistung in der Zelle selbst, wird neben Androgenen auch durch Östrogene aktiviert. Für die Aktivierung der Talgdrüsenmenge steht die Mitoserate der Epithelzellen im Vordergrund. Dadurch entwickelt sich eine erhöhte Talgbildung, die über den Follikelweg schließlich den Lipidfilm auf der Hautoberfläche mit dem Leitkörper Squalen bildet. In weitaus geringerem Maße ist das Cholesterin als Leitkörper epidermaler Lipide bei der Umwandlung der Keratinozyten in Hornzellen am Lipidfilm Hautoberfläche beteiligt. Vom Gesichtspunkt des Stoffwechsels der Talgdrüse ist die Bildung von Dihydrotestosteron über die Aktivität der 5-Alpha-Reduktase ein entscheidender

Vorgang, der seinerseits auf die Anlieferung des Substrats Testosteron direkt oder auf entsprechende Bildung im Bereiche der Talgdrüse angewiesen ist.

Östrogene führen zu einer Hemmung der Mitoserate der Talgdrüsenendothelien. Die dafür notwendigen Dosen liegen allerdings im unphysiologischen Bereich und benötigen eine 200fach größere Dosis als Androgene. Diese Aussage gilt für normale Probanden. Im Falle einer Akne und einer damit verbundenen erhöhten 5-Alpha-Reduktaseaktivität mit entsprechend erhöhter Bildungsrate von Dihydrotestosteron ist Östradiol (Progynova®, Ovestin®) im verstärkten Maße in der Lage, diese Wirkung des Dihydrotestosterons zu mindern.

Die Spezifität der Stimulation der Talgproduktion durch Dihydrotestosteron kann am Beispiel der Antiandrogene deutlich gemacht werden (Tab. 4 bis 9).

Tab. 4:

Stimulierung der Talgbildung
durch Dihydrotestosteron – Bes. nach Kastration – nur bei intakter Hypophyse = Summationseffekt der Tropen Hormone des Hypophysenvorderlappens

---

Tab. 5

Aktivierung durch Androgene
↓
Mitose der Talgdrüsenepithelien
Intrazellulärer Stoffwechsel der　　　　　　　　**Talgbildung**
Talgdrüsenepithelien
↑
Aktivierung durch Androgene
und Östrogene

Tab. 6:

Reduktion der Hautoberflächenlipide
  um 50% nach 3 monatiger Behandlung

mit Cyproteronacetat 2,0 mg
  + Aethinyloestradiol 0,05 mg

Absolutwerte:
  von 1,4 mg/7cm^2 —— 0,75 mg/7 cm^2

Fanta und Müller 1978

Tab. 7:

Behandlungsergebnisse
mit **Chlormadinoacetat + Mestranol (Eunomin)**

Seborrhoea Oleosa	N = 51	Bei 28	wesentliche Besserung der Haarfettung
		bei 7	keine Erfolge
Acne vulgaris	N = 21	bei 15	deutlich weniger Akneknötchen
		1	ohne Beeinflussung

Ludwig et al. 1979

Tab. 8:

Behandlungsergebnisse
mit **Cyproteronacetat + Aethinylöstradiol (Diane)**
Acne vulgaris   Kollektivaussage der **Gynäkologen** Besserung = 90%
                Kollektivaussage der **Dermatologen** gute Beeinflussung,
                aber in 50% der Fälle Zusatzbehandlung notwendig
Unterschiedlich ist offenbar das Patientenkollektiv,
weniger die differente visuelle Beurteilung zwischen Gynäkologen und Dermatologen

---

Berlin 1979

Tab. 9

```
            Angriffspunkte von Oestrogenen, Progesteron
                       und Antiandrogenen

                       Antiandrogene
Testosteron ──→ Dihydrotestosteron + ↓ Rezeptorenprotein (Cytosol)
     ↑
  Oestrogene
  Progesteron
```

Von dermatologischer Seite ist eine Verknüpfung des Ausdrucks Antibabypille mit dem Begriff Antiaknepille erlaubt, wenn mit dem antikonzeptionellen Effekt eine antiandrogene Wirkung verbunden ist, wie es für die Präparate Eunomin® und Diane® charakteristisch ist. Diese Gedankengänge und Erfahrungen, die von Dermatologen entwickelt wurden, insbesondere von Schreus, sind von den Gynäkologen übernommen worden, wenn es gilt, die Auswirkungen der antikonzeptionellen Medikamente auf die Haut therapeutisch zu nutzen. Wenn Östrogenen eine Hemmung der Talgsekretion zugesprochen ist, so läßt sich dieser Effekt auch über die Hemmung der Releasinghormone des Hypothalamus deuten. Im physiologischen Bereich muß für die Analyse der Faktoren der Talgsekretion das gesamte System der Sexualhormone und ihre Steuerung in Betracht gezogen werden. Dies gilt sowohl für Östrogene, als auch für Androgene, weil die Auswirkung der Releasinghormone sich über die gonadotropen Hormone der Hypophyse schließlich direkt auf die Gonaden und ihre Produktionskapazität niederschlägt. Hinzu kommt der schon genannte Einfluß der gesamten tropen Hormone der Hypophyse auf den Stoffwechsel der Talgdrüsen.

3. Haare

Ein außergewöhnlich empfindlicher Indikator für Sexualhormone ist die Proliferationskinetik der Haare im Rahmen des Haarzyklus mit seinen Anagen-, Katagen und Telogenphasen (Abb. 3). Von besonderer Bedeutung ist dabei die Tatsache, daß die Haare der Achsel- und Schamgegend sowie der Gesichtsregion und der Extremitäten nicht geschlechtsspezifische androgene Rezeptoren besitzen, die schließlich bei der Glatzenbildung auf der Kopfhaut eine besondere pathogenetische Bedeutung besitzen. Über Differenzierung der notwendigen Faktoren für den normalen Haarwuchs als auch für dessen Rückbildung gibt der Überblick von Leshin 1979 den derzeitigen Stand wieder. Es darf angenommen werden, daß die Verlängerung der anagenen Phase durch Östrogene während des Haarwachstums ein Faktor ist, der die Interpretation zuläßt, daß bei vorgegebener Zahl der möglichen Haarzyklen die Verlängerung der Wachstumsphase (Anagen) die Möglichkeit bietet, daß sich eine Erschöpfung der Mitoseaktivität im Haarfollikel zu einem späteren Zeitpunkt im Leben einstellt (Abb. 4). Voraussetzung ist für diese Konzeption, daß die vorgegebene Zykluszahl genetisch verankert ist (Tab. 10).

Dem kommt entgegen, daß Östrogene bisher die einzigen Wirkstoffe sind, die auch bei lokaler Applikation (Orfanos, Schuhmacher-Stock) auf die Kopfhaut die Chance bieten, daß der telogene Haarausfall zeitlich verzögert und die Anagenphase verlängert wird. Es tritt aber keine Neubildung von erschöpften Haaren ein, deren Zykluskapazität beendet ist.

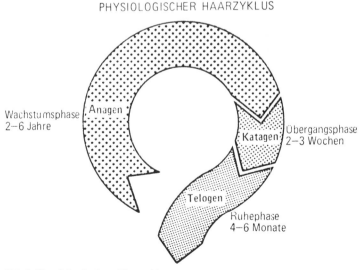

Abb 3: Physiologischer Haarzyklus

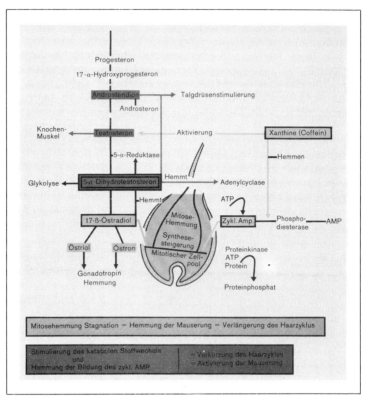

Abb. 4: Jedem Haar ist eine bestimmte Zahl von Zyklen (Anagen, Katagen, Telogen) vorgegeben. Je früher im Verlaufe eines Lebens diese Zahl durchlaufen ist, um so größer ist die Wahrscheinlichkeit zum endgültigen Haarverlust.

Die Stimulierung der telogenen Phase durch Dihydrotestosteron über biochemische Abläufe ist von Adachi dargestellt worden und deckt sich mit der Auswirkung von Testosteron auf das männliche und weibliche Haar. Dabei scheint die Empfindlichkeit des Haares im Hinblick auf die Stimulation eines telogenen Haarausfalls bei der Frau durch medikamentös gegebene Androgene wesentlich empfindlicher zu sein, während beim Mann die genetische Disposition für einen telogenen Haarausfall im Vordergrund steht. Ohne Androgene gibt es keine Glatzenbildung, ohne Androgene kann sich aber auch nicht eine normale Körperbehaarung entwickeln. Durch Aktivierung der Haarfollikel androgenabhängiger Haare kommt es zum Übergang vom Vellushaar in männliches sexuelles Terminalhaar zum Zeitpunkt der Pubertät. Der gleiche Vorgang führt auch zum Bilde des Hirsutismus, also eines männlichen Behaarungsmusters bei der Frau mit Barthaar, Brustbehaarung und rautenförmige Anordnung der Schamhaare, wenn durch die Dosis der verabreichten Androgene oder die Entwicklung endogen gebildeter Androgene die Stimulation des Übergangs der Lanugo- bzw. Vellushaare im Terminalhaar beginnt. Damit verbunden ist eine Virilisierung der gesamten Haut mit erhöhter Talgsekretion, gesteigerter Transpiration und einem erhöhten Kollagengehalt. Diese Trias wurde von Fanta 1976 nochmals hervorgehoben. Die Therapie der Wahl beim Hirsutismus ist der Einsatz von Antiandrogenen.

Die Haarbildung kann allerdings nicht isoliert unter dem Leitmotiv Sexualhormone gesehen werden. Auch andere Hormone, insbesondere Schilddrüsenhormone sind mit der Haarentwicklung und mit dem strukturellen Aufbau der Haare eng verbunden. Die gleiche Situation liegt bereits bei den Talgdrüsen vor. Der Effekt von 17-Alpha-Östradiol, welches lediglich aus chemisch-strukturellen Grün-

Tab. 10: Hormonelle Kontrolle des normalen Haarwuchses

	Notwendige Faktoren für die normale Entwicklung und Rückbildung		
Androgen-abhängige Haare	Androgen Rezeptor	Androstenedion Testosteron	Dihydro-testosteron
Achselhaare Schambehaarung	+	+	−
Gesicht Extremitäten	+	+	+
Glatzenbildung	+	+	+
Androgen-unabhängige Haare			

den zu den Östrogenen wie dem 17-Beta-Östradiol gerechnet wird – während seine direkte Wirkung auf die geschlechtsspezifischen Rezeptoren zu vernachlässigen sind, zeigt, daß es sich offenbar bei Einwirkung der verschiedenen Formen des Östradiols auf das Haarwachstum um einen Vorgang handelt, dem eine allgemein-biochemische Wirkung und nicht allein ein geschlechtsspezifischer Effekt zukommt.

Subcutis

Aus dem zunächst mehr dialektischen Streit um den Begriff der Zellulitis und ihrer Therapie hat sich die wichtigste Aussage nach Nürnberger und Müller kristallisiert, daß die Kammerung des subcutanen Fettgewebes durch Bindegewebsstränge eine geschlechtscharakteristische Struktur besitzt. Bei der Frau führt diese Fettkammerung in der Subcutis zu dem sogenannten Matratzenphänomen (Status protrusis cutis), wenn unter einem tangential angesetzten Druck an der Haut des Oberschenkels oder der Hüfte sich das Relief der Hautoberfläche als sogenannte Orangenhaut darstellt.

Auch beim Mann kann sich durch primären bzw. sekundären Hypogonadismus oder Androgenmangelzustände eine solche Feminisierung der Fettkammerstruktur in der Subcutis entwickeln. Ein klinisches Modellbeispiel für die Abhängigkeit dieser Bindegewebsstruktur von der endokrinologischen Situation ist das Klinefelter-Syndrom, wo bei normalem Androgenspiegel kein Matratzenphänomen vorliegt, während beim Androgenmangel sich die gleichen Erscheinungen wie beim weiblichen Geschlecht entwickeln. Die therapeutischen Ansätze für die Behandlung dieses Matratzenphänomens, heute Dermo-Panniculosis deformans nach Nürnberger genannt, ist die prophylaktische Vermeidung von Übergewicht schon im Kindesalter. Der Einfluß von Östrogen auf die Natriumretention innerhalb des Gewebes und auch der Subcutis und damit einer Erhöhung der Wasserbildung dürfte ein Faktor sein, der bei der Zellulitis auch in Betracht zu ziehen ist, ohne daß man von einem Ödem als pathologische Form einer Wasseransammlung sprechen sollte.

Die Faserbildung im Bindegewebe (Kollagen-Elastin) unterliegt weniger einer Beeinflussung durch Sexualhormone, wenn man davon absieht, daß die Fibroblastenaktivität im Mesenchym eine Testosteronabhängigkeit zeigt, wodurch das Corium beim männlichen Geschlecht dicker angelegt ist. Die Entwicklung von Striae distensae scheint mehr mit der Cortisonwirkung in Zusammenhang zu stehen

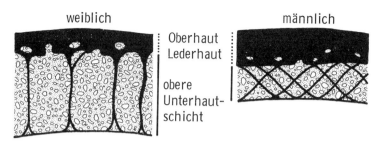

Abb. 5: Schematische Darstellung der geschlechtstypischen Unterschiede der Haut- und Unterhautstruktur der Oberschenkel-Hüft-Region (Müller u. Nürnberger).

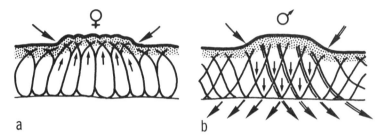

Abb. 6: Weibliche **a** und männliche **b** Oberschenkelhaut im Kneiftest. Bei der Frau protrudieren die Fettzelleinheiten der oberen Subkutis (= stehende Fettzellkammern und Papillae adiposae) die darüberliegende Kutis. Es entstehen an der Hautoberfläche Vorwölbungen und Dellen = Matratzenphänomen = Status protrusus cutis. Beim Mann entstehen nur Falten und Furchen (Nürnberger).

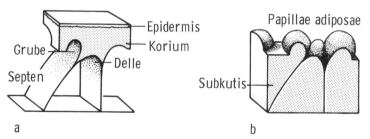

Abb. 7: Rekonstruktion der Korium-Subkutis-Grenzfläche aus histologischen Serienschnitten. Der Subkutisoberfläche mit Papillae adiposae entspricht die Koriumunterseite mit Dellen und Gruben. Die Septen verankern das Korium in der oberen Subkutisschicht *(Nürnberger* 1979).

(Moretti 1979). Von Korting und seiner Arbeitsgruppe ist die Hemmung der Tropokollagensynthese in den Fibroblasten durch Progesteron experimentell gezeigt worden und entsprechende therapeutische Konsequenzen bei der Behandlung der progressiven Sklerodermie zeichnen sich ab.

Tab. 11: Dermatologische Indikationen der Östrogene

Systemisch	**Lokal**
Acne conglobata	Acne vulgaris
Zyklusgebundene Dermatosen	Seborrhoe
(in Verbindung mit Ovulationshemmern)	Androgenetische Alopecie
	Altersatrophie der Haut
	(Systemische Auswirkung ggf. beachten)

Tab. 12: Dermatologische Indikationen der Antiandrogene

Seborrhoea oleosa	
Acne vulgaris	
Sebocystomatose	
Apokrine Miliaria	
Androgenetische Alopecie	
Hirsutismus	Virilisierungserscheinungen bei der Frau

Tab. 13: **Klinische Symptome**

Nach Kastration	⟶ Trockene Haut
Bei virilisierenden Tumoren	
Adrenale Hyperplasie	} Seborrhoe ggf. Akne
Androgentherapie	
Unter Östrogentherapie	Steigerung der Synthese dermaler Hyaluronsäure und damit erhöhtes Wasserbindungsvermögen
	Melaninpigmentierung
	Epidermis-Proliferation

Schleimhaut

Durch Sexualhormone wird die cytologische Struktur der Schleimhautzellen als auch deren Stoffwechselsituation verändert. So wird durch Progesteron die Glukosebildung aus Glykogenlagern der Zelle aktiviert und damit eine Erklärung gegeben für die heute vermehrt auftretende Candidose im Bereiche der Schleimhautregion der Genitalien unter Kontrazeptiva.

Als Reminiszenz sei an die Behandlung der Vulvovaginitis gonorrhoica von Kleinkindern mit Hilfe von Östrogenen erinnert, als Penicillin noch nicht zur Verfügung stand und Sulfonamide ihre Wirksamkeit aufgrund der Resistenzentwicklung verloren hatten. Das auffallendste Phänomen war dabei die präcoxe sexuelle Gefühlsstimulierung; der kurative Effekt über Einwirkung auf die Genitalschleimhäute war gering.

Das **autonome Nervensystem** ist nicht direkt in ein Koordinatensystem von Sexualhormonen hineingestellt. Das weibliche Klimakterium mit Erythembildung, vermehrter emotioneller Transpiration in Handinnenflächen und Achseln sowie Hitzewallungen kann auf die Veränderungen der Reizschwelle auf Gewebs- und Neurohormone im Zuge hormoneller Umstellungen zurückgeführt werden. Es wird auch der Versuch gemacht, von einem männlichen Klimakterium zu sprechen, obwohl dieser Begriff unter dem endokrinologischen Aspekt keineswegs die gleiche Bedeutung besitzt, wie bei der Frau.

Der Einsatz von **Sexualhormonen in der Geriatrie** kommt ästhetischen Bedürfnissen im Rahmen der Hormonwirkungen auf das Hautbild entgegen und entspricht etwa den Gesichtspunkten, die bei der Diskussion der Epidermis und ihrer Beeinflussung durch Sexualhormone dargestellt wurden (Tab. 11 bis 13).

Das Gebiet der Andrologie, soweit es den dermatologischen Anteil betrifft, soll hier nicht weiter behandelt werden.

Literatur

Adachi, K., H. Uno: Some metabolic profiles of human hair follicles in Hair Growth, Ed. by Montagna, W., and R. L. Dobson Oxford, Pergamon Press, 511, (1969)

Berliner, D. L.: Biotransformation of Steroids by the Skin. In: Advances in Biology of Skin, Vol. XII. Pharmakology and the Skin. W. Montagna. Appleton-Century-Crofts, New York, (1969)

Borelli, S.: Gibt es ein Klimakterium virile? Das Sexualverhalten des älteren Mannes und seine Störungen. Der informierte Arzt, **6**, 18, (1978)

Fanta, D.: Akne und Hirsutismus aus dermatologischer Sicht. Schrifttum u. Praxis, **2**, 105, (1976)

Fanta, D.: Akne, Klinische und experimentelle Grundlagen zur Hormontherapie, Springer-Verlag, Wien, New York, (1978)

Fitzpatrick, Thomas B., K. A. Arndt, W. H., Clark, A. Z., Eisen, E. J. van Scott, J. H. Vaughan (Ed.): Dermatology in General Medicine, Mc Graw-Hill, 1971

Goerz, G.: Beziehungen zwischen Hautveränderungen und Steroid-Hormonen, Habilitationsschrift, Universität Düsseldorf (1970).

Gräf, K.-J., J. Brotherton, and F. Neumann: VII. Clinical Uses of Antiandrogens (Other than for Hypersexuality and Sexual Deviations) in: Handb. Exp. Pharm., XXXV/2, Androgens II and Antiandrogens Eds.: O. Eichler, A. Farah, H. Herken und A. D. Welch, Springer-Verlag, Berlin, Heidelberg, New York, pp. 485, (1974)

Hammerstein, J.: Antiandrogene-Klinische Aspekte bei Haarkrankheiten. In: Haar und Haarkrankheiten, Ed. C. E. Orfanos. Gustav Fischer Verlag, Stuttgart, New York (1979)

Hammerstein, J., U. Lachnit-Fixson, F. Neumann und G. Plewig: Androgenisierungserscheinungen bei der Frau. Excerpta Medica, Amsterdam – Oxford – Princeton (1979)

Korting, G. W. u. H. Holzmann: Die Sklerodermie und ihr nahestehende Bindegewebsprobleme. Georg Thieme Verlag, Stuttgart 1967

Labhart, A.: Klinik der inneren Sekretion. 2. Aufl., Springer-Verlag, Berlin, Heidelberg, New York, 1971

Luderschmidt, Chr. und G. Plewig: Klinische und experimentelle Parameter in der Dermatologie zur Prüfung der Wirksamkeit von Sexualhormonen. Symposion Berlin 1979. Excerpta Medica, Amsterdam – Oxford – Princeton (1979)

Leshin, M., Wilson, J. D.: Mechanism of Androgen Mediated Hair Growth, 1st. Int. Congress of Hair Research, Hamburg (1979)

Ludwig, E., S. Schauder, H. Ippen: Zur Behandlung Androgen-abhängiger Hautkrankheiten mit einer sequential verabreichten Chlormadinoacetat-Mestranol-Kombination. Ärztl. Kosmetologie, **8**, 283, (1978)

Moretti, G., A. Rebora (Ed.): Striae distensae. Int. Symp. Siena, 1976, Symposium publications division. Brocades spa, Cologno Monzese, Milan, Italy

Mauvais-Jarvis, P., N. Baudot, J. P. Bercovici: In vivo studies on progesterone metbolism by human skin J. of Clin. and Endocrinological Metabolism, 29, 1580 (1969)

Neumann, F., U. Lachnit-Fixson: Sexualhormone: Zielorgan Haut. Ärztliche Praxis, **30**, 3461, (1978)

Neumann, F.: Antiandrogene – Grundlagen und experimentelle Befunde an der Haut. In: Haar und Haarkrankheiten. Ed.: C. E. Orfanos. Gustav Fischer Verlag, Stuttgart, New York, pp. 961–1009, (1979)

Nürnberger, F., G. Müller: So-called cellulite: an invented disease (Sogenannte Zellulitis: eine erfundene Erkrankung). J. Dermatol. Surg. Oncol, **4**, 221, (1978)

Nürnberger F.: Krankheiten des subcutanen Fettgewebes. In: Dermatologie und Praxis, Ed. Korting, G. W., Bd. III, Thieme Verlag, Stuttgart 1979)

Orfanos, C. E., H. Wüstner: Penetration und Nebenwirkungen lokaler Östrogenapplikation bei Alopecia androgenetica. Hautarzt, **26**, 367, (1975)

Orfanos, C. E., (Hrsg.): Haar und Haarkrankheiten. Gustav Fischer Verlag, Stuttgart, New York, (1979)

Plewig, G., A. M. Kligman: Acne. Morphogenses and Treatment. Springer-Verlag, Berlin, Heidelberg, New York, (1975)

Rauramo, L., R. Punnonen: The effect of castration and peroral estrogen therapy on a womans skin. In: Frontiers of Hormone Research, Vol. 2; Aging and Estrogens, Eds. S. Karger, Basel, pp. 48–54, (1973)

Rothman, S.: Physiology and Biochemistry of the Skin. Univ. of Chicago Press (1954)

Sandow, J.: Hormone des Hypothalamus – eine neue Gruppe von Peptidhormonen. Medizin in unserer Zeit, **1**, 2, (1979)

Schuhmacher-Stock, U.: Diagnose, Ursache und Therapie der verschiedenen Formen des Haarausfalls. Extracta dermatologica, **3**, 115, (1979)

Stüttgen, G., H. Schaefer: Funktionelle Dermatologie: Springer-Verlag, Berlin, Heidelberg, New York, (1974)

Stüttgen, G., H. Schaefer: Biochemische Gesichtspunkte zur Regulation der Haarzyklen. Ärztliche Kosmetologie, **4**, 131, (1977)

Tronnier, H.: Zur Wirkung von Sexualhormonen vornehmlich auf die Haut. Ärztliche Kosmetologie, **6**, 201, (1976)

Voss, H. E.: VII. Einflüsse der Androgene auf Organe außerhalb der Genitalsphäre und des Endokriniums. In: Handb. Exp. Pharm., XXXV/1, Androgene I, Eds.: O. Eichler, A. Farah, H. Herken, A. D. Welch, Springer-Verlag, Berlin, Heidelberg, New York, pp. 529, (1973)

Wendker, H. H. Schaefer, A. Zesch: Penetrationskinetik und Verteilung lokal applizierter Östrogene. Arch. Derm. Res., **256**, 67, (1976)

Winkler, K.: Hormonbehandlung in der Dermatologie. Walter de Gryter & Co., Berlin, (1969)

Winkler, K.: Hormone und Haut. Schrifttum und Praxis, **2,** 102, (1976)

Zaun, H. (Hrsg.): Ovulationshemmer in der Dermatologie. Georg Thieme Verlag, Stuttgart, (1972)

Zaun, H.: Systemische Therapie mit Sexualhormonen in der dermatologischen Praxis. Akt. Dermatol. **2,** 33, (1976)

Zaun, H., E. Ludwig: Dermatologische Indikationsstellung zur antiandrogenen Behandlung. Zeitschrift für Hautkrankheiten H + G, **53,** 759, (1978)

Von Soran bis Butenandt

E. Lesky

Gerade in diesen Tagen jährt sich zum 50. Male die Entdeckung und Reindarstellung des ersten weiblichen Sexualhormons, des Follikelhormons Östrogen.

So bot sich die Darstellung des großen Ereignisses des Sommers 1929, mit dem der Name des Nobelpreisträgers Adolf Butenandt verbunden ist, von selbst an. Wie jedes Ereignis steht auch dieses als Glied in einem weiträumigen historischen Prozeß, den man als das Werden der Frauenheilkunde bezeichnen könnte. Wenn ich den andern Pol dieses Prozesses mit dem Namen Soran markiere, so soll der Name dieses griechischen Arztes, der im 2. Jahrhundert n. Chr. in Rom wirkte, gleichsam stellvertretend für das frauenheilkundliche Wissen der Antike stehen, das er tatsächlich in seinen Büchern überblickt hat. Unter diesen befand sich auch ein Hebammenkatechismus, der mit Abbildungen der Gebärmutter und mit solchen von Kindslagen illustriert war. Nun möchte ich keineswegs die Summe dieses Wissens vor Ihnen ausbreiten. An Stelle dessen seien zwei Vorstellungen herausgegriffen (1), an denen sich gut ein geistesgeschichtliches Phänomen von weittragender Bedeutung illustrieren läßt. Die eine Vorstellung ist die vom zweihörnigen, schröpfkopfartigen Uterus und den schematisch in diesen Uterus gezeichneten Kindslagen. Diese Abbildungen aus der Sorantradition beherrschen das ganze Mittelalter bis zur Neuzeit (Abb. 1).

Die Kindslagenbilder Sorans haben in dem 1513 erschienenen Hebammenbuch, dem Rosengarten des Eucharius Rösslin, ihre weiteste Verbreitung gefunden. In jeweils die gleiche Gebärmutterform sind die Kinder wie kleine Puppen in verschiedenen Lagen eingezeichnet, die im Text beschrieben werden. Dabei wäre damals längst Besseres zur Verfügung gestanden. Leonardo da Vinci (1452–1519) hatte seine berühmte Zeichnung des intrauterinen Fetus bereits am Ausgang des 15. Jahrhunderts geschaffen und in ihr mit großer Naturtreue erstmals die Eihäute, die verkürzte Portio vaginalis und rechts seitlich die mächtigen Blutgefäße dargestellt.

Noch länger als die Vorstellung vom zweihörnigen Uterus hat jene von den weiblichen Hoden fortgewirkt. Als der griechische Anatom Herophilos von Alexandria im 3. Jahrhundert v. Chr. die Eierstöcke

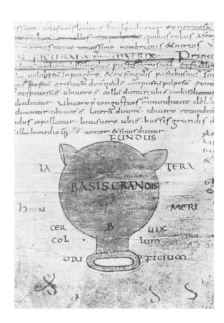

Abb. 1: Zweihörniger schröpfkopfartiger Uterus in der Sorantradition in einem Manuskript (9. Jh.) der Bibl. Royale in Brüssel.

entdeckte, meinte er, daß sie wie die männlichen Hoden Samen produzierten und daß dieser Same über einen eigenen Samenleiter in die Gebärmutter fließe. Es berührt uns heute seltsam, daß Herophilos tatsächlich die Geschlechtsorgane der Frau in der beschriebenen Weise in eine vollkommene Analogie zu jenen des Mannes setzte. Aber noch seltsamer ist, daß 1700 Jahre später der große Vesal, der Begründer der menschlichen Anatomie, dieser Analogie Organ für Organ folgte. In einem Anatomieblatt des Jahres 1538 hat er die weiblichen Hoden als merkwürdig beerenförmige Gebilde und den Samenleiter als dünne, geschlängelte Linie dargestellt, die in die Gebärmutter einmündet. In seinem berühmten Situsbild aus der Fabrica des Jahres 1543 bietet er denselben Befund dar (Abb. 2). Vom dunklen Hintergrund heben sich in voller Schärfe die globuläre Gebärmutter mit den beerenförmigen weiblichen Hoden und den zur Gebärmutter laufenden Samenleitern ab.

Der Bruch mit dieser fast 2000 Jahre alten Analogie wurde erst in den sechziger Jahren des 17. Jahrhunderts vollzogen. Der Däne Niels Stensen (2) und die Niederländer Jan van Horne und Reinier de Graaf setzten damals den Ausdruck Ovarium, Eierstock, an Stelle von „weiblichen Hoden" durch. De Graaf drang noch weiter vor. In seiner 1672 erschienenen Abhandlung über die weiblichen Geschlechtsorgane beschrieb er den nach ihm benannten Eifollikel und sprach ihn als menschliches Ei an. Der eben geschilderte ovarzentrierte Wissenszuwachs in der Zeit des Barock ist gewiß sehr wichtig. Feministinnen unserer Tage wollen in ihm sogar den Beginn „der wissenschaftlichen Eigenwürde der Frau" erkennen.

Für die praktische Geburtshilfe wichtiger als die Erkenntnis der Ovarfunktion erwies sich die Erfindung der Geburtszange, die wahrscheinlich in das erste Drittel des 17. Jahrhunderts fällt. Wir wissen es deshalb nicht genau, weil die englische Chirurgenfamilie Chamberlen, in der diese Erfindung gemacht wurde, sie aus Geschäftsgründen als ein Familiengeheimnis bewahrte. Erst gegen Ende des 17. Jahrhunderts hat ein Mitglied der Familie, Hugh Chamberlen, die

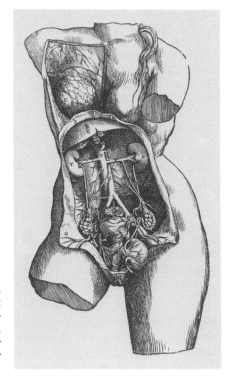

Abb. 2: Weibliche Hoden als beerenförmige Gebilde mit dem in die Gebärmutter einmündenden Samenleiter, dargestellt bei Andreas Vesal, De humani corporis fabrica, Basel 1543.

Erfindung in Amsterdam zu Geld gemacht. Um so mehr muß man den Genter Chirurgen Jan Palfijn achten, der 1723 unabhängig ein neues Zangenmodell erfand und es ohne Egoismus rückhaltlos der Öffentlichkeit zur Verfügung stellte.

Mit der Entwicklung der Geburtszange ist nun ein Phänomen zu beobachten, dessen Zusammenhang man bisher nicht genügend herausgestellt hat: daß nämlich die Männer, die Geburtshelfer, in zunehmendem Maße die Frauen, die Hebammen, aus dem geburtshilflich-gynäkologischen Tätigkeitsbereich zurückdrängten und sich im Laufe des 18. Jahrhunderts zu einer selbständigen Berufsgruppe formierten. Jedes der neuen Zangenmodelle, mag es von Chamberlen, Palfijn, dem Franzosen Levret, dem Dänen Saxtorph oder dem Wiener Geburtshelfer Boër stammen, trägt den Namen eines Geburtshelfers.

Signifikant für diese Entwicklung ist, daß man im 18. Jahrhundert unter der Leitung von Geburtshelfern öffentliche Entbindungsanstalten errichtete, an denen nicht nur wie bisher im Hôtel-Dieu in Paris Hebammen, sondern auch junge Mediziner als zukünftige Geburtshelfer ausgebildet wurden. Die erste dieser Anstalten begründete Johann Jakob Fried 1727 in Straßburg, 1739 folgte London, 1745 Dublin, 1761 Berlin und Kopenhagen. Unsere Wiener Gebäranstalt wurde relativ spät 1784 im Allgemeinen Krankenhaus errichtet und unter die Leitung des genialen Geburtshelfers Johann Lukas Boër gestellt. Die philanthropische Bewegung war damals bereits zum vollen Durchbruch gekommen. Sie hat Joseph II., den Schöpfer des Allgemeinen Krankenhauses (3), in einer solchen Weise erfaßt, daß er die Wiener Gebärklinik in erster Linie als eine Zufluchtsstätte der ledigen Mütter bestimmte, die damals allen möglichen Entehrungen ausgesetzt waren. Um ihnen diese zu ersparen, hat Joseph II. verfügt, daß sie durch einen eigenen Eingang unerkannt in die Gebäranstalt eintreten und während ihres Aufenthaltes auch unerkannt bleiben konnten. Nur einen verschlossenen Zettel mit ihrem Namen mußten sie um den Hals tragen, um sie im Falle ihres Todes identifizieren zu können. Ich glaube, daß sich in dieser josephinischen Verfügung größte Menschlichkeit mit größter Achtung für die Frau vereinigt.

Man muß es geradezu als tragisch bezeichnen, daß die in bester menschenfreundlicher Absicht errichteten Gebäranstalten sich bald als Brutstätten des Kindbettfiebers erwiesen. Seit in den dreißiger Jahren in der Schule des Wiener pathologischen Anatomen Carl von Rokitansky mit der Obduktion die Forschungsarbeit an der Leiche eine besondere Bedeutung gewonnen hatte, wurde man in der Wiener Gebärklinik der Puerperalepidemien nicht mehr Herr. Es war kein Zufall, daß Ignaz Philipp Semmelweis gerade in Wien die Ursache des Kindbettfiebers entdeckte (4). Lassen Sie mich kurz die besonderen Bedingungen rekapitulieren, die die Wiener Schule 1847 Semmelweis für seine Entdeckung darbot:

1. Er war ein Schüler des Pathologen Carl von Rokitansky und hatte von ihm die Erlaubnis, alle an Puerperalfieber gestorbenen Frauen in der Prosektur Rokitanskys zu sezieren. So kannte er die pathologisch-anatomischen Veränderungen bei Puerperalfieber auf das genaueste.

2. Eine entscheidende Rolle bei der Entdeckung spielte der Vergleich zwischen der hohen Sterblichkeitsziffer an der Gebärklinik für Ärzte – 1846: 11,4 % – und den niederen der Hebammenklinik (2,4 %). Das Bestehen zweier Gebärkliniken in einem einheitlichen medizinischen Lehrkomplex war damals eine außerordentliche Seltenheit. Wien bot sie Semmelweis dar.

3. Bei dem Internisten Skoda hatte Semmelweis gelernt, von den vielen differentialdiagnostisch möglichen Symptomen durch Ausschließung (per exclusionem) die für den jeweiligen Fall diagnostisch signifikanten auszuwählen. Diese Exklusionsmethode Skodas hat Semmelweis bei der Suche nach der wahren Ursache des Kindbettfiebers angewandt, als er eine von den fiktiven Ursachen nach der anderen (Witterungseinflüsse, schlechte Ventilation der Räume, Angst der Mütter usw.) ausschied, bis nur mehr die eine Möglichkeit blieb: die Infektion der Geburtsteile durch den mit Leichengift verunreinigten Finger der Ärzte und Studenten, die vorher in der Prosektur Rokitanskys seziert hatten (was die Hebammen nicht zu tun brauchten). Im Jahre 1847 hat Semmelweis sein Verfahren, die Hände vor der Untersuchung der Frauen mit Chlorwasser zu desinfizieren, angegeben. Das antiseptische Prinzip war gefunden. Es ist bekannt, daß es sich erst zwanzig Jahre später mit dem Karbolspray Listers hat durchsetzen können. Ich will hier nicht verschweigen, daß Semmelweis in letzter Zeit eine besondere, wenn auch nicht erfreuliche Aktualität gewonnen hat. Der Umstand, daß eine Sepsis, der eine Geistesstörung vorangegangen war, zu seinem Tode führte, hat Unberufene zu abenteuerlichen Hypothesen verführt, von denen wir nur hoffen können, daß objektive Forschung ihnen bald ein Ende setzt.

Mit Listers Antisepsis wurde die großchirurgische Phase der Gynäkologie ermöglicht. Doch ist nicht zu übersehen, daß es bereits vorher mit Erfolg ausgeführte gynäkologische Operationen gegeben hat. Die beiden Ereignisse, die Vorläufer der operativen Ära in der Gynäkologie darstellen, sind die dramatisch verlaufene abdominelle Ovariotomie, die der amerikanische Arzt Ephraim Mac Dowell (5) 1809 an der tapferen Farmersfrau Jane Crawford vornahm (Abb. 3), und die erste planmäßige Totalexstirpation des Uterus. Sie wurde von dem Konstanzer Stadtphysicus Johann Sauter 1822 unter den schwierigsten Bedingungen durchgeführt. Dabei ist zu bedenken, daß es damals keine Narkose gegeben hat, und die Amerikaner haben zweifellos recht getan, indem sie Jane Crawford, die während der Operation Psalmen betete, ein Denkmal errichteten. Nach Einführung der Narkose hat Thomas Spencer Wells 1858 die Ovariotomien wieder aufgenommen und durch strikte Einhaltung der Reinlichkeit noch vor der antiseptischen Ära überraschend gute Erfolge erzielt (Abb. 4).

Aber das Problem, den Gebärmutterkrebs operativ anzugehen, war in erfolgreicher Weise erst nach Einführung der Antisepsis möglich. Dieser Zeitpunkt war um die Mitte der siebziger Jahre erreicht. Es ist kein Zufall, daß damals 1878 in der Totalexstirpation des Uterus eine Wende eintrat. In diesem Jahre wurde sowohl der abdominelle wie

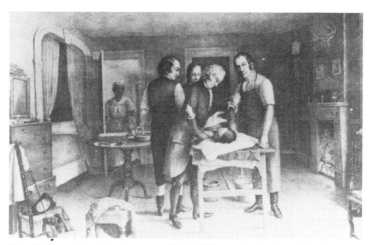

Abb. 3: Erste Ovariotomie, ausgeführt 1809 von E. Mc Dowell (rechts stehend) in Danville, Kentucky. Die Operation dauerte 30 Minuten.

Abb. 4: Thomas Spencer Wells bei einer Ovariotomie um 1865.

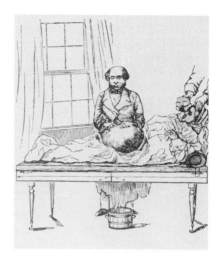

auch der vaginale Weg erfolgreich beschritten, der abdominelle von dem Breslauer Gynäkologen Wilhelm Alexander Freund, der vaginale von dem Heidelberger Chirurgen und Billroth-Schüler Vinzenz Czerny (6). Ein weiterer Schritt auf diesem Wege war die Erkenntnis, daß man auch das durch Krebs veränderte Nachbargewebe, die Parametrien und die regionären Lymphknoten, entfernen müsse. Auf dieser Erkenntnis basierend haben die beiden Wiener Gynäkologen Friedrich Schauta und Ernst Wertheim die vaginale bzw. abdominelle Radikaloperation weit in das gesunde Gewebe vorgetragen und so typische Operationsmethoden geschaffen, die noch heute ihren Namen tragen und in einer Zeit, in der die Strahlentherapie noch nicht entwickelt war, eine wirksame Waffe im Kampf gegen den Gebärmutterkrebs darstellten.

Zur selben Zeit, als am Ende des 19. Jahrhunderts die Radikaloperationen entwickelt wurden, begann sich auch die gynäkologische Endokrinologie zu entfalten. Ihr Ausgangspunkt war ein trauriger. Manche Frauen, die man in der Begeisterung der Ovariotomie-Ära um ihre Eierstöcke gebracht hatte, waren in ein vorzeitiges Klimakterium, ja noch mehr in einen kachektischen Zustand geraten. Man prägte für diese offensichtlich iatrogene Krankheit einen schönen wissenschaftlichen Namen, cachexia ovaripriva. Der Wiener Gynäkologe Rudolf Chrobak überlegte, ob man diesen Frauen nicht mit Ovarientransplantationen und Ovarialextrakten helfen könne. So veranlaßte

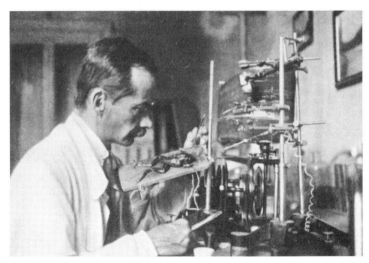

Abb. 5: Ludwig Haberlandt in seinem Innsbrucker Laboratorium. Foto Gaisböck.

er 1895 seinen damaligen Assistenten Emil Knauer zu folgenden Transplantationsversuchen: Knauer kastrierte geschlechtsreife Kaninchen und transplantierte die Eierstöcke an ortsfremden Stellen desselben Tieres. Dieser therapeutische Ansatz ist nicht zum Tragen gekommen. Aber Knauers Kollege Josef Halban hat aus seinen eigenen und Knauers Transplantationsversuchen 1899 den Schluß gezogen, daß das Ovar eine endokrine Funktion ausübe. Offenbar wußte er damals noch nicht, daß zwei Jahre bzw. ein Jahr vorher der Engländer John Beard und der Franzose Auguste Prenant die Hypothese aufgestellt hatten, daß ein bestimmtes Gebilde des Ovar, der Gelbkörper oder das Corpus luteum, Stoffe produziere, die die Eireifung zwischen den einzelnen östralen Perioden und vor allem in der Schwangerschaft verhinderten.

Da wir uns hier auf Tiroler Boden befinden, bietet es sich von selbst an zu zeigen, welche Wirkung diese Hypothese 21 Jahre später auf einen Tiroler Forscher hatte. Ich spreche im folgenden von dem Innsbrucker Physiologen Ludwig Haberlandt und seiner Pioniertat, eine Antikonzeption auf hormonalem Wege zu erreichen (Abb. 5). Dabei stütze ich mich auf die Forschungen des Erlanger Medizinhistorikers Hans H. Simmer (7).

Es ist ganz erstaunlich, mit welcher Konsequenz Haberlandt dieses Konzept bis zu seinem Tode 1932 verfolgt hat, und mit welch innerer Logik er aus den Ergebnissen der Transplantationsversuche die pharmakologischen Konsequenzen zog. Von Eierstockstransplantationen ging er im Juli 1920 auf Injektionen von Gelbkörper-Extrakten über und von diesen zur oralen Verabreichung. Am 23. Oktober 1924 begann er zwei Mäusen Ovarialextrakte zu verfüttern. Die Tiere blieben in der Tat längere Zeit steril. Kontrollversuche bestätigten das aufregende Ergebnis. Es ist dies um so bemerkenswerter, als Haberlandt von allem Anfang an die Anwendung seiner Methode auf die Frau im Sinne einer Geburtenregelung im Auge hatte. In seinem 1931 erschienenen Hauptwerk ‚Die hormonale Sterilisierung des weiblichen Organismus' steht der die spätere Entwicklung vorausnehmende Satz: „Daß aber die nach rein biologischem Prinzip von mir ausgearbeitete, temporäre hormonale Sterilisierung ... unter den zahlreichen in Frage kommenden Methoden für die praktische Medizin und ihre wichtigen Aufgaben einer Geburtenregelung als die ideale angesehen werden muß, ist ohne weiteres klar ..."

Haberlandt begann mit seinen Versuchen im März 1919. Es war die Zeit, in der in Wien sich Eugen Steinach intensiv mit Eierstockstransplantationen beschäftigte und mit anderen Forschern annahm, daß die in den Transplantaten drüsenartig gewucherten Zwischenzellen wie die Gelbkörper die Ovulation hemmten. Es ist interessant, von Haberlandt zu erfahren, wie diese Annahme zusammen mit der Beard-Prenantschen Hypothese den unmittelbaren Anstoß zu seinen Transplantationsversuchen gab. Hören wir ihn selbst: „Da drängte sich mir der Versuchsplan auf, durch subkutane Einpflanzung von Eierstöcken trächtiger Tiere in normale, geschlechtsreife, aber nicht gravide Weibchen infolge der Transplantation der gelben Körper einerseits und der sich ausbildenden Wucherung der interstitiellen Drüse andererseits gleichsam das in der Natur vor sich gehende Geschehen nachzuahmen und so eine Ovulationshemmung in den eigenen Eierstöcken der Wirtstiere herbeizuführen, so daß dadurch eine temporäre, hormonale Sterilisierung des weiblichen Organismus hervorgerufen werden kann."

Gregory Pincus und sein Team haben seit den fünfziger Jahren in den USA dieses biologische Prinzip realisiert. Pincus hat deshalb den Titel ‚Vater der Pille' bekommen. Ich glaube, es ist nicht zuviel, wenn wir Ludwig Haberlandt zumindest als ihren Großvater bezeichnen.

Die Entwicklung der Pille war aber erst nach der Entwicklung der Steroidchemie möglich. Und damit sind wir beim großen Ereignis des Sommers 1929. Denn die Entdeckung des Sexualhormons Östrogen war zugleich die Geburtsstunde der Steroidhormone. Ich bin glücklich, Ihnen dieses Ereignis aus erster Hand schildern zu können. Herr Prof. Butenandt hatte die Güte, mir seinen noch nicht publizierten Jubiläumsaufsatz mit dem Titel ‚Vor 50 Jahren. Die Entdeckungsgeschichte des Östron' zur Verfügung zu stellen.

Es war Ende Juli 1929 in Göttingen. Die Sommerhitze lastete schwer über dem Chemischen Universitätslaboratorium. Aber trotzdem arbeiteten in ihm fieberhaft der 26jährige Adolf Butenandt mit seiner technischen Assistentin Erika von Ziegner. Denn sie hatten sich seit Anfang des Jahres bemüht, aus dem Harn von Schwangeren eine lipoidlösliche Fraktion zu gewinnen, die sich eben jetzt im physiologischen Test an Mäusen außerordentlich aktiv zeigte. Außerdem begann diese Fraktion bereits zu kristallisieren. In etwa 10–14 Tagen hätte man sicher sein können, ob die Reindarstellung des gesuchten Hormons geglückt sei.

Butenandt berichtet höchst eindrucksvoll, wie diese spannungsgeladene Kreativität Ende Juli einfach dem Umstand weichen mußte, daß es im August Institutsputz und Jahresurlaub gab und man daher nicht weiter arbeiten konnte. Erst in den ersten Septembertagen konnte die Arbeit wieder aufgenommen werden. In diesen Tagen erfuhr man aber, daß der Amerikaner E. A. Doisy aus St. Louis beim Physiologenkongreß in Boston bereits Ende August Fotografien von kristallisiertem Hormon – es bekam später den Namen Östron – gezeigt habe. Butenandt stellt dazu in seinem Jubiläumsaufsatz fest: „Offenbar war die Göttinger Gruppe während der Ferienzeit überrundet worden . . ., aber die Arbeit wurde dennoch fortgesetzt." Denn die chemische Charakterisierung des Hormons stand noch aus. Mitte September hatte man auch in Göttingen wunderschöne, durchsichtig-weiße Östronkristalle, die am 14. Oktober in der Zeitschrift „Die Naturwissenschaften" als das gesuchte weibliche Geschlechtshormon publiziert und chemisch charakterisiert wurden. Diese Entdeckung hat deshalb eine besondere Bedeutung, weil sie die Entwicklung einer großen Gruppe von Hormonen einleitet, die man heute Steroidhormone bezeichnet. Wir haben in der Tat allen Anlaß, das 50jährige Jubiläum der Entdeckung als ein Ereignis ersten Ranges an dieser Tagung zu feiern.

Ich komme zum Schlusse und möchte Ihre Aufmerksamkeit auf ein bestimmtes Phänomen der Wissenschaftsgeschichte lenken. Es

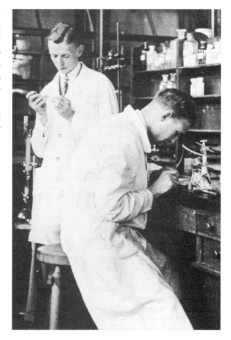

Abb. 6: Adolf Butenandt (links stehend) und Ulrich Westphal (sitzend) bei der Untersuchung des Progesterons im Organisch-chemischen Institut der Technischen Hochschule der Freien Stadt Danzig 1934. Von Herrn Prof. Butenandt in dankenswerter Weise zur Verfügung gestellt.

kommt in ihr nicht selten vor, daß sich Entwicklungen unabhängig voneinander nach den ihnen immanenten Gesetzen vollziehen und an verschiedenen Arbeitsstätten gleichzeitig zur Entdeckung führen. Man könnte dieses Phänomen als Koinzidenzphänomen bezeichnen. Die Reindarstellung des Östrons aus Schwangerenharn, die vor 50 Jahren gleichzeitig in Göttingen und St. Louis erfolgte und 1930 von Laqueur in Amsterdam bestätigt wurde, ist ein gutes Beispiel dafür. Ein anderes ist 1934 die Isolierung des Gelbkörper-Hormons Progesteron (8), an der gleichzeitig und unabhängig voneinander vier Gruppen in Amerika, in der Schweiz und in Deutschland arbeiteten. Darunter auch die Danziger Gruppe von Adolf Butenandt und Ulrich Westphal (Abb. 6). Im März 1934 sahen sie die glitzernden und funkelnden Progesteronkristalle in der Retorte, ein seliger Augenblick, von dem Butenandt aussagt, daß der Wissenschaftler für ihn ein Leben geben möchte. Denn echte Wissenschaft fragt nicht nach Zeit und Mühe.

Literatur

1 Vgl. zum Folgenden *F. Weindler:* Geschichte der gynäkologisch-anatomischen Abbildung. Dresden 1908, S. 15, Fig. 9; S.37, Fig. 32.

2 *E. Lesky:* Die Entdeckung der Funktion des Säugetierovars durch Nicolaus Stensen. Analecta med. hist., Oxford – New York 1968, S. 235–251.

3 Nachricht an das Publikum über die Einrichtung des Hauptspitals in Wien. Wien 1784. S. 12 ff.

4 *E. Lesky:* Ignaz Philipp Semmelweis und die Wiener medizinische Schule. Sitzber. Österr. Akad. Wiss., phil.-hist. Kl. 245/3. Wien 1964.

5 *Theodore Cianfrani:* A short history of obstetrics and gynecology. Springfield, III. 1960, S. 278–286.

6 Vgl. zum Folgenden *E. Lesky:* Wegmarken der Frauenheilkunde. Der prakt. Arzt **30,** 391, (1976).

7 *H. H. Simmer:* On the history of hormonal contraception. Ludwig Haberlandt and his concept of „hormonal sterilization". Contraception **1,** 3, (1970). Ders.: Zur Geschichte der hormonalen Empfängnisverhütung. Geburtshilfe und Frauenheilkunde **35,** 688, (1975).

8 Dazu *A. Butenandt and U. Westphal:* Isolation of Progesterone. Forty years ago. Americ. Journ. Obst. Gyn. **120,** 137, (1974)

Autorenliste

Prof. Dr. J. Erik Altwein, Urologische Abteilung, Bundeswehrkrankenhaus Ulm, Hindenburgkaserne, Mähringer Weg 105/I, 7900 Ulm

Prof. Dr. Karl Josef Beck, geburtshilflich-gynäkologische Abteilung des Sankt Marien-Hospitals, Postfach 010960, 4330 Mülheim/Ruhr

Prof. Dr. Peter Berle, Frauenklinik, Kliniken der Landeshauptstadt Wiesbaden, Idsteiner Straße 3, 6200 Wiesbaden-Sonnenberg

Prof. Dr. Meinert Breckwoldt, Universitätsfrauenklinik, Klinikum der Albert-Ludwigs-Universität, Hugstetter Str. 55, 7800 Freiburg i. Br.

Prof. Dr. Rudolf Buchholz, Universitäts-Frauenklinik (Marburg), Pilgrimstein 3, 3550 Marburg

Prof. Dr. Gerhard K. Döring, gynäkologisch-geburtshilfliche Abteilung des Städt. Krankenhauses München-Harlaching, Sanatoriumsplatz 2, 8000 München 90

Prof. Dr. Franz Gross, Pharmakologisches Institut, Universität Heidelberg, Im Neuenheimer Feld 366, 6900 Heidelberg

Prof. Dr. Jürgen Hammerstein, Abteilung für gynäkologische Endokrinologie, Sterilität und Familienplanung, Universitäts-Klinikum Steglitz, Freie Universität Berlin, Hindenburgdamm 30, 1000 Berlin 45

Prof. Dr. Hugo Husslein, II. Universitäts-Frauenklinik, Allgemeines Krankenhaus der Stadt Wien, Spitalgasse 23, A 1097 Wien

Prof. Dr. Alexis Labhart, Medizinische Klinik, Departement für Innere Medizin, Universitätsspital Zürich, Rämistraße 100, CH-8091 Zürich

Prof. Dr. Erna Lesky, Universitäts-Institut für Geschichte der Medizin, Wien, Hocheggweg 12, A-6020 Innsbruck

Prof. Dr. Heinrich Mass, Frauenklinik, Zentralkrankenhaus St.-Jürgen-Straße, St.-Jürgen-Straße, 2800 Bremen 1

Prof. Dr. Eberhard Nieschlag, Abteilung Experimentelle Endokrinologie, Universitäts-Frauenklinik, Westring 11, 4400 Münster

Prof. Dr. Sotirios Raptis, Diabetes-Zentrum der Abteilung Klinische Therapeutika der Universität Athen, Alexandra-Hospital, P. O. Box 312, Athen 606, Griechenland

Prof. Dr. Benno Runnebaum, Abteilung für gynäkologische Endokrinologie der Universitäts-Frauenklinik, Voßstraße 9, 6900 Heidelberg

Dr. med. Jürgen Sandow und *Dr. med. Marianne von der Ohe,* Pharmacologie, Hoechst AG, Postfach 800320, 6230 Frankfurt/M. 80

Priv.-Doz. Dr. Wolf-Bernhard Schill, Dermatologische Klinik und Poliklinik der Universität München, Frauenlobstraße 9, 8000 München 2

Prof. Dr. Hermann P. G. Schneider, Universitäts-Frauenklinik, Westring 11, 4400 Münster

Prof. Dr. Albert Schretzenmayr, Ehrenvorsltzender des Deutschen Senats für ärztliche Fortbildung, Frohsinnstraße 2, 8900 Augsburg

Prof. Dr. Manfred Stauber, Frauenklinik und Poliklinik/Charlottenburg, Freie Universität Berlin, Pulsstraße 4–14, 1000 Berlin 19

Prof. Dr. Günter Stüttgen, Hautklinik und Poliklinik, Rudolf-Virchow-Krankenhaus, Freie Universität Berlin, Augustenburger Platz 1, 1000 Berlin 65

Dr. med. Klaus von Werder, Medizinische Klinik Innenstadt der Universität, Ziemssenstraße 1, 8000 München 2

Prof. Dr. Wolfgang Wuttke, Max-Planck-Institut für Biophysikalische Chemie, Karl-Friedrich-Bonhoeffer-Institut Göttingen, Postfach 968, 3400 Göttingen-Nikolausberg

Prof. Dr. Manfred Ziegler, Urologische Klinik und Poliklinik, Universität des Saarlandes, 6650 Homburg/Saar

Sachwortregister

A

Abbruchblutung 63, 103
Abort 153
Abortus imminens 153
Abrasio 79
ACTH-Suppression 318
Adenohypophyse 53
Adenokarzinom 210
Adipositas 65, 92
Adnexe 81, 188
Adrenalektomie 282
Akanthose 345
Akne 56, 108, 178
Akromegalie 33, 275
Alkohol 303
Alkylantien 309
Alopezie 178
Alpha-Methyldopa 303
Amenorrhoe 7, 13, 56, 91, 115
Amfepramon 303
Aminoglutethimid 319
Aminosäuren 275
Amnionhöhle 156
Anabolika 273, 308
Analogie 362
Androgene 26, 287
Androgenmangel 290, 292
Androgen-Regulation 313
Androgenresistenz 87
Androgensynthese 315
Androgen-Zielorgan 292
Anorchie 292, 294
Anorexia mentalis 92
Anorexia nervosa 113
Anovulation 84
Anoxämie 300
Antiadrenal 318
Antiaknepille 350
Antiandrogene 101, 304, 318
Antibabypille 350
Antibiotika 309
Antibiotika-Therapie 295
Antidepressiva 123, 303
Antiemetika 123
Antiepileptika 303
Antifertilitätswirkung 27
Antihistaminika 123, 306
Antihypertensiva 68, 36, 123, 303
Antikonzeption 368
Antimykotika 336
Antioestrogene 101, 281
Antiprolaktine 318
Antisepsis 366
Antisympathotonika 304
Apatitkristalle 275
Area postrema 302
Arginin 297
Aromataseaktivität 255
Arterienerkrankung 199
Arteriosklerose 230
Aspermie 311
Atrophie 247, 297
Autonomes Nervensystem 357
Azoospermie 294
Azyklische Blutungen 78

B

Bälkchendicke 275
Balkenblase 333
Basaltemperatur 83, 78
Barthaar 353
Basale Hormonkonzentration 293
Basalschicht 345
Beckenkammbiopsie 272
Benzodiazepine 303
Bewegungstherapie 278
Billings-Methode 193
Bilirubin 214
Bindegewebe 354

375

Bindungsaffinität 252
biochemischer Regelkreis 341
Biopsie 128
Blasenentleerung 331
Blasenepithel 230
Blasenhals 333
Blasenmuskulatur 230, 333
Blutkoagula 106
Blutungsanomalien 82
Brachymenorrhoen 82
Bromocriptin 40, 54, 56, 63, 68, 296
Brustdrüsen 34, 241
Brustkrebs 181
Brustwirbelsäule 270
Buserelin 26
Butyrophenone 303

C

Calcium 266
Calcium-Fluorid 276
Calciumphosphat 266
Calciumsorption 275
Calciumstoffwechsel 65
Cancerisierungsprozess 242
Candidose 357
Catecholamine 50
Cervixänderung 195
Cervixfaktor 115, 130
Cervixpolypen 104
Cervixtumor 208
Chemotherapie-Ära 281
Chiari-Frommel-Syndrom 92
Chiasma-Syndrom 42
Chloasma 345
Chlorpromazin 50
Chlorwasser 365
Cholesterin 204
Cholinergische Reize 344
Chorionkarzinom 292
Chromopertubation 134
Chromosomenaberrationen 153
Chromosomenanalyse 291
Chromosomenanomalie 103, 128, 215
Climax praecox 90
Clomiphen-Test 20, 99

Computertomographie 61, 123
CO 2-Pertubation 134
Coronararterienerkrankung 199
Corpuskarzinome 243
Corpusluteum 28, 34, 154
Corticalisdicke 267
Corticosteroide 297
Corticotropin 15
Cortisol-Metabolismus 318
Cortisonwirkung 354
Curettage 137, 156
Cushing-Syndrom 88
Cyproteron-Acetat

D

Danazol-Therapie 131
Dauerdialysepatient 65
Dekapeptid 18
Densitometrie 266
Derivate 7
Dermatologie 341
Descensus 21
Diabetes 65
Diaphragma 165
Diazepam 293
Digitalis 293
Dihydrotestosteron 293
Dihydrotestosteronrezeptor 317
Dopamin 13, 46
Dopamin-Agonisten 101
Down-Regulation 17, 27, 297
Dreimonatsspritze 180
Drüsenepithel 315
Durchblutungsneigung 177
Dyskeratose 345
Dysmenorrhoe 106, 131
Dysmorphiesymptome 269
Dyspareunie 131
Dysregulation 80

E

Eierstock 362
Eierstocktransplantation 369
Eifollikel 363
Eiweißsynthese 333

Eizelle 134
Ejaculatio deficiens 301
Ejaculatio praecox 301
Ejaculatio retarda 301
Ejakulatsparameter 295
Elektrolythaushalt 64
Elektromikrochirurgie 135
Emissionsphase 311
Endokrine Hodenfunktion
Ehesterilität 111, 130
Endokrinium 13
Endokrinopathien 87
Endometriose 107, 131, 134, 181
Endometritis 82
Endometrium 79, 95
Endometriumbiopsie 96
Endometrium-Karzinom 81, 181, 210, 243
Enzymaktivität 341
Enzymdefekt 90
Enzyminduktion 168
Epidermis 345
Epidermisproliferation 347
Epidermiszellreihen 345
Epithelzellen 347
Eumenorrhoe 82
Eunuchoidismus 290
Euphorika 303
Exokrine Hodenfunktion 287, 294
Extraprostatischer Therapieeffekt 313

F

Feedback-Mechanismus 95, 308
Fenfluramin 303
Fertilitätsdiagnostik 143
Fertilitätskontrolle 183
Fertilitätsstörungen 13, 63, 299
Fettgewebe 354
Fettstoffwechsel 202
Fettstoffwechselparameter 205
Fibroblastenaktivität 354
Fimbrientrichter 135
Fluchtamenorrhoe 91
Fluorid-Therapie 275, 276
Fluorose 275

Follikelpersistenz 7, 106
Follikelphase 28, 83, 190
Follikelreifung 252
Frühkastration 335
FSH-Spiegel 95
Funktionstests 294

G

Galaktopoese 34
Galaktorrhoe 37, 56, 58, 115
Galaktorrhoe-Amenorrhoe-Syndrom 33
Gallenblasenerkrankungen 195
Ganglienblocker 303
Gebärmutterkrebs 366
Gebärmutterschleimhaut 241
Geburtenregelung 369
Geburtshilfe 363
Geburtszange 363, 364
Gefäßthrombose 197
Gehirn 13
Gelbkörper 28, 118, 130, 369
Gelbkörperinsuffizienz 115
Gelbkörperphase 83, 125
Gelenkrheumatismus 236
Genitalhypoplasie 90, 92
Geriatrie 357
Gerinnungsstörungen 197
Geschlechtsbehaarung 290
Geschlechtsdrüsen 295
Gesichtsfeldstörungen 41
Gestagenpotenz 172
Gestagentest 96
Gestagentherapie 304
Gestonoroncapronat 334
Gewichtsverlust 333
Glatzenbildung 351
Glukokortikoidtherapie 309
Glukosebildung 357
Glukosetoleranz 65, 206
Glykogenlager 357
Gonadendysgenesie 269
Gonadenfunktion 287
Gonadotropin 13, 46, 296
Gonadotropinausscheidung 90
Gonadotropinbehandlung 131

Gonadotropinbestimmung 99
Gonadotropinrezeptor 16
Gonadotropinsekretion 57, 308
Gonokokken 134
Graefenbergring 187
Gynäkomastie 291

H

Haarausfall 351, 352
Haarentwicklung 353
Haarfollikel 351
Haarzyklus 350
HGG-Test 294
Haematokolpos 89
Haematometra 89
Haematurie 131
Haloperidol 35, 50
Harnsamenröhre 311
Hebammenkatechismus 361
Herniotomie 292
Heroin 293
Herzfrequenz 200
HGH-Spiegel 33
Hirsutismus 56, 108, 178, 347
Hoden 26
Hodenbiopsie 294
Hodenepithel 20
Hodenfunktionsstörungen 300
Hodentumor 292
Hormonabhängigkeit 260
Hormonale Kontrazeption 163
Hormonanalysen 99
Hormonpräparate 314
Hormonrezeptoren 16
Hormontest 97
Hormontherapie 79, 159, 227, 241, 248, 313, 322
Hüftgelenksdysplasien 216
Hydropertubation 135
Hydroxyapatit 266
Hydroxyprolin 266
Hymenalatresie 89
Hyperbilirubinämie 214
Hypercholesterinämie 200
Hypermenorrhoe 106
Hyperplasie 211, 249

Hyperprolaktinämie 38, 47, 54, 56, 68, 92, 120, 210, 291, 318
Hypertension 202
Hypertonie 195
Hypnotika 303
Hypogonadismus 63, 287
Hypomenorrhoen 82
Hypothalamus 13, 47, 56, 75, 124, 350
Hypothyreose 56, 58, 230
Hypotone Kreislauf-Reaktionen 40
Hypotonie 68
Hysterektomie 273
Hysterosalpingographie 134, 145
Hypophysäre Insuffizienz 291
Hypophyse 13, 124,
Hypophysektomie 210, 282
Hypophysenfunktion 123
Hypophysengewebe 33
Hypopyhseninsuffizienz 291
Hypophysenstiel 38, 56, 210
Hypophysentumor 37, 41, 56, 60, 88, 291
Hypophysenvorderlappen 34

I

Imidazoline 303
Immunphänomen 347
Implantation 153
Impotentia coeundi 300
Impotenz 291
Impotenzsymptomatik 143
Inappetenz 333
Industriefluorose 275
Infertilität 56, 63, 291
Insulin 207
Insulinbehandlung 88
Insulin-Hypoglykämie 36
Insulinsekretion 65
Intersexualität 86
Intoxikation 300
Intraprostatischer Therapieeffekt 313
Intrauterine Kontrazeption 163
Intrauterinpessare 113, 134, 165, 186

Inzidenz 153
Isotopen-Osteogramm

K

Kalendermethode 189
Kallmann-Syndrom 290, 294
Kapillarfragilität 230
Karbolspray 365
Karzinomrisiken 241
Karzinomursache 247
Karyotyp 295
Kastration 26, 292, 335
Katecholamine 344
Keimdrüsen 7
Keimepithel 300
Keimepithelschäden 300
Keratinozyten 345
Kernareale 14
Kerngeschlecht 295
Kernrezeptor 252
Kindbettfieber 364
Kinderlosigkeit 111
Kinderwunsch 148
Kindesentwicklung 153
Klimakterium 7, 235
Klinefelter-Syndrom 291, 354
Knaus-Ogino-Methode 193
Kneiftest 355
Knochendichte 266
Knochendystrophie 268
Knochenmatrix 266
Knochenstoffwechsel 266
Koagulationskaskade 198
Körperbehaarung 290, 353
Körpercalcium 265
Kohlehydrat-Haushalt 206
Koinzidenzphänomen 371
Kokain 303
Kollagengehalt 353
Konpetition 101
Kondom 186
Kontrazeptive Steroide 169
Kontrollspermiogramm 149
Kopfschmerzen 219
Korium 355
Koronare Insuffizienz 230

Kraurosis 230
Krebshäufigkeit 243, 321
Krebssterblichkeit 243
Kreislaufschädigung 274
Kropfsackepithel 34
Kryptorchismus 21, 294
Kynureninase 207

L

Labordiagnostik 293
Laktogenese 53, 57
Lamelläre Kompakta 266
Langzeittherapie 231
Laparoskop 188
Laparoskopie 128, 134, 146
Leberadenome 211
Leberfunktion 212
Leberhämatome 211
Lebererkrankungen 24
Lebermetastasen 283
Lebertumor 211
Lederhaut 355
Leichengift 365
Leistungsknick 322
Lendenwirbelsäule 271
Leydig-Zellen 287
Leydigzelltumor 292
LH-RH-Infusion 22
LH-RH-Sekretion 95
LH-RH-Wirkung 46
Libidoverlust 56
Lipidfilm 347
Lippes-Schleife 187
Lithium 303
Lutealphase 22, 28, 130
Lutealrezeptor 28

M

Malignität 249
Mammakarzinom 68, 182, 243, 281
Mammaparenchym 250
Mammogenese 34
MAO-Hemmer 303
Marihuana 293
Mastodynie 64
Mastopathie 181

Matratzenphänomen 354
Medroxyprogesteronazetat 284
Melaningranula 345
Melanogenese 345
Melanozyten 345
Menarche 112
Mensinga-Pessar 192
Menstruationsverschiebungstest 172
Menstruationszyklus 13, 45, 61, 78
Meprobamat 303
Metacarpalia 266
Methadon 293
Metoclopramid 35, 36
Metrorrhagie 79, 80
Meulengracht-Syndrom 214
Microadenome 124
Migräne 182
Mikrochirurgie 61
Mikropille 176
Mikroprolaktinom 38
Miktionsbeschwerden 322
Milchdrüse 33
Milchsekretion 57
Milchsynthese 45
Mineralisation 275
Miniatur-Pumpe 131
Mißbildungsproblem 214
Mitoseaktivität 351
Mitosedepression 241
Mitosehemmer 309
Mitoserate 347
Mittelblutung 78
Morbus Addison 88
Morphin 303
Morphokinetik 347
Morphologie 295, 332
Morphometrie 266, 272
Motilitätsstörungen 297
Mutationstheorie 241
Mutterkornalkaloid 47, 318
Myelom-Osteopathie 278
Myokardinfarkt 195

N

Narkose 366
Natrium-Fluorid 276
Natriumretention 354
Nebenhoden 307
Nebenhodenspeicher 311
Nebenniere 124
Nebennierenrinde 15, 267, 341
Nebennierenrindenfunktion 80
Nebennierenrindenunterfunktion 291
Neoplasmen 207
Neurohormone 35
Neuroleptika 36, 50, 123, 302, 303
Neuropeptid 45
Neurotransmitter 13, 35
NNiereninsuffizienz 38, 333
Nierenparenchymschädigung 333
Nierenversagen 24
Nonapeptid 24
Noradrenalin 13
Nor-Ethisteron 252
Normozoospermie 149
Notstandsamenorrhoe 91

O

Oberhaut 355
Oestradiolbenzoat 7
Oestrogenbestimmung 233
Oestradiol 76, 154
Oestradiolspiegel 46
Oestriol 154
Oestrogene 7, 17, 34, 50, 76
Oestrogenempfindlichkeit 258
Oestrogenmangel 97
Oestrogenmangelsyndrom 232
Oestrogenspiegel 95
Oestrogentest 97
Oligoasthenoteratozoospermie 149
Oligomenorrhoe 84, 94, 105, 120
Operationsindikation 336
Orale Kontrazeption 165
Orangenhaut 354
Orchiektomie 323
Orgasmusstörung 143
Osteomalazie 230
Osteonen 265
Osteopenie 270
Osteoporose 230, 269

Ovar-Dysgenesie 268
Ovarektomie 270, 282
Ovarfunktion 363
Ovarialerkrankung 270
Ovarialextrakte 367
Ovarialfunktion 61, 89
Ovarialhypoplasie 90, 128
Ovarialinsuffizienz 84, 93, 97, 115, 128
Ovarientransplantationen 367
Ovariotomien 366
Ovarium 362
Ovulation 76
Ovulationsfähigkeit 180
Ovulationshemmer 107, 185
Ovulations-Methode 193
Oxytocin 14

P

Palpation 137
Parameter 154
Parametrien 367
Parasympathikotonie 230
Parasympathikolytika 303
Parathormon 272
Parathyreoideae 275
Parkinsonismus 69
Partialfunktionen 42
Pathogenese 13
Pathophysiologie 13, 33, 65
Penicillin 357
Peptid 55
Peptidhormon 33
Periduralanästhesie 337
Perimetrie 61
Periphere Hemmung 303
Perphenazin 50
Persönlichkeitstestprofile 145
Pertubation 135, 145
Pfortadersystem 45
Phagozytose 345
Phenmetrazin 303
Phenothiazine 35, 68, 303
Phosphat 266
Phosphor 265
Phylogenese 45

Physiologie 33
Pillenmüdigkeit 163, 164
Pillenpause 165
Pillenversager 168
Placebopräparate 158
Plazenta 267
Plazentares Lactogen 53
Polychemotherapie 281, 283
Polyen-Makrolide 336
Polymenorrhoe 83, 104
Polypeptidhormon 53
Portalgefäßblut 22
Portalgefäßsystem 35
Portalsystem 56
Postkoitale Geburtenregelung 183
Postkoitaltest 130, 295
Postmenopause 7, 254
Potenzstörungen 38, 56, 63, 299
Praekanzerose 81
Praeklampsie 67
Praeklimakterium 81
Praemenopause 282
Praeparatewechsel 170
PRL-Erhöhung 39
Progesteron 7, 76, 96, 107, 154
Progesteronbildung 118
Progesteronkristalle 371
Progesteronproduktion 60
Prolaktin 15, 33, 45, 53
Prolaktinausschüttung 36
Prolaktinbestimmung 45
Prolaktin-Inhibiting-Faktor 35, 305
Prolaktinom 38, 61
Prolaktinproduktion 56
Prolaktinsekretion 35, 13, 45, 55, 120, 210
Proliferationsskeratose 345
Proliferationskinetik 345
Proliferationsphase 7, 95, 105
Prostaglandin 67
Prostata 293, 313
Prostataadenom 316, 319
Prostata-Adenombehandlung 331
Prostatakarzinom-Zelle 316
Prostatahyperplasie 331
Prostataopathie 319
Prostataorrhoe 319

Pruritus 230
Pseudohermaphroditismus 87, 290
Pseudovagina 293
Psychoanalyse 92
Psychogenese 143
Psychopharmaka 227, 302, 303, 309
Psychotherapie 92, 110, 143, 228
Pubertät 290
Puerperalepidemien 365
Puerperalfieber 365

R

Radikaloperation 367
Radioimmunoassay 19
Rauwolfia-Alkaloide 303
Rauwolfia-Präparat 50
Rebound-Phänomen 104
Rebound-Therapie 296
Redoxpotential 259
Regelblutungen 40
Regionäre Lymphknoten 367
Reizzystitis 230
Releasing-Hormone 13, 350
Resthypophyse 38
Retentionshyperkeratose 345
Retrograde Ejakulation 301
Rezeptoranalysen 283
Rezeptoren 27
Rezeptorabbau 28
Risikofaktoren 153
Rückenmuskulatur 273

S

Salpingitishäufigkeit 188
Salpingitisquote 188
Salpingolysis 135
Salpingostomatoplastik 135
Samenleiter 362
Sarkoidgranulome 66
Sarkoidose 66
Saugcurettage 248
Schädel-Computertomographie 42
Schamhaare 353
Schaum-Ovulum 186
Schaum-Spray 186

Scheiden-Diaphragma 186, 192
Scheitel-Steißlänge 157
Schilddrüse 124
Schilddrüsendiagnostik 20
Schilddrüsenfunktion 80
Schilddrüsenhormon 297
Schilddrüsenerkrankungen 88
Schizophrenie 67
Schlaf-Wach-Rhythmus 92
Schleimhaut 357
Schleimhautzellen 357
Schwangerschaftsanamnese 112
Schwangerschaftspsychose 147
Schwangerschaftsverlauf 153
Seborrhoe 108, 178
Sebumproduktion 290
Sehstörungen 124
Selbstkastration 335
Selladestruktion 61
Sellaröntgen 61
Sellatomographie 42, 62
Sella turcica 39
Sequenzmethode 179
Sequenzpräparate 179
Serotonin 51, 297
Sertoli-cell-only-Syndrom 293
Sertolizellen 309
Serumoestradiol 95
Sexualhormone 7, 13
Sexualsteroide 101, 313
Sheehan-Syndrom 88
Skeletterkrankung 265
Skelettherapie 277
Skelettsystem 265
Skrotum 293
Somatostatin 35
Sperma-Analysen 307
Spermaqualität 150
Spermatogenese 19, 291, 307
Spermatogenesehemmung 310
Spermatogenesestop 309
Spermatozoenbeweglichkeit 307
Spermatozoenkapazitation 307
Spermatozoenmotilität 307, 310
Spermatozoenstoffwechsel 307
Spermatozoenreifung 307
Spermatozoentransport 307, 311

Spermaverflüssigung 307
Spermavolumen 63
Spermicide 165
Spermienagglutinationen 295
Spermienzahl 63
Spermiogenese 296
Spermiogramm 150
Spermiogrammbefund 310
Spironolacton 293, 318
Spiroperidol 50
Spongiosa 266
Spontanaborte 153
Spontanzyklus 167
Standard-Streß-Test 36
Staphylokokken 134
Steinbildung 333
Sterilitätsbetreuung 143
Sterilitätsdiagnostik 143
Sterilitätslaparotomie 135
Sterilitätsoperation 145
Steroid-Feedback 17
Steroidhormone 16
Steroidhormonrezeptoren 281
Steroidstoffwechsel 344
Stickstoffbilanz 273
Stoffwechselaktivität 347
Stoffwechselforschung 265
Stoffwechselprogramm 241
Stoffwechselsituation 357
Strahlentherapie 367
Streptokokken 134
Subkutis 354
Subkuitisschicht 355
Substitution 101
Substitutionsbehandlung 7
Sulfonamide 357
Sulpirid 50, 65
Suppression 101
Sympathikolytika 304
Sympathikotomie 230
Sympathikotonus 336

T

Tagesrhythmus 36
Talgdrüsen 347
Talgdrüsenendothelien 348
Talgdrüsenlumen 347
Talgproduktion 344
Talgsekretion 347
Tamoxifen 282
Taubenkropf-Test 34
Telegenphase 350
Temperaturmethode 186, 189
Teratozoospermie 310
Terminalhaar 353
Testikuläre Feminisierung 293
Testosteron 90, 293
Testosteron-Biosynthese 292
Testosteron-Konzentration 265
Testosteron-Sekretion 24, 63
Testosteron-Spiegel 293
Testosteron-Synthese 315
Tetracyclin-Methode 266
Thalamus 302
Therapierichtlinien 323
Thromboembolie 197
Thrombosebildung 273
Thyreotropin 34, 58
Tierexperiment 24, 28
Tomographie 42
Totalexstirpation 366
Trabekeln 266
Tranquilizer 303
Transformationsdosis 172
Translation 252
Transpiration 353
Transskription 252
Tripeptid 48
Trizyklische Verbindungen 303
Trombo-Emboliedisposition 181
Tropokollagensynthese 356
Tryptophan-Stoffwechsel 206
Tubendiagnostik 145
Tubenepithel 134
Tubenfunktion 146
Tubenmotilität 130
Tubenöffnung 135
Tubensekret 134
Tubulusepithel 287
Tubulussklerose 308
Tumorbelastung 241
Tumorentwicklung 241
Tumorgewebe 281

...ression 322
...gister 243
...r-Syndrom 20, 103, 268

U

Ultraschalltechnik 156, 157
Urpeptid 33
Uterus 81, 366
Uterusaplasie 89
Uterusblutung 88
Uterushypoplasie 82
Uteruskarzinom 243
Uterus myomatosus 182
Uterusperforation 188
Uterusschleimhaut 7

V

Vagina 230
Vaginalaplasie 89
Vaginalatresie 89
Vaginalzytologie 96, 115
Vaginismus 143
Valsalva-Versuch 292
Varia 123
Varikocele 292, 295
Vasapressin 14
Vellushaar 353
Venenligatur 295
Venenthrombose 195
Verhornungsstörung 345
Versagerquote 168, 185
Vinca-Präparat 50
Visiusstörungen 61
Visiusverfall 42

Vitamin E 297
Vitro-Methoden 34
Vitro-Penetrationstests 295
Vorsorgeuntersuchungen 133
Vulva 230
Vulvovaginitis gonorrhoica 357

W

Wachstumshormon 15, 33
Wachstumshormonspiegel 206
Wasseransammlung 354
Wasserhaushalt 64
Wasserretention 274
Weckamine 303

X

Xanthurensäure 207

Z

Zellproliferationskinetik 242
Zellulitis 354
Zigarettenkonsum 205
Zuckerstoffwechsel 206
Zukunftsperspektiven 184
Zwischenblutungen 168
Zyklusanamnese 112
Zyklusfunktion 125
Zykluskapazität 351
Zyklusstörungen 101, 112, 85, 37, 56, 75, 78
Zyklustempoanomalien 180
Zytostatika 309